中西医治疗扩张型心肌病：
理论与实践

王佑华　徐迎佳　曹　敏　主编

科学出版社

北京

内 容 简 介

本书由一批长期活跃在中医、西医、中西医结合临床、科研、教学一线，对扩张型心肌病有深入研究的专家共同编写而成。全书共分十三章，围绕当前扩张型心肌病防治的难点与热点问题，对中、西医治疗扩张型心肌病的理论方法和关键措施做了详细介绍，既有病因和病理生理学基础、诊断和临床评估、治疗及研究进展，也有中医对心胀（扩张型心肌病）的认识，并阐述其治则治法、辨证论治、中医特色疗法、名家经验及调护等。

本书内容丰富，既有理论也有实践，对该领域的临床、科研及教学工作者具有较高的参考价值。

图书在版编目（CIP）数据

中西医治疗扩张型心肌病:理论与实践／王佑华，徐迎佳，曹敏主编. —北京：科学出版社，2022.12
ISBN 978－7－03－073340－5

Ⅰ.①中⋯ Ⅱ.①王⋯ ②徐⋯ ③曹⋯ Ⅲ.①充血性心肌病—中西医结合疗法 Ⅳ.①R542.2

中国版本图书馆 CIP 数据核字（2022）第 184579 号

责任编辑：陆纯燕／责任校对：谭宏宇
责任印制：黄晓鸣／封面设计：殷 靓

科学出版社 出版
北京东黄城根北街 16 号
邮政编码：100717
http：//www.sciencep.com

南京文脉图文设计制作有限公司排版
广东虎彩云印刷有限公司印刷
科学出版社发行 各地新华书店经销

*

2022 年 12 月第 一 版 开本：787×1092 1/16
2025 年 3 月第二次印刷 印张：14 3/4
字数：330 000
定价：100.00 元
（如有印装质量问题，我社负责调换）

《中西医治疗扩张型心肌病：理论与实践》
编委会

王张生　复旦大学附属上海市第五人民医院
韦　婧　上海市徐汇区中心医院
卫　翔　复旦大学附属上海市第五人民医院
吴　琼　上海中医药大学附属龙华医院
徐迎佳　复旦大学附属上海市第五人民医院
杨晨曦　复旦大学附属上海市第五人民医院
杨建梅　上海市徐汇区中心医院
苑素云　上海中医药大学附属龙华医院
周　嫦　复旦大学附属上海市第五人民医院
周茂琳　上海中医药大学附属龙华医院
邹　粟　复旦大学附属上海市第五人民医院

序 一

$\cdots\cdots\cdots\cdots\cdots\cdots\cdots\cdots\cdots\cdots\cdots\cdots\cdots\cdots\cdots\cdots\cdots\cdots\cdots\cdots\cdots\cdots$

　　扩张型心肌病是一种原因未明的原发性心肌疾病,常因心室重构致心脏扩大及心肌收缩功能降低,病情呈进行性加重,引起难治性心力衰竭、恶性心律失常、血栓栓塞、心源性休克甚至猝死等,严重影响患者生活质量,其五年病死率为 15%~50%,是全球儿童和成人心脏移植的主要原因。

　　目前,扩张型心肌病缺乏特异性治疗,有效的临床治疗主要包括抗心力衰竭、抗心律失常及抗凝等。此外,还有心脏再同步化治疗(CRT),植入式再同步治疗心律转复除颤器(CRT-D)、左心室辅助装置等植入性治疗,甚至必须心脏移植,但这些治疗创伤高,价格昂贵。

　　中医药治疗扩张型心肌病的临床实践证明,中医药在改善心功能、缓解临床症状及提高生活质量等方面有一定优势。因此,从中西医两大体系中总结、探索扩张型心肌病防治方法,有着重要的理论与实践价值。遗憾的是,尚缺乏有关中西医结合治疗扩张型心肌病的专著。

　　该书的主编、副主编承担过扩张型心肌病相关的国家自然科学基金面上项目、青年科学基金项目,编委团队大都来自临床、科研、教学一线,对本病的研究较为深入,可从临床、基础研究等方面展开多角度、深层次的介绍。该书的内容较为丰富,不仅涵盖病因、病理、诊疗等西医内容,还展开介绍了名家治疗扩张型心肌病的经验,可以为广大医疗工作者提供参考。故乐为序。

毛静远

中华中医药学会心血管分会主任委员

全国名中医、岐黄学者

序 二

　　夏长冬藏，春华秋实，经过 3 年多的酝酿和写作，欣闻该书即将付梓出版。该书编委团队由一批热爱学术、长期从事中西医结合心血管病防治工作的中青年专家组成，包括上海中医药大学和复旦大学系统，涵盖中医、西医、中西医结合三支力量。他们长期活跃在临床、科研一线，在繁重的临床、科研工作之余，迎难而上，挤出时间聚焦扩张型心肌病这一心血管领域的难治性疾病，把中西医治疗扩张型心肌病最新研究进展和团队经验、研究成果以严谨的学术专著的形式展示给读者。

　　扩张型心肌病是引起心力衰竭、心律失常和猝死的常见疾病之一，目前缺少特效治疗方法，主要是针对症状进行治疗，病情反复迁延，给社会和家庭带来沉重负担。目前缺少从理论与实践两个方面系统介绍本病的专著。中医对扩张型心肌病的治疗在改善心功能、缓解临床症状及提高生存率和生活质量等方面有一定的优势。因此，本书不仅从病理、生理机制等方面对本病展开介绍，还着重介绍了中医学对本病的认识，对临床诊疗工作具有借鉴意义。

　　该书主编、副主编大多是扩张型心肌病方向的国家自然科学基金面上项目、青年科学基金项目获得者或主要参与者，具有较为深厚的中西医学术功底，对扩张型心肌病有系统、深入的研究。主审周端教授为上海市名中医、上海中医药大学附属龙华医院终身教授，李新立教授是南京医科大学第一附属医院研究心肌病的著名专家，王振涛教授是河南省省届名中医、河南省中医院国家中医临床研究基地(扩张型心肌病)负责人，符德玉教授是上海中医药大学附属岳阳中西医结合医院心血管病著名专家，有他们保驾护航，为该书的学术增色不少。该书从中、西医两大体系中总结、探索扩张型心肌病的防治方法，既有理论也有实践，期待对该领域的临床、科研工作者发挥重要的参考作用，更好造福广大患者。故乐为序。

陈昕琳

中华中医药学会膏方分会主任委员

前　言

　　扩张型心肌病是一种原因未明的原发性心肌疾病,常因心室重构致心脏扩大及心肌收缩功能降低,进而引起难治性心力衰竭、恶性心律失常、血栓栓塞、心源性休克甚至猝死等。流行病学研究显示,扩张型心肌病的患病率为 1:2 500,其五年生存率低至 10%~50%,死亡率随着心脏受累程度、收缩功能损害加重、功能性二尖瓣反流、右心室功能障碍或心律失常而升高,是造成心力衰竭的第三大病因和心脏移植的第一大病因,给社会和家庭带来沉重负担。

　　扩张型心肌病防治宗旨是阻止基础病因介导心肌损害,有效控制心力衰竭和心律失常,预防猝死和栓塞,提高患者的生活质量及生存率。近年来随着科技进步和对扩张型心肌病发病机制认识的不断深入,其药物治疗与非药物治疗手段也不断丰富,心力衰竭的心脏再同步化治疗(CRT)、植入式再同步治疗心律转复除颤器(CRT-D)、左心室辅助装置等植入性治疗,以及扩张型心肌病的免疫治疗、心肌代谢药物治疗等都不断取得进展。但当患者出现难治性心力衰竭(对常规内科或介入等方法治疗无效)时,心脏移植是目前唯一已确立的外科治疗方法。祖国医药学是一个伟大的宝库,中医药治疗扩张型心肌病的临床实践证明,中医对本病的治疗在改善心功能、缓解临床症状及提高生存率等方面有一定的优势,这逐渐引起学术界关注。从中、西医两大体系中总结、探索扩张型心肌病防治方法,有着重要的理论与实践价值。

　　本书围绕扩张型心肌病的难点与热点问题,从中西医角度对扩张型心肌病的发病机制和治疗手段进行了深入、全面的探讨,详细阐释了扩张型心肌病的病因、发病机制、诊断、临床评估和治疗,并与最新研究进展相结合,重点介绍了免疫系统、肾素-血管紧张素受体信号通路、肾上腺素能受体信号通路及 Ca^{2+} 信号通路在本病治疗中的应用。本书中还收录了中医对本病的认识,重点阐述了其辨证论治、针灸治疗、膏方治疗、名老中医关于扩张型心肌病的临床经验总结及患者调护等内容。本书内容充实,注重基础理论与临床实践相结合,可供从事扩张型心肌病基础与临床研究及相关专业的临床医师、科研人员、医学院校研究生和本科生使用。本书得到国家中医药管理局第五批全国中医临床优秀人才研修项目(国中医药人教函 2022-1)、国家自然科学基金(项目编号:

81873264、82004319、82274463）等项目资助，在此予以致谢！

　　中西医治疗心血管病（扩张型心肌病）的研究日益发展，限于编者水平，书中如有不妥之处，敬请各位同道批评指正！

编　者

2022 年 10 月

目　录

第一章

扩张型心肌病的病因学基础

第一节　扩张型心肌病的病因及流行病学

一、扩张型心肌病的病因

心肌病(cardiomyopathy)是指引起机械和(或)电功能障碍的心肌疾病,可导致心脏扩张、肥大或限制性等病理生理学改变。本病可局限于心脏本身,亦可为系统性疾病的部分表现。扩张型心肌病(dilated cardiomyopathy,DCM)是一种非缺血性心肌疾病,常伴有心肌结构和功能异常。扩张型心肌病以左心室或双心室扩张和收缩功能障碍为临床表现,且要排除冠心病、高血压、瓣膜病或先天性心脏病等病因。美国心脏协会(American Heart Association,AHA)将扩张型心肌病分为遗传性、混合性或获得性,而欧洲心脏病学会(European Society of Cardiology,ESC)将心肌病分为家族性(遗传性)或非家族性(非遗传性)。《中国扩张型心肌病诊断和治疗指南》将扩张型心肌病分为家族性、获得性、特发性、继发性。世界卫生组织将扩张型心肌病定义为一种严重的心肌疾病,可因心力衰竭或心律失常等并发症而加重其心肌结构或功能异常,导致发病率和死亡率的增加。

（一）定义

（1）左心室舒张末期内径(left ventricular end-diastolic diameter,LVEDd)>5.0 cm(女性)和>5.5 cm(男性)(或大于年龄和体表面积预测值的117%,即预测值的2倍SD+5%)。

（2）左心室缩短分数(left ventricular fractional shortening,LVFS)<25%和(或)左心室射血分数(left ventricular ejection fraction,LVEF)<45%[辛普森(Simpson)法]。

（3）发病时除外高血压、心脏瓣膜病、先天性心脏病或缺血性心脏病。

对家族性扩张型心肌病进行诊断时,上述标准用于诊断家族中的首发者,具体评估策略见图1-1。

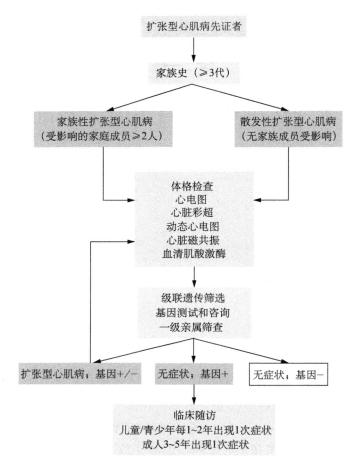

图 1-1　家族性扩张型心肌病患者的评估策略

基因型+：基因测试发现引起扩张型心肌病相关的基因分型

基因型-：基因测试没有发现引起扩张型心肌病相关的基因分型

扩张型心肌病患者的临床进程具有明显的异质性，这主要是由于广泛的遗传和非遗传触发因素。大多数患者在 20~60 岁出现症状，但儿童也可能受到影响(扩张型心肌病占儿童心肌病的 60%)。尤其是家族性和特发性扩张型心肌病，患者可以长期无症状，甚至终生无症状，而遗传性扩张型心肌病的明显症状(腔室扩张、射血分数降低或纤维化)可以在早期发现。

扩张型心肌病诊断的准确性取决于常规无创和有创心脏检查与包括基因分析在内的分子和非心脏参数的综合评估。扩张的心室很容易用超声心动图识别；心血管造影术可以排除并存的冠状动脉疾病；心脏磁共振成像可以帮助成像，并用于确定是否存在炎症性的水肿和(或)纤维化；扩张型心肌病患者的心电图可能正常，也可能出现孤立性 T 波改变、左束支传导阻滞或房室传导延长等异常。窦性心动过速和室上性心律失常较为常见，20%~30% 的患者有非持续性室性心动过速，动态心电图监测可捕捉到室性期前收缩和持续性或非持续性室性心动过速。窦性心动过速和室上性心律失常需要与致心律失常性心肌病相鉴别；一些遗传形式的扩张型心肌病可以通过临床症状来提示，这些症状有时被称为"诊断危险信号"包括皮肤色素沉着异常、骨骼肌病和神经感觉障碍(如耳聋和失明),这些症状表明扩张型心肌病是一种特定基因型的累及多系统的疾病。

尽管现代医学取得了重大进展,但扩张型心肌病仍缺乏完整的描述和理解。经过研究人员的不断努力,Pinto 等于 2016 年发表了新的声明,提出了扩张型心肌病的修订定义(图 1 − 2),试图涵盖本病的广泛临床特征及其随时间的变化。他们强调从无心脏扩张的临床前状态到孤立性心室扩张或心律失常性心肌病的进展,以心律失常为特征,如心肌炎、遗传缺陷及神经肌肉疾病中观察到的室上/室性心律失常和(或)传导缺陷。此外,他们还介绍了一种新的称为低动力非扩张型心肌病(the hypokinetic non-dilated cardiomyopathy,HNDC)的疾病,它是与心室扩张无关的收缩功能障碍的显性阶段,与层粘连蛋白 A/C 缺陷引起的扩张型心肌病一样,疾病的最终"落脚点"依旧是扩张型心肌病。

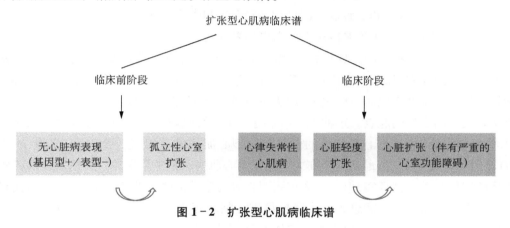

图 1 − 2　扩张型心肌病临床谱

扩张型心肌病患者应进行准确的家族史检查。全面检查应包括血清肌酸激酶,以评估骨骼肌受累。无论有无家族史,对扩张型心肌病患者都应进行基因检测和遗传咨询,并对一级亲属进行相关检查(体检、心电图、超声心动图)。先证者的阳性基因检测为亲属的确认性基因检测提供了可能,为后续的进一步检查提供指导。

近年来,关于扩张型心肌病的新概念指出,扩张型心肌病与致心律失常型右心室心肌病(arrhythmogenic right ventricular cardiomyopathy,ARVC)存在重叠,它们可能共享致病突变,如桥粒基因缺陷是已知的在扩张型心肌病和致心律失常型右心室心肌病中均可出现的突变。此外,致心律失常型右心室心肌病患者可以表现出左心室受累,而扩张型心肌病相关的一种临床表现则可能是右心室异位。也许在下一个分类中,这种具有特定基因缺陷的重叠形式会有相关的描述。

(二)病因

扩张型心肌病的病因尚未完全清楚,近年来的相关研究揭示了包括基因突变、感染、炎症、自身免疫性疾病、毒素暴露及内分泌或神经肌肉在内的多种原因。其中,特发性和家族性疾病是扩张型心肌病最常见的病因。为了准确地确定扩张型心肌病的病因,需要进行大量的非侵入性和侵入性检查。事实上,许多被归类为特发性扩张型心肌病的病例,可以通过全面的评估实现对潜在病因的精确诊断。随着科学技术的高速发展，基因测序和分子研究技术亦不断进步，这些资源为临床医生明确疾病病因提供了很大帮助，使其可为患者提供精确的风险分层，提高患者护理水平，甚至可能于早期逆转疾病。此外，使扩张型心肌病临床异质性表现复杂的因素还包括性别、发病年龄（可能有急性或进行性表现）、进展率、明显心力衰竭的发生风险和心源性猝死的可能性等差异。最后，遗传倾向和环境因素在本病的发生发展中亦起着重要的作用。

1. 基因

下一代测序技术的发展为人类遗传学和基因组学的临床和研究开辟了一个新纪元。研究发现，扩张型心肌病基因编码的蛋白质具有广泛的细胞功能，编码细胞骨架、肌节、线粒体、桥粒、核膜和 RNA 结合蛋白等的基因突变都与扩张型心肌病有关。然而，基因和基因变体的治疗（区分致病基因和非致病基因，以及特定的基因变体）仍然是一个尚未解决的关键问题，散发性扩张型心肌病的遗传病因范围也仍未确定。

目前已有大量证据表明家族性扩张型心肌病可被视为具有遗传基础的疾病，一些基于家庭的研究已经证实，如果家庭成员接受临床筛查，15% ~ 30% 的扩张型心肌病患者可能被诊断为家族性扩张型心肌病。历史上，庞大的多代家族扩张型心肌病家系是大多数扩张型心肌病相关基因发现的起点。这种多代谱系为扩张型心肌病相关基因的变异因果关系提供了可靠的统计遗传学证据。最常见的引起扩张型心肌病的基因，包括 LMNA、TTN、MYH7、TNNT2、RBM20、BAG3 等，最初都是在大型扩张型心肌病家系中发现的。虽然家族性扩张型心肌病的遗传基础已被证实，但大多数扩张型心肌病似乎是散发性的。也就是说，即使对新诊断为特发性扩张型心肌病患者的家庭成员进行临床筛查，大多数家庭成员也没有扩张型心肌病的证据，故患者最终被诊断为非家族性（散发性）扩张型心肌病。目前为止，还没有人发表过大型多中心研究，对扩张型心肌病患者家庭成员进行系统的扩张型心肌病临床筛查，并进行外显子组或基因组测序以确定可能的遗传原因。

（1）TTN：TTN 截断变异体是扩张型心肌病的常见病因。TTN 基因编码肌联蛋白——Titin，这是已知在心脏中表达量最大的蛋白质。Titin 起着"弹簧"的作用，为心肌提供被动张力，调节肌节收缩和信号转导。Titin 是一种约 35 000 kDa 的大蛋白，由构成肌节的细丝和粗丝组成。Titin 的 I 带区包括 PEVK（脯氨酸-谷氨酸-缬氨酸-赖氨酸）重复区，通常认为此区可以直接调节被动张力。PEVK 区域包括 N2A 和 N2B 区域的羧基，N2A 和 N2B 区域与 four-and-a-half LIM 蛋白（FHL）相互作用，FHL 为肥厚型心肌病的修饰物。值得注意的是，TTN 在整个心脏发育过程中存在差异拼接，并适应不同的生理状态，包括心力衰竭。较大的 N2A 区域与更具顺应性的心室相关；相比之下，较小的 N2B 区域缺乏重复单位，与心脏僵硬相关。对患者心力衰竭 TTN 的深度 RNA 测序研究显示，该区域的外显子使用高度可变，这与心脏弹性的细微缺陷一致，该缺陷可能在左心室的不同区域发生变化。

既往研究中，只发现少数错义 TTN 变异与扩张型心肌病有关。但现在人们使用一种捕获所有 TTN 外显子的 TTN 特异性阵列设计后发现，20% ~ 25% 的非缺血性扩张型心肌病与 TTN 截断变异体相关。将多能干细胞诱导分化为心肌细胞可表现出肌节的缺乏，提示 TTN

截断时肌节的丢失可能会直接影响肌力。在上述研究和其他研究中也表明,在普通人群中 TTN 截断的频率较低,从 1%～3% 不等。扩张型心肌病的 TTN 截断倾向于分布在 A 带而不是 I 带,TTN 截断也可能与轻度扩张型心肌病有关。最近的一项研究表明,在普通人群中截断变异与偏心性心脏重构有关,提示 TTN 截断可能是"高危"等位基因。TTN 错义变异在致心律失常型右心室心肌病和其他类型的心肌病中已有报道。此外,TTN 错义变异也见于骨骼肌病,包括常见的胫骨肌病。大量的 TTN 错义变异使得这些变异在扩张型心肌病患者的广泛基因检测中变得非常复杂。

（2）LMNA:LMNA 错义和截断突变占遗传性扩张型心肌病的 5%～8%。与 TTN 一样,LMNA 突变是以常染色体显性方式遗传的。单个 LMNA 基因编码核纤层蛋白 A/C,3′ 端的差异剪接导致两个蛋白质在其前 566 个氨基酸上完全相同;LMNA 的突变可导致一系列的疾病,从早衰到肌病和扩张型心肌病。与层粘连蛋白 A 合成相关的基因突变可导致层粘连蛋白 A（有时称为前体蛋白）的积累,这些与早老症——哈-吉二氏综合征（Hutchinson-Gilford syndrome）有关;与常染色体显性扩张型心肌病相关的 LMNA 突变本质上是错义和移码,其突变可能发生在编码区的任何地方。扩张型心肌病相关突变与层粘连蛋白 A 的积累无特异性相关,故早老症与扩张型心肌病的基本机制似乎是不同的。导致常染色体显性扩张型心肌病-LMNA 突变的机制可能是多种缺陷的共同作用,包括显性负效应和单倍体不足。层粘连蛋白 A/C 参与许多不同的细胞过程,从调节基因表达、机械感应、DNA 复制及细胞核到细胞质的运输。

LMNA 基因缺失可引起机械信号缺陷。研究发现小鼠 LMNA 基因纯合缺失的细胞中存在机械信号缺陷,LMNA 基因杂合缺失的雄性小鼠在晚年表现出心肌病特征。在 LMNA 基因缺失相关的扩张型心肌病发病人群中,哺乳动物雷帕霉素靶蛋白（mTOR）通路被激活,在相对应的动物模型中,使用替西罗莫司或西罗莫司（雷帕霉素）抑制 mTOR 通路可以改善扩张型心肌病表型。另外,在此模型中,丝裂原激活蛋白激酶（mitogen activation protein kinase,MAPK）信号也表达增加,相关临床试验对 12 例 LMNA 基因缺失相关扩张型心肌病患者进行研究,发现服用 A797（Array Biopharma,一种口服选择性 p38 MAPK 抑制剂化合物）抑制 MAPK 信号后,可以明显改善扩张型心肌病患者的临床症状。

LMNA 基因突变常与心脏节律异常相关,包括窦房结功能障碍、心房颤动、房室结功能障碍、室性心动过速和心室颤动及心源性猝死（sudden cardiac death,SCD）。值得注意的是,心脏传导系统疾病可能先于左心室扩张和功能障碍发生,早期传导系统疾病的存在可能提示 LMNA 基因突变。在小鼠模型中,心房颤动和室性心律失常模型比较难构建。小鼠模型中发生扩张型心肌病往往需要纯合突变,而杂合子中截断 LMNA 突变比错义突变有更高的心律失常的风险,PR 间期延长提示核纤层蛋白病中的心脏传导系统疾病。心脏传导系统对 LMNA 突变的易感性尚不清楚。

（3）PLN:PLN 基因编码磷化氢蛋白,一种 52 个氨基酸残基的跨膜蛋白,该蛋白未磷酸化时抑制肌质网/内质网钙 ATP 酶（sarcoplasmic/endoplasmic reticulum Ca^{2+} - ATPase,SERCA）。PLN 中的几个显性突变与扩张型心肌病有关,包括 R14del 突变（该突变最早在荷兰和德国发现）。在某些人群中，由于 PLN 突变导致扩张型心肌病的比例相当高。PLN 突变的表型是可变的，包括伴有致死性室性心律失常的早发性扩张型心肌病，来自荷兰的首个 R14del 突变个体具有严重的表型，而其他报告则显示 PLN 突变表型较温和。根据遗传背景识别具有同一系列表型的原发突变扩张型心肌病患者，发现其可能因 PLN 突变而改变扩张型心肌病的结局。

建立 R14del - PLN 突变的诱导性多能干细胞可显示出细胞性心肌病的特征，包括加入咖啡因后异常的 Ca^{2+} 处理和更高比例的不规则 Ca^{2+} 瞬变，并且这些特征在纠正原发性突变后可被逆转。此类细胞被用来设计三维人体心脏组织，可以更清晰地研究心肌病变特征。在多能干细胞衍生的心肌细胞和来自 PLN 突变载体的心脏中，可以看到核周和细胞质中聚集的磷蛋白，提示聚集的磷蛋白可能通过异常的自噬参与病理过程。

（4）RBM20：RBM20 是一种在心房和心室高度表达的 RNA 结合蛋白。RBM20 基因的显性突变占扩张型心肌病的 1%~5%。RBM20 全长 1 227 kDa，在 525~600 kDa 残基之间含有核糖核酸识别基序（RRM）结构域。在 650 和 725 之间发现了第二个保守结构域，最初在非缺血性扩张型心肌病中发现的突变位于这些结构域之内或附近。最近，在谷氨酸丰富区发现了第三个保守区的突变。作为一种 RNA 结合蛋白，RBM20 参与组织特异性剪接，与疾病的发生和适应有关。在心脏中，RBM20 调节心脏剪接，包括 TTN 的剪接。因此，RBM20 突变的下游分子结果可能与 TTN 截断变体的结果相似。

研究发现，具有 RBM20 R636S 突变的多能干细胞来源的心肌细胞产生了与心肌病一致的基因表达和剪接谱，这不仅影响 TTN 基因，还影响 CAMK2D 和 CACNA1C 基因。这些 RBM20 突变系中的心肌肌节较薄，与 TTN 突变多能干细胞来源的心肌细胞的肌节相似。最近还有研究显示，RBM20 参与了 TTN 生成环状 RNA 的过程，而删除 RBM20 基因的小鼠未能产生这些 TTN 衍生的环状 RNA，虽然环状 RNA 的功能尚不清楚，但 TTN 衍生的环状 RNA 的一个子集在扩张型心肌病中存在错误调控的情况。

（5）SCN5A：SCN5A 主要编码心脏中的钠离子通道，在包括长 QT 和布鲁加达综合征在内的原发性心律失常综合征中也发现了 SCN5A 的杂合显性突变，在家族性扩张型心肌病中也发现了 SCN5A 错义突变，这些突变具有较高的心律失常风险。在一般人群中，SCN5A 基因存在相当大的遗传异质性，故解释 SCN5A 基因的罕见变异很困难。基因型-表型关联研究可以指导基于基因型的治疗。例如，SCN5A R222Q 属于 S4 电压传感器，可增强兴奋性；利多卡因治疗可抑制与心肌病相关的二联律。

多能干细胞已用于模拟与人类原发性心律失常综合征相关的 SCN5A 突变。相关研究通过转基因诱导 SCN5A F1759A 在小鼠体内表达，发现该模型可导致小鼠心房颤动和心房、心室内持续存在钠电流。伴随心房颤动，这些小鼠的 LVEF 逐渐降低，这与扩张型心肌病模型一致。因此，SCN5A 在心肌和传导系统中的独特作用是导致心律失常和心肌细胞功能障碍。

（6）细胞骨架基因：编码心肌细胞骨架蛋白的基因与扩张型心肌病相关。例如，在进行性假肥大性肌营养不良中，肌营养不良蛋白的突变与 X 连锁与扩张型心肌病有关。在这些疾病中,基因产物在管理肌膜稳定性方面起着重要的作用。因此,在缺乏这些基因的情况下,肌膜变得不稳定,导致心肌细胞丢失和心脏功能障碍。一些新出现的恢复肌营养不良蛋白表达的疗法正在试验中,如用反义寡核苷酸来产生内部截断的肌营养不良蛋白,而终止密码子抑制化合物促进了过早终止密码子的通读,这些药物进入人体心脏的程度尚不清楚,目前正在进行相关研究对人体的情况进行评估。

最近,编码 filamin C 基因的 FLNC 突变在扩张型心肌病中的作用也被发现。filamin C 基因与肌营养不良蛋白复合物相互作用,小鼠 FLNC 的缺失可导致骨骼肌病。而在人类中,该基因的截断突变则可导致心肌病,这与室性心律失常和 SCD 的高发生率有关,提示除心肌细胞外,filamin C 基因在心脏传导系统中也有一定作用。

(7)线粒体突变:核编码和线粒体编码的线粒体基因都会导致心肌病。考虑到异质性的作用及大多数基因检测依赖于外周血 DNA 的情况,线粒体基因组中的突变可能很难识别和解释,而外周血 DNA 突变与心脏基因突变的匹配程度不明确。核编码的线粒体基因遵循常染色体显性或隐性遗传,而线粒体编码的基因则为母体遗传。

(8)扩张型心肌病的其他基因突变:编码肌节(收缩单位)的蛋白质也与扩张型心肌病有关。临床基因检测的最新数据表明,MYH7、TNNT2 和 TPM1 是扩张型心肌病中最常见的突变肌节基因,占 2%~4%,而 MYBPC3 突变则很少见。最近,在 LVNC 和扩张型心肌病表型中都发现编码遮蔽蛋白的基因被截断。扩张型心肌病是一种混合起源的心肌病,30%~50%的患者是家族性的,这与它是一种遗传性疾病是相一致的。非家族性或特发性扩张型心肌病可能仍有遗传起源,其机制更为复杂。所有的扩张型心肌病基因突变都有不同的表达,这可能与环境或其他致病性刺激的共同作用相关。目前,扩张型心肌病相关基因尚未发现完全,故非家族性病例的病因可能是尚未发现的基因、低外显率、新发突变、多个效应较弱的基因导致的"遗传力缺失"、拷贝数变异、增强子区突变和内含子变异,也可能是修饰基因与环境相互作用的结果。

2. 炎症

心肌损伤,无论是由遗传原因还是环境原因引起,都会引发炎症反应,并将免疫细胞招募至心脏以修复受损心肌。炎症性扩张型心肌病最常见的病因是感染和自身免疫。扩张型心肌病患者心肌活检标本(或尸检)的病理学检查通常可见到炎症细胞浸润和与免疫细胞激活相容的基因表达模式。有助于心室重构的免疫细胞包括肥大细胞、巨噬细胞(M2 型巨噬细胞,也称为交替激活的巨噬细胞和髓源性抑制细胞)、Th2 细胞和 Th17 细胞,以及在自身产生免疫反应时,B 细胞产生的自身抗体与自身抗原和补体成分形成的免疫复合物。免疫细胞释放的细胞因子,如转化生长因子-β1(transforming growth factor-β1,TGF-β1)、白细胞介素-4(interleukin-4,IL-4)、IL-1β、IL-17A、IL-33 及肿瘤坏死因子(tumor necrosis factor,TNF)等,是促进心室重构、胶原沉积和心肌纤维化的介质。纤维化是炎症作用于组织损伤部位后产生的结果,是扩张型心肌病除扩张外的特征性病理变化。心脏局部功能障碍和(或)容量过载导致心脏负荷和壁压力增加,胚胎基因激活,心肌细胞逆转为胚胎编程和肌纤维母细胞,这些机制既是心肌纤维化的结果,也是纤维化的原因。随着时间的推移,纤维化的瘢痕组织最终会取代受损的组织，从而使心脏僵硬，进一步促进心室扩张和心力衰竭的进展。

3. 感染

研究表明，感染约占扩张型心肌病病因的30%，并且通常与心肌炎有关。与扩张型心肌病相关的最常见病毒组之一是肠道病毒（尤其是柯萨奇病毒A组和B组）。腺病毒和疱疹病毒也是扩张型心肌病的常见病毒。细小病毒的作用还不太确定，部分扩张型心肌病患者的病因为细小病毒感染对扩张型心肌病患者心肌活检样本的分析已经确定了病毒基因组的分子证据及病毒增殖的证据。活检对病毒基因组的阳性鉴定与扩张型心肌病的快速进展和较差的临床预后相关。

4. 自身免疫

扩张型心肌病可由自身免疫性疾病引起。研究发现，在缺乏病毒基因组的情况下，约50%的活检标本存在心脏免疫细胞浸润，在扩张型心肌病患者和其家庭成员的活检样本中检测到心脏微血管内皮细胞上的人类白细胞抗原（human leucocyte antigen，HLA）Ⅱ类和（或）黏附分子（对于启动由HLA Ⅱ类介导的免疫反应至关重要，故可作为识别自身免疫性疾病的生物标志物）表达异常，血清中心脏自身抗体水平升高，实验诱导的扩张型心肌病动物模型来源于免疫重组的自身抗原，这种抗原也可以在扩张型心肌病患者中发现，并且对疑似自身免疫扩张型心肌病患者的免疫抑制或免疫调节有反应。此外，自身免疫性疾病如系统性红斑狼疮、系统性硬化和类风湿性关节炎也是扩张型心肌病的罕见病因，占总发病率的5%~10%。

高达60%的扩张型心肌病患者及其亲属存在心脏特异性自身抗体，可直接影响心肌细胞功能和疾病的预后。炎症性扩张型心肌病可能是家族性的，并且与HLA抗原相关，正如一项里程碑式的欧洲全基因组多中心研究所描述的那样：HLA是扩张型心肌病的危险位点，与自身免疫病因一致。扩张型心肌病可能代表了每个患者多种病因的最终结果，在涉及基因-环境相互作用的多级级联中，最好通过应用一种新的复杂分类-MOGES分类*来进行描述，这种基因-环境模型完全符合自身免疫扩张型心肌病的表型。

在扩张型心肌病患者中发现了许多明显的心脏自身抗体，如α肌球蛋白和β肌球蛋白重链亚型是常见的自身抗原，其中一些自身抗体似乎有直接的功能性致病作用。此外，用在扩张型心肌病患者中发现的自身抗原（如β_1肾上腺素能受体、毒蕈碱乙酰胆碱受体M2、心肌肌球蛋白重链和心肌肌钙蛋白）对动物进行免疫，可诱导扩张型心肌病表型的心脏异常。值得注意的是，心肌病理改变是将免疫成分从一个实验动物转移到另一个实验动物而产生的。提纯大鼠体内对心肌肌球蛋白免疫的抗体并转移至其他受体，可导致抗体在受体动物心肌中沉积及心肌细胞凋亡，最后发展为心肌病。在α肌球蛋白重链免疫诱导的自身免疫性心肌炎和扩张型心肌病小鼠模型中，TGF-β活化激酶1（又称为丝裂原活化蛋白激酶7）介导

---

* MOGES缩写分别是Morpho功能表现型（M）、器官参与（O）、遗传模式（G）、明确的病因（包括详细的遗传缺陷或其他疾病原因）（E），以及NYHA心功能Ⅰ~Ⅳ级进行功能状态分级（S）。

的 Wnt 蛋白快速分泌,导致 TGF-β 介导的肌成纤维细胞分化和心肌纤维化进展,提示自身免疫促进心室重构是导致扩张型心肌病的可能机制。肌球蛋白重链是自身免疫性扩张型心肌病患者的一种相关自身抗原,故 Wnt 蛋白的药理靶向可能是一种潜在的治疗方法。

5. 化学和毒素暴露

慢性酒精滥用是扩张型心肌病的一个重要原因,最常见于 30~55 岁、酗酒至少 10 年的男性。全球酒精性心肌病在所有心肌病死亡中的比例估计为 6.9%,而酒精性心肌病在男性中发生率(8.9%)高于女性(2.9%)。动物研究表明,急性和慢性酒精给药会损害心脏收缩能力,降低收缩蛋白 α 肌球蛋白重链。酒精及乙醛的代谢物还可以改变细胞钙、镁和磷酸盐的稳态,并损害线粒体呼吸。同时,酒精对心肌的损伤也会使炎症细胞进入心脏。

长期滥用可卡因也会引起扩张型心肌病和致命性心律失常。据报道,服用可卡因并有心脏症状的人中,有 4%~9% 的人左心室功能低下。可卡因被认为通过增加儿茶酚胺的释放而引起左心室功能障碍,儿茶酚胺对心肌细胞有直接毒性作用,可导致心肌细胞坏死。与酒精的作用类似,可卡因也通过损伤线粒体导致心肌细胞死亡。据报道,20% 的疑似可卡因过量死亡的患者患有心肌炎,这表明心肌炎至少在某些情况下可能导致扩张型心肌病。

扩张型心肌病可由癌症化疗药物(如蒽环类药物)的副作用引起。经常引起扩张型心肌病的蒽环类药物包括多柔比星、表柔比星和伊达比星。多柔比星是一种广泛使用且有效的化疗药物,用于治疗多种成人和儿童的癌症,然而,其不良反应之一就是累积的、剂量相关的、进行性的心肌损害,可能会导致扩张型心肌病和充血性心力衰竭。多柔比星结合 DNA 和 Ⅱ 型拓扑异构酶,导致 DNA 双链断裂和转录组改变,导致线粒体功能障碍、活性氧生成和心肌细胞死亡。超过 50% 的癌症儿童接受蒽环类药物治疗,存活率超过 80%,但高达 60% 的儿童至少出现某种形式的心功能不全,可诱发心肌细胞坏死、凋亡、肥大、纤维化、左心室功能障碍、扩张型心肌病和心力衰竭。心内膜心肌活检显示心肌毒性的特征,如细胞质空泡化、肌原纤维溶解和细胞肿胀。肌钙蛋白 Ⅰ 是心肌损伤的标志物,是多柔比星心脏毒性预测进展为扩张型心肌病的有用血清生物标志物。

6. 性别差异

男性是许多心血管疾病(包括扩张型心肌病)后发生心力衰竭的重要危险因素;然而,很少有临床研究专门研究扩张型心肌病发病率或发病机制的性别差异。少数研究发现男性急性扩张型心肌病患者的凋亡相关蛋白表达高于女性。

在心肌炎的动物模型中,最终发展为扩张型心肌炎取决于性别和种族(小鼠品系):根据超声心动图结果,在易感小鼠品系中 100% 的雄性在急性心肌炎后出现纤维化和扩张型心肌炎,而只有 20% 的雌性出现轻度扩张型心肌炎。在有严重临床症状的心肌炎患者中也观察到类似的现象,在心脏磁共振成像(magnetic resonance imaging,MRI)评估中,男性出现心肌纤维化证据的可能性是女性的两倍。动物研究表明,导致心脏重构和扩张型心肌病的发病机制是相似的,无论心肌损伤的原因是什么,雄性动物中的睾丸激素都会促进这种机制。睾酮可以提高动物模型中 CD11b(也称为 αM 整合素)、Toll 样受体 4(Toll-like receptor 4,TLR4)和 IL-1β 表达 M2 巨噬细胞的数量,导致心脏炎症增加、心肌重构和扩张。

7. 性激素和心脏功能

性激素可以通过与心脏血管内皮细胞、平滑肌细胞、成纤维细胞和心肌细胞上的雄激素和雌激素受体结合来改变心脏功能。此外，性激素与其受体的结合直接改变免疫细胞和血小板的功能，从而影响扩张型心肌病所涉及的心脏炎症、心肌重构和血栓形成的类型。

许多炎症细胞和细胞因子都能促进血管舒张，故会使扩张型心肌病患者，尤其是男性患者，更容易发生血栓栓塞事件（包括补体和血小板活化）。另外，在动物模型中发现，雄激素还有促进高血压的作用。更重要的是，女性动脉中雌激素受体水平要高于男性，这些受体经 17β-雌二醇激活后，可以起到预防心肌细胞凋亡、抑制活性氧诱导的心肌损伤、降低女性心肌肥大和纤维化的作用。总体而言，心脏病理生理学和免疫反应的潜在性别差异是导致扩张型心肌病和心力衰竭性别差异的原因。

二、扩张型心肌病的流行病学

2015 年，据全球疾病负担研究估计，全球心肌病患病数为 250 万例，仅近 10 年患病率就增长了 27%。扩张型心肌病和遗传介导的扩张型心肌病的真正患病率尚未完全研究清楚。尽管在过去几十年里，对扩张型心肌病的治疗取得了较大的进展，但它仍然是心力衰竭的第三大病因和世界范围内心脏移植的第一大病因。未经治疗的扩张型心肌病患者，一年生存率为 70%~75%，五年生存率低至 50%。三分之二的患者死于心力衰竭，三分之一的患者死于心源性猝死。死亡率随着心脏受累程度、收缩功能损害加重、充盈压升高时出现舒张功能障碍、功能性二尖瓣反流、右心室功能障碍或心律失常而升高。在发达国家，发展为心力衰竭的扩张型心肌病患者的生存率随着时间的推移而提高。生存率的提高在很大程度上归因于血管紧张素转换酶抑制剂（angiotensin converting enzyme inhibitors, ACEI）、β 受体阻滞剂、植入式心律转复除颤器（implantable cardioverter defibrillator, ICD）和心脏移植的可用性和应用的增加。然而，世界上大多数扩张型心肌病患者无法或难以获得这些干预措施。此外，药物、心室装置和心脏移植对扩张型心肌病发生发展的影响尚不明确，尽管扩张型心肌病患者心力衰竭的治疗取得了进展，但仍存在相当高的死亡率。

最早对扩张型心肌病患病率的评估，来源于 1975~1984 年在美国明尼苏达州奥尔姆斯特德县进行的一项人群研究。这项流行病学研究通过对扩张型心肌病病例进行超声心动图、血管造影或尸检等方法进行评估后发现：男性患病率更高，男女比例为 3∶1；经调整年龄和性别后的特发性扩张型心肌病发病率达到 36.5/100 000；年轻患者（<55 岁）更易受影响（发病率高达 17.9/100 000）。在意大利，扩张型心肌病发病率的第一个数据可以追溯到的里雅斯特大学病理区 2 年期（1987 年 11 月~1989 年 11 月）连续尸检的前瞻性尸检研究。

扩张型心肌病患病率的不同，可能反映了地理和种族，以及使用的检测方法存在差异。例如，对比不同种族的流行病学相关的数据，发现与黑种人相关的风险增加了 2.7 倍，这一发现不能用高血压或社会经济因素的混杂变量来解释。美国国家卫生统计中心的死亡证明证实，黑种人的患病率比白种人高 2.5 倍,其中黑种人男性患病率最高(黑种人男性为 27/100 000,白种人男性为 11/100 000)。但由于从前的研究依赖于较古老且较不敏感的成像方式,故扩张型心肌病的患病率极有可能被低估了。最近,Hershberger 和他的同事使用了一种不同的方法来估计扩张型心肌病的患病率,即基于已知的特发性扩张型心肌病与肥厚型心肌病的比率(约为 2∶1),心力衰竭的患病率和作为扩张型心肌病替代指标的左心室功能障碍的患病率进行评估。采用这种方法,Hershberger 等得出扩张型心肌病的患病率要高得多,比例大概为 1∶250。

同样的,对家族性扩张型心肌病患病率的报告也各不相同:对 23 项研究的荟萃分析发现,家族性扩张型心肌病患病率约为 23%,范围却跨越 2% 至 65%。这一结果表明不同研究的诊断标准存在显著的异质性,且随着时间的推移,对疾病的临床筛查更加系统,故扩张型心肌病的患病率亦逐渐增加。在临床实践和现行指南中,家族性扩张型心肌病的患病率被假定为 30%~50%。在家族性扩张型心肌病患者中,约 40% 有可确定的遗传原因。虽然散发性扩张型心肌病患者的致病基因变异也可以被确定,但在这一群体中遗传因素的突变频率却还没有很好的界定。

一项关于心力衰竭的随机临床试验显示,相比于缺血性扩张型心肌病,仅有 30%~40% 的受试者患有非缺血性扩张型心肌病。同样,另一项对美国住院患者的调查发现,在平均年龄为 75 岁($n = 156\ 013$)的心肌病患者中,缺血性心肌病比非缺血性心肌病更常见(59%∶41%)。在非缺血性扩张型心肌病中,48% 的患者伴有高血压,而 31% 的患者为特发性。这项研究还发现,女性、非白种人和年轻患者更多发为非缺血性扩张型心肌病。

在美国和加拿大的一项多地点研究中,扩张型心肌病是儿童(年龄<18 岁)最常见的心肌病形式:66% 的儿童患有特发性扩张型心肌病,而在已知病因的扩张型心肌病患者中,46% 的儿童患有心肌炎,26% 的儿童患有神经肌肉疾病。儿童扩张型心肌病的年发病率为(0.18~0.73)/100 000。年发病率男孩高于女孩,黑种人高于白种人,婴儿(<1 岁)高于年长儿童。在北美,34% 的扩张型心肌病患儿在确诊后 1 年内发展为心力衰竭或接受心脏移植,这一数字在确诊后 5 年增加到 49%。

2010 年,全球人口中与心肌病相关的预估死亡率为 5.9/100 000,相当于每年约 40.3 万人死亡,比 1990 年的 5.4/100 000 有所增加。这些评估结果可能会受到疾病分类错误和数据缺失或不完整等原因的影响而造成偏差。此外,还需要国际联合会对患者队列进行分组,以克服随访期间事件数量少的问题。

由于误诊、不断重新分类和不断变化的定义,对扩张型心肌病的流行病学调查是相当复杂的。此外,由于调查是在特定地理区域的小部分人群中进行的,不能代表一般人群,故扩张型心肌病的流行病学研究受到许多限制。对这种病理学进行的流行病学研究的另一个重要限制是缺乏标准化的诊断标准。最近进行的研究并不是建立在表型的基础上,故更准确地反映了本病的流行病学。尽管研究者们做出了重大努力,但扩张型心肌病的真正发病率和患病率仍有待确定。

第二节 扩张型心肌病的中医病名

一、中医文献中扩张型心肌病病名的记载

中医古代文献中没有"扩张型心肌病"这一病名的记载，根据本病各个阶段的临床表现及证候特点，可归属于"心胀""心悸""心痹""喘证""水饮"等的范畴。

"心胀"的病名首见于《黄帝内经》，《灵枢·胀论》对其论述较为经典，"黄帝曰：愿闻胀形。岐伯曰：夫心胀者，烦心短气，卧不安"，指出病位在心，其病表现为心烦、气短、睡卧不安等。《素问·水热穴论》中亦有相关的描述，"故水病下为胕肿大腹，上为喘呼，不得卧者，标本俱病"。

汉代华佗在《华佗神方》云，"心胀则心烦短气，夜卧不宁，心腹痛，懊憹，肿气来往，上下行痛，有时休作"，描述了心胀病除了心烦、气短、睡卧不安等症状外，尚有胸痛等，较《黄帝内经》之描述详细。又云，"凡心病必日中慧，夜半甚，平旦静"，指出心胀发病病情具有随时间变化的特点。

西晋皇甫谧在《针灸甲乙经·五脏六腑胀第三》中所论心胀症状与《黄帝内经》相似，"曰：愿闻胀形？曰：心胀者，烦心短气，卧不得安"。该书亦提出了治疗本病的腧穴为心俞、列缺、足三里，"心胀者，心俞主之，亦取列缺……五脏六腑之胀，皆取三里。三里者，胀之要穴也"。

唐代孙思邈在《备急千金要方·心脏方·心脏论脉第一》中云："心胀者，烦心短气卧不安。"再次强调了心烦、气短、睡卧不安为心胀的特征性表现。

清代陈士铎《石室秘录·水湿门》中云："产妇感水肿，以致面浮，手足浮，心胀者，不治之症也，然而此浮非水气也，乃虚气作浮耳。"论述了产妇出现面肿、手足浮肿，乃心胀之重症，为气虚所致。

二、扩张型心肌病病名的现代认识

扩张型心肌病属于异质性心肌病，是一种难治性心血管疾病，以左心室或双室扩大伴收缩功能降低为特征，病情进行性加重。临床症状主要表现为活动耐力下降、气短。随着疾病进展，可出现左心功能不全的症状，如端坐呼吸及夜间阵发性呼吸困难等，并逐渐出现右心功能不全的症状，如下肢水肿、食欲下降及腹胀等。现代中医学认为"心胀"，胀者，指膨胀，体积增大，多由于心脏本身或心包受损，肿胀膨大，患者心悸、怔忡、气短，甚则不能平卧，皮肤、口唇、指甲发绀，肢体浮肿，脉数或结代的一种严重心脏疾病。因两者在临床表现上极其相似，现代中医学多将扩张型心肌病归属于"心胀"的范畴，并认为其与"心痹""心悸""喘证""水饮"等密切相关。

第三节　扩张型心肌病的中医病因病机

一、扩张型心肌病的中医病因病机

心胀的发病多因心气亏虚、外感六淫、内伤七情或饮食劳倦,致使心脏气滞、血瘀、痰阻、气虚和阴亏,以致气血瘀阻、心脉不通、心失所养、心体损害而产生本病。

（一）心气亏虚是发病的根本

"邪之所凑,其气必虚",禀赋不足,素体虚弱,或后天失养,或久病体虚,或久病失治误治等,均可导致心气亏虚,此乃本病发病的根本。一方面,心气亏虚、心阳不振则鼓动无力,血脉运行不畅,而致血停、水湿、痰浊,使心脉瘀阻,血运不畅,渐至心体增大；另一方面,血瘀、水湿、痰浊又负反馈加重气虚,气虚与血瘀等相互影响,互相加重,使本病迁延难愈。

（二）外感六淫是发病的诱因

外感六淫,外合于脉,内舍于心,耗散心气,日久则心体长大,发为本病。《丁甘仁医案·肿胀案》曰"寒邪来犯,心阴郁遏,阴阳交战则短气,火被水克为心烦,心肾不交则卧不安也",指出了心胀发病的诱因乃外感六淫,尤其是寒邪。

（三）七情内伤或饮食劳倦是重要的致病因素

《素问·举痛论》云："百病生于气也。"气乃百病之源。七情内伤导致脏腑气机失调,气血津液代谢失常,阻滞气机；饮食劳倦致脾胃元气受损,纳化能力下降,水湿痰饮停聚,气机被阻,这些是心胀的重要致病因素。

总之,本病病因病机可概括为禀赋邪毒之体,或先天禀赋薄弱,加之后天失养,外感六淫邪毒入中其心,耗散心气,损伤心肌,致使心肌鼓动乏力,痰饮、瘀毒内停,而最终导致心体渐大。病位在心,可累及肺、肝、脾、肾等诸脏。多为因虚致实,虚实错杂之证,以心气虚弱为本,邪毒、瘀血、水湿为标。

二、古代医家对扩张型心肌病的中医病因病机的认识

《黄帝内经》指出心胀的病因有内外之分,如《灵枢·胀论》曰"黄帝曰:胀者焉生? 何因而有? 岐伯曰:卫气之在身也,常然并脉,循分肉,行有逆顺,阴阳相随,乃得天和,五脏更始,四时循序,五谷乃化。然后厥气在下,营卫留止,寒气逆上,真邪相攻,两气相搏,乃合为胀也",表明营卫之气的正常循行应与天地间阴阳相随,五脏的经气输注运转,应像四季变化一样有一定次序,这样五谷才可化为精微。若人体正常的机能状态被打破,营卫之气的循行紊乱,气逆于下,则易为寒邪所凑,营卫不能正常流行而凝涩,寒气逆上,邪气与正气相搏结,则导致胀病的发生。

清代医家郭志邃在《痧胀玉衡·治痧宜看凉热》中云,"痧犯太阳,则头痛发热……犯乎心则心痛或心胀",指出痧犯心可以导致心胀的发生。

《圣济总录·服药过剂》云，"治因寒药内攻……或霍乱，或心胀短气……，充德丸方"，表明寒药应用不当可以导致心胀的发生，这种心胀可以用充德丸来治疗。

《医醇賸义·胀》云，"经曰：心胀者，烦心短气，卧不安。心本纯阳，寒邪来犯，阴阳相战，故烦满短气而卧不安也"，可见心气亏虚，寒邪乘虚犯心，心阳与寒邪斗争，可导致心胀的发生。

《临证指南医案·肿胀》云，"胀病之因更多，所胀之位各异。或因湿因郁因寒因热因气因血因积因虫，皆可为胀"，可知六淫外邪、七情内伤、饮食失节、气血失调皆可导致心胀病发生。

清末孟河学派的代表丁甘仁指出心胀的外因以外感六淫为主，其中寒邪居多，如《丁甘仁医案·肿胀案》云："逆气下塞，浊阴上干，卫气滞留，荣血凝止，荣卫不调，寒邪得以乘虚而入，真邪相持，互结不解。"

三、现代医家对扩张型心肌病的中医病因病机的认识

邓铁涛教授认为扩张型心肌病病位在心，与五脏相关。他指出，五脏是一个互相关联的整体，不能把心孤立起来，认为本病以心为本，他脏为标，与脾、肾关系密切。心属火，脾属土，心脾为母子关系，脾胃经脉和心脏直接相连。脾胃为后天之本，气血生化之源，脾胃健，则心气血充盛。脾主运化，升清降浊，肾主水，调节水液代谢，若脾肾功能失常，易致津液不化，水湿内停，气机阻滞以致心血瘀阻，痰瘀阻络，水泛肌肤，心阳、心阴更损，加重本虚标实之证。再者，在扩张型心肌病心力衰竭发病中，痰瘀密切相关，痰浊内阻，血为之滞，停而为瘀，瘀血阻脉，则津液不化，又亦变生痰浊，故痰瘀易于互结，且痰多兼瘀，瘀多兼痰。

翁维良根据古籍的相关描述记载，并结合多年临床经验，认为导致扩张型心肌病，或因先天禀赋不足、邪毒侵袭，或因饮食失调、劳倦过度，导致气血、阴阳的偏盛偏衰或脏腑功能失调，病位在心，与肺、脾、肾相关，乃以心（肾）气（阳）虚为本，瘀血、痰饮等病理产物为标的虚实夹杂病症。先天禀赋不足，心气亏虚，无力率血运行，心脉瘀阻，血脉不畅，久之则心体胀大；心阴不足，心失所养，亦可致心体肥大。心体受损，更易外感六淫之邪，内舍于心，心气耗散，心脉瘀滞，胸阳痹阻而见心悸、劳累后胸闷气促、胸痛、紫绀等症状。劳倦过度，耗伤肺气，致心肺气虚，通调失治，表现为心悸气短、咳喘胸闷、乏力自汗等症状。心气不足，母病及子，或饮食不节，损及脾胃，致心脾两虚，脾虚不能运化水谷，痰饮内生，表现为胸闷心悸、纳呆、咳喘痰多、浮肿等症状。久病损及肾阳，心肾阳虚，温煦失职，水湿泛溢，可表现为畏寒肢冷、神疲倦怠、乏力、尿少、肢肿。疾病终末期，阳气虚脱，宜及时回阳固脱，否则阴阳离绝，病终不治。

严世芸教授认为心系疾病多见气机先病，后波及血脉。心主身之血脉，血在脉中运行，心是主导，是动力，这种动力主要是指心气的作用，与"气为血帅""血随气行"的理论是一致的。血行无力，血流不畅，瘀阻经络，就会影响到各脏腑功能，而出现并发症。故严世芸在治疗扩张型心肌病时，着眼点为顾护正气，具体落实于气血。生理状态下，气血协和，生机盎然；病理状态下，气血失和，百病丛生。故对于新病之人，或升降理气，或补益调和，有时兼而

用之,以达调气之目的。对于久病之人,或失治误治,病及血分,则调气之外,又当补血、活血、化瘀。另外,他认为肾为先天真阴真阳之所寄,心为五脏六腑之大主;两者一水一火,络脉相连,水升火降,成交泰之势,维系人体阴平阳秘,协调脏腑生理功能。心肾同病常为心病后期尤其是扩张型心肌病心力衰竭重笃阶段的主要病机。

郭维琴教授认为扩张型心肌病起病隐匿,进展缓慢,当患者出现症状来就诊时,多已发展为慢性心力衰竭,故治疗扩张型心肌病大多时候是治疗扩张型心肌病心力衰竭,此时患者多以“喘、咳、肿、悸”为主,液体潴留明显,治疗宜以调理“气血水”失调为主,从三焦论治,上焦以桑白皮、葶苈子泻肺利水,中焦以茯苓配苍术或白术健脾利湿,下焦以猪苓、泽兰、车前子渗湿利水而不伤阴。她在治疗中还重视顾护胃气,认为脾胃乃后天之本,气血生化之源,脾胃强健能化生气血,亦是药物吸收发挥作用的前提,患者长期口服西药,日久必损伤脾胃,且“土能制水”,故需注意顾护胃气,作为后天之本的脾胃之气强健,才能增强五脏之气,尤其是心气,调养先天禀赋之不足,进而延缓本病的进展。另外,重视活血化瘀药物的运用,“血不利则为水”,活血宜贯穿治疗始终。郭维琴教授临床中善用药对丹参、红花,且用量比常为 2∶1,两者相配可除宿血、生新血,活血以利水。

丁书文教授认为外感或内伤导致心气阴两虚或气阳虚衰,最终而致阴阳两虚与失调,是扩张型心肌病的始发因素。他认为正常心脏以形质为体为阴,以心气为用为阳,阴阳互根互用,唯有心气心阳正常,才能煦养心体,固摄心阴,使心脏成为一个正常的形质。若心气心阳虚衰,阳不能内守,则阴不能在内,阳不能化气,则阴不能成形,终致心脏不能成为正常的形质。“阳气者,精则养神,柔则养筋”“阴者藏精而起亟也,阳者卫外而为固也”,若阳气失用,阴津失养,则“有伤于筋,纵,其若不容”“大筋软短,小筋驰长”,故心阴心阳失调,不能固摄,则致心脏筋膜松弛变长,形体扩大,使收缩与舒张功能虚衰。阳气失于固摄,阴津失于濡养,则营养心体之精微物质不能为心体所用,化为痰浊瘀血充斥其间,也可导致心脏之体积扩大。总之,心气心阳虚衰,失于固摄,会导致心体扩大,此为扩张型心肌病特征性及关键病机转变。

李七一教授认为本病多因先天禀赋不足,或后天失养,过度劳倦,饮食失调,或感受风热邪毒,耗伤气阴,致心神失养,心血瘀滞,从而出现心悸胸闷,气短乏力,甚则浮肿等。其病机变化总以正虚为本,痰饮、瘀血、邪毒为标,本虚标实,虚实夹杂,故治疗在扶正时宜重气阴,祛邪时宜重痰瘀。扩张型心肌病日久,气阴两虚,脾虚不能运化水湿,肺虚则失宣发肃降,而致水液代谢紊乱,必将生痰生瘀,而痰瘀作为病理产物又会阻滞络脉,进一步加重病情,故李七一教授遵“治痰先治气,气顺痰自除”原则,常配伍理气药,行气以化痰,同时辅以健脾补肺之剂相助,使痰无生长之源。对于由病毒性心肌炎转化而来的扩张型心肌病,李七一教授认为患者正气不足,风热邪毒乘虚侵犯心肌是导致本病的重要原因之一,当清热解毒、截断病根以护卫心肌,在常规辨证论治的基础上,常选用葛根、黄芩、黄连、苦参、连翘、白薇、茵陈、虎杖、柴胡、板蓝根、一枝黄花、黄柏、蒲公英、藿香、佩兰、大黄等。

张晓星教授认为扩张型心肌病以先天禀赋不足、心肾两虚为发病基础,病位在心、肾,心肾两脏功能失调是本病发生的内在关键。肾阳气亏虚不能温煦,致心阳不振;肾阴不足,肾水不能上济于心,心阴亏虚,日久气随液脱,气阴两伤,而致心脉失于濡润滋养;或心肾两虚,邪毒乘虚而袭,内舍于心而发为本病。邪毒日久,气血瘀滞心脉,脉道不利,致使心脉痹阻、失养,"血不利则为水",水瘀互结,日久则发为心体胀大。邪毒、血瘀、水饮相兼为病,互为转化,致使病情错综复杂。

邹旭教授认为扩张型心肌病病因不外虚实两端,其发病总属虚实夹杂,本虚为心阳虚、心气虚,标实为痰浊、水饮、瘀血、寒湿杂而为患。心阳亏虚是本病发病的关键及始动因素,并贯穿整个病理过程之中。心为阳脏,主神明,心脏能够正常搏动,需依赖于心气的推动作用。心气强健,才能推动血液正常运行,以使生机不息。如若心之阳气虚损,则心阳鼓动乏力,血液不能正常运行,而致心脏勉力搏动,血行停滞,心脉瘀阻,脉道不通,湿浊痰饮内停。心阳气虚,六淫邪气侵入机体,虚耗心气,水气不化,则生痰浊水饮;痰浊内阻,壅遏气机,则气滞血瘀,而痰浊、瘀血、水饮、寒湿内生,又进一步阻滞气机,使心神不安、心血暗耗,导致气阴两虚。痰浊阻心,心血不畅,可见胸闷心悸;饮停胸膈,则胸闷、咳喘,不能平卧,其形如肿;瘀血阻滞心脉,可见心悸、胸闷心痛,口唇指甲青紫;心肾阳虚,则可见一系列虚寒证候,如精神萎靡、畏寒蜷卧、气短懒言、四肢厥冷;湿浊阻碍气机,使气机升降失常,可致胸闷脘痞。总之,扩张型心肌病是在心阳、心阴、心气虚的基础之上,加之各病理因素交互为患,终致心体受损、胀大。

陆曙教授认为心胀病位在心,可累及肺、肝、脾、肾等诸脏。病机为本虚标实,本虚多为心气、心阳、心阴亏虚,标实多为邪毒、瘀血、痰湿、水饮。心阳气虚,邪毒趁虚而入,内舍于心,日久致心体胀大,发为心胀。心阳不振、心气不足,复感外邪,痹阻胸阳,使心脉瘀阻,水湿内停,水饮凌心,反之血瘀、水湿、痰饮又可加重心阳气虚,日久耗伤阴血,导致心气阴两虚或气血两虚,日久阴损及阳,而致心、脾、肺、肾阳气虚衰,甚则虚脱,阴阳离决,危及生命。

第二章

扩张型心肌病的发病机制

扩张型心肌病是以左心室增大,且显著收缩功能障碍为特征性表现的一组疾病,可以伴或不伴有左心室的室壁厚度变薄、右心室增大和右心室收缩功能不良。

第一节　扩张型心肌病病理生理学基础

一、心血管结构变化与扩张型心肌病

（一）心脏结构重构

目前认为心脏重构是扩张型心肌病的基本病理过程,心脏重构包括左心室壁变薄和左心室扩张、功能性二尖瓣反流、心肌纤维化、心室不同步收缩及其他腔室增大。扩张型心肌病结构上的改变主要体现在左心室扩大、室壁变薄等方面,故临床诊断扩张型心肌病的标准为 LVFS 小于 25%, 和（或）LVEF 小于 45%, LVEDd 大于预期值的 117%。心肌细胞肥大、室壁增厚、室间隔及左心室后壁变薄,二尖瓣相对关闭不全,继而导致心脏压力负荷、容量负荷增加。这些变化可能致心肌细胞的凋亡、坏死、纤维化,进而导致心肌损伤和细胞骨架溶解,心室腔进一步扩大。

（二）血栓形成

心源性血栓脱落是扩张型心肌病引起脑栓塞、肺栓塞和周围动脉栓塞的重要原因。研究显示扩张型心肌病患者尸检心腔内附壁血栓较常见,其好发部位依次为左心室、右心室、右心耳、左心耳。扩张型心肌病引起血栓的机制可能有以下方面。

（1）随着心脏重构的进一步加重,心内膜表面更易形成血栓。有研究表明,左心室有血栓的扩张型心肌病患者与无血栓的扩张型心肌病患者相比,其 LVEF、LVFS 更低,左心房内径(left atrium diameter, LAD ）及左心室收缩末期内径（LVDs）较大,说明扩张型心肌病患者 LAD 及 LVIDs 较大、左心室心肌收缩力下降明显者易导致左心室附壁血栓形成。

（2）心腔逐渐扩大,收缩力下降,导致心输出量下降、血流速度减慢,血流瘀滞,血栓形成。

（3）心尖部解剖形态呈锐角，此处血流多为瘀滞或湍流状态，利于血栓形成，故心尖部血栓较其他位置多。

二、扩张型心肌病的心血管系统生理功能改变

临床上扩张型心肌病患者可表现出多种心律失常，并且心率变异性与纽约心功能分级（New York Heart function assessment, NYHA）明显相关，随着心功能的降低而明显降低。

1. 缓慢性心律失常和传导异常

扩张型心肌病患者都有可能合并传导系统疾病，可表现为病态窦房结综合征、室内阻滞、束支阻滞等。室内阻滞与左心室内局部机械延迟有关（收缩不同步），进一步导致心室收缩功能下降、心肌代谢异常、功能性二尖瓣反流和心腔扩大。

2. 室上性心律失常

扩张型心肌病患者可出现房性期前收缩、房性心动过速、心房扑动和心房颤动。其中心房颤动是最常见的室上性心律失常。动物实验显示，心房结构异常和心房纤维化可引起心房肌传导减慢和心脏传导异质性增加，可导致心房颤动发生，而且长期心房颤动的扩张型心肌病患者会引起附壁血栓脱落，造成血栓栓塞和脑卒中。

3. 室性心律失常

研究表明90%的扩张型心肌病患者伴有室性期前收缩。扩张型心肌病患者会出现持续性单形性室性心动过速，这种室性心动过速的发生机制80%是由于心肌瘢痕折返所致，余下的20%与束支折返、自律性增高有关。单形性或多形性室性心动过速都可以蜕变为心室颤动，进而导致心脏停搏。心脏停搏和无脉电活动是扩张型心肌病患者死亡的常见表现，特别是在心力衰竭终末阶段。

第二节　扩张型心肌病发病的遗传因素

一、概述

据估计，多达20%~50%的特发性扩张型心肌病患者为家族性扩张型心肌病（familial dilated cardiomyo pathy, FDC）。除了询问家族史和仔细检查亲属（包括无症状亲属）以外，尚未制定出鉴别家族性与非家族性扩张型心肌病的临床和组织学标准。扩张型心肌病的遗传方式通常为常染色体显性遗传，但也有常染色体隐性遗传、X连锁遗传和线粒体遗传的报道。没有明确家族疾病史的扩张型心肌病患者也可能有遗传基础。

在过去的20年里，对FDC的遗传学研究发现了30多个基因的突变。遗传病因引起的DCM患者，最初大多诊断为特发性扩张型心肌病（IDC）。鉴于FDC的频繁发生，新IDC病例的评估应包括3~4代家族史的详细收集和一级亲属的临床筛查。基础学科的发展极大

地促进了我们对 DCM 遗传基础的探索和理解,包括第二代测序的巨大效率和海量外显子或基因组序列数据库的建立。

二、扩张型心肌病相关遗传因素

已经发现超过 30 个基因含有罕见的突变(通常被称为突变),这些突变被认为会导致扩张型心肌病。

家族性扩张型心肌病通常有多种遗传方式,包括常染色体显性遗传、常染色体隐性遗传、X 连锁遗传和线粒体遗传,但以常染色体显性遗传居多。一项来自意大利的研究阐明了家族性扩张型心肌病的遗传模式谱。该研究评估了来自 60 个家庭的 350 名扩张型心肌病患者和 281 名亲属。研究针对转诊到专科诊所的患者,描述了以下亚型:①常染色体显性扩张型心肌病,骨骼肌检查和组织学正常。②常染色体隐性扩张型心肌病(16%),发病年龄较小且更迅速进展至移植或死亡。③X 连锁扩张型心肌病(10%),见于与抗肌萎缩蛋白基因突变相关的重度进行性心力衰竭男性。④一种常染色体显性遗传性肌肉萎缩症(7.7%),与之相关的是亚临床骨骼肌疾病伴不同水平的血清肌肉型肌酸肌酶(Muscle-specific creatine kinase)和骨骼肌活检显示营养不良性改变。⑤有传导缺陷的家族性扩张型心肌病(2.6%)。⑥罕见、无法分类的类型(7.7%)。

传统上扩张型心肌病遗传学评估受到以下因素的限制:①家族性扩张型心肌病的系谱往往较小,可能是由于年龄相关性和(或)不完全性外显扩张型心肌病对女性生殖健康的影响和扩张型心肌病导致的过早死亡。②本病常为不完全外显。③扩张型心肌病基因检测的敏感性一直很低,从 15% 至 25% 不等。④所有扩张型心肌病基因都有等位基因异质性("私有"突变),这就要求对所有编码区和靠近内含子/外显子边界附近的区域进行测序。⑤桑格(Sanger)测序法测序成本高且费时,故只能检测 1 个或几个基因。

随着 NGS 的出现,最后三个限制基本上已经解决,家族性扩张型心肌病基因检测的灵敏度接近 40%。

三、扩张型心肌病相关常染色体致病基因

(一)伴或不伴传导系统疾病的常染色体显性遗传扩张型心肌病

无传导系统疾病的扩张型心肌病:迄今最常见的表型是不伴独特特征的扩张型心肌病(一般情况下,>90%~95%)。大多数被鉴定为具有扩张型心肌病突变的基因都属于这一类。

1. 肌节基因

家族性扩张型心肌病病例的 30% 存在肌节蛋白基因的异常。在 β 肌球蛋白重链(MYH7)、α 肌球蛋白重链(MYH6)、心肌肌钙蛋白 T(TNNT2)、肌联蛋白(TTN)、α 原肌球蛋白(TPM1)和心肌肌钙蛋白 C(TNNC1)基因中已发现了突变。这些肌节基因的不同突变也可导致肥厚型心肌病。

(1)TTN:肌联蛋白是人体内最大的蛋白质,也是肌节产生力量的关键组分,TTN 编码基因的突变是扩张型心肌病最常见的已知原因。一项研究发现 TTN 截断突变大多数是无义突

变（即"终止"突变），或是其他似乎中断了完整肌联蛋白合成的突变。结果显示,20%的特发性扩张型心肌病患者（25%的家族性病例和18%的散发性病例）具有这种突变。尚未发现这些截断突变的特有临床特征,但男性比女性可能会更早发生不良事件。错义突变在所有患者群体中都很常见,其作用在研究中尚未讨论。此外,约3%的对照DNA也携带TTN截断变异,引发了对截断变异致病性的怀疑。一项后续的外显子组测序研究纳入了17个扩张型心肌病家族,结果发现7个家族有分离性TTN截断变异。

（2）MYH7：β肌球蛋白重链是心肌收缩的关键蛋白,编码它的MYH7基因突变是导致扩张型心肌病的常见原因。最初通过一项针对扩张型心肌病大型系谱的基因定位和连锁研究被发现,若干其他报告显示发病范围较宽,从儿童期到成年晚期不等。未发现特定的基因型/表型关联。MYH7基因的不同突变可以导致肥厚型心肌病。

（3）TNNT2：已观察到肌钙蛋白T基因突变导致青春期和成年早期的扩张型心肌病,并且与进行性疾病相关。然而,这种疾病可能会持续到成年晚期,甚至到70岁。

（4）其他肌节基因：多种其他肌节蛋白或与收缩器相关的蛋白突变和扩张型心肌病相关。尚未发现这些突变相关的特有临床（表型）特征。

2. 肌节以外的基因

（1）LAMA4和ILK：层粘连蛋白α4(laminin-alpha 4, LAMA4)和整合素连接激酶(integrin-linked kinase,ILK)基因突变可影响内皮细胞和心肌细胞的存活,并导致心肌病。在重度特发性扩张型心肌病患者中筛查这些基因的突变,发现192例扩张型心肌病受试者中有1例存在ILK基因突变,180例扩张型心肌病受试者中有3例存在LAMA4基因突变。

（2）VCLf：已发现编码纽蛋白(vinculin,VCL)及其同工型的基因位于染色体10q22.1～q23。纽蛋白和异纽蛋白是闰盘的蛋白组分,该结构锚定细肌动蛋白丝并引导心肌收缩。该基因的缺失突变和错义突变可导致异纽蛋白功能障碍,引起扩张型心肌病。

（3）ABCC9：ATP依赖性钾通道（ATP-dependent k+potassium channe, KATP）是一种磺脲受体（SUR1或SUR2）亚基和内向整流钾通道亚基（Kir 6.1或Kir 6.2)的功能复合体。研究发现有2例扩张型心肌病患者（其中1例有阳性家族史）存在ABCC9基因（编码SUR2A）突变,1例为错义突变,另1例为移码突变。

（4）其他非肌节基因：①PLN基因,其编码的受磷蛋白是在心肌收缩中调控钙流的重要蛋白;②RBM20基因,其编码一种RNA相关蛋白;③BAG3基因,其编码一种热休克蛋白辅助分子伴侣。

（二）伴显著传导系统疾病的扩张型心肌病

1. LMNA

单纯性扩张型心肌病之后,遇到的下一个最常见的扩张型心肌病表型是伴有LMNA突变所致显著传导系统疾病的扩张型心肌病,LMNA基因编码核纤层的结构蛋白核纤层蛋白A和C。LMNA突变是迄今家族性扩张型心肌病患者队列中最常被发现的遗传性扩张型心肌病病因,阳性率为5%～8%。

核纤层蛋白A/C基因突变也可导致骨骼肌异常,包括埃默里−德赖弗斯肌营养不良(Emery-Dreifuss muscular dystrophy,EDMD)、1B 型肢带型肌营养不良,以及 LMNA 相关先天性肌营养不良。在一些家族成员中,LMNA 突变只表现为心肌病,一些只有骨骼肌疾病,一些两种疾病并存。

一项研究纳入了来自 124 个家族的 164 例存在 LMNA 突变的患者,首次临床发病的中位年龄为 28 岁(四分位数范围为 8~40 岁);在 52% 的患者首发骨骼肌病,43% 的患者首发心脏病变,5% 的患者中两者均存在。在中位随访 10 年结束时,10% 的患者存在单纯性骨骼肌病变,28% 的患者存在单纯性心脏病变,62% 的患者这两种疾病的征象均存在。在存在心脏病变的患者中,93% 存在单纯性心脏电传导异常,仅有 7% 的患者最初表现为结构性心脏病。

LMNA 心肌病发病通常表现为房室传导阻滞、室上性心律失常(心房扑动、心房颤动)、心动过缓-过速综合征(窦房结功能障碍),以及包括室性心动过速或心室颤动在内的进展性室性心律失常。扩张型心肌病可在发生传导系统疾病和心律失常后的任何时候发病,但通常出现在传导系统疾病之后不久(有时是几年后)。心源性猝死在 LMNA 心肌病中也非常突出,可以作为首发表现出现。

欧洲心脏病学会(European Society of Cardiology, ESC)建议,LMNA 相关性扩张型心肌病患者常需要 ICD。若发现家族聚集性植入起搏器,尤其是与扩张型心肌病有关时,鉴别诊断中应高度怀疑 LMNA 相关性扩张型心肌病的可能性。诊断为 LMNA 相关性扩张型心肌病的患者若有植入起搏器的指征,即使 LVEF 不符合 ICD 植入的常规标准,也应考虑植入 ICD。

2. SCN5A

SCN5A 突变也与显著的传导系统疾病有关,但 SCN5A 心肌病与 LMNA 心肌病不同,因为其传导系统疾病通常伴有一定程度的心室功能障碍。窦房结功能障碍和房性心律失常很常见。一项报告显示,27% 的患者有扩张型心肌病的早期特征(诊断时平均年龄 20 岁),30% 的患者有扩张型心肌病(诊断时平均年龄 48 岁),43% 的患者有心房颤动(诊断时平均年龄 28 岁)。除明确的家族性疾病以外,还筛查了 156 名似乎是特发性扩张型心肌病的非亲缘关系患者,其中 4 例(2.6%)有 SCN5A 突变。

SCN5A 突变也见于其他几种心脏疾病,包括家族性窦房结功能障碍、家族性房室传导阻滞、巴德-基亚里综合征和先天性长 QT 间期综合征三型。

(三)围生期心肌病

越来越多的研究显示,围生期心肌病是遗传性心肌病的亚型。最常见的扩张型心肌病病因 TTN 突变在围生期心肌病中也很常见。

(四)常染色体隐性遗传扩张型心肌病

阿尔斯特伦(Alstrom)综合征可导致扩张型心肌病和听力障碍伴视锥-视杆细胞性眼营养不良、肥胖和 2 型糖尿病。病因是染色体 2p13 上的 ALMS1 基因突变。

据报道,一个常染色体隐性遗传扩张型心肌病家族存在心肌肌钙蛋白 I 基因突变。肌钙蛋白 I 基因的其他突变可导致肥厚型或限制型心肌病。

心肌病和感音神经性聋:许多人类综合征表现为心脏和耳朵异常伴其他器官疾病。幼年发病的常染色体显性感音神经性聋及成年发病的扩张型心肌病,这种综合征是由位于染色体 6q23 ~ q24 的转录激活因子基因 EYA4(也称为 CMD1J)突变引起。在儿童期早期,听力正常,10 多岁时出现听力损失;心肌病发病隐匿,40 岁后临床病程进展迅速。该基因的其他突变可导致不伴心肌病的听力下降。

（五）其他扩张型心肌病表型

除了单纯性扩张型心肌病和伴显著传导系统疾病的扩张型心肌病以外,研究者还提出了其他 4 种更特异的表型:伴肌营养不良的扩张型心肌病、不伴肌营养不良的幼年型扩张型心肌病(在男性亲属中病程进展迅速)、伴左心室节段性运动功能减退的扩张型心肌病,以及伴感音神经性听力损失的扩张型心肌病。另外,其他有全身性表现的遗传综合征(如遗传性血色病)也与心肌病有关。

四、扩张型心肌病相关 X 染色体致病基因

（一）抗肌萎缩蛋白基因突变

由 X 连锁性状遗传的家族性扩张型心肌病最常由抗肌萎缩蛋白基因(Xp21)突变引起。抗肌营养不良蛋白的大多数突变导致假肥大性肌营养不良或贝克型肌营养不良,两者都会影响心脏。此外,肌营养不良蛋白基因 5′端肌肉启动子的缺失也可导致心脏表型。

对于因抗肌营养不良蛋白缺乏导致 X 连锁扩张型心肌病的个体,骨骼肌活检可以发现典型的肌营养不良或贝克型肌营养不良的病理改变,但这些肌肉表现可能没有临床症状。骨骼肌(而不是心肌)可以通过上调脑和浦肯野细胞的同种型来补偿性地表达肌营养不良蛋白。

有假说认为,与抗肌萎缩蛋白减少相比,其缺失导致心肌不同程度的功能障碍。一项研究针对存在 X 连锁心肌病但无骨骼肌异常的一个家族,结果发现所有受累家族成员的抗肌萎缩蛋白基因外显子 29 中都存在翻译-终止突变(C4148T)。该突变与心肌(而非骨骼肌)肌纤维膜中 δ 肌聚糖和 β 肌聚糖的减少相关。

这些位点及其他位点对特发性扩张型心肌病疾病的贡献仍不明确。在一项病例系列研究中,对特发性扩张型心肌病患者队列进行了 5′端抗肌营养不良蛋白序列突变筛查:未发现突变。另一项纳入 201 例扩张型心肌病男性患者的研究通过免疫组织化学和分子学检查发现 6.5% 的患者存在抗肌营养不良蛋白基因缺陷。这些数据表明,许多遗传缺陷可能是可遗传的扩张型心肌病的一部分。各种肌营养不良蛋白结构域的免疫组织化学检查对确诊非常重要。

（二）巴思综合征

巴思综合征是一种以骨骼肌疾病、扩张型心肌病、身材矮小和中性粒细胞减少为特征的 X 连锁疾病。患者通常在年轻时死于心力衰竭及其并发症。

基因定位研究确定了一个与埃默里-德赖弗斯肌营养不良基因位点重叠的位点。巴思综合征是由一种编码 Tafazzin 蛋白的新基因(G4.5)突变引起的。在组织和疾病表达中的差异可能与该基因的选择性剪接有关。

五、扩张型心肌病相关线粒体基因突变

线粒体给细胞供能,90%以上的机体能量均由其提供。它是除了核基因之外唯一存在于细胞中的遗传物质。目前认为呼吸链氧化磷酸化功能障碍是线粒体疾病发生的重要环节,线粒体DNA(mitochondrial DNA,mtDNA)参与编码复合体 I 的 7 个烟酰胺腺嘌呤二核苷酸脱氢酶复合体亚单位(ND1、ND2、ND3、ND4L、ND4、NDS 和 ND6),复合体 III 的 1 个细胞色素 b 亚单位(cytb)和复合体 IV 的 3 个细胞色素 c 氧化酶亚单位(CO I 、CO II 和 CO III),复合体 V 的 2 个 ATP 合成酶亚基(ATPase6 和 ATPase8)。这些多肽及核 DNA(nuclear DNA,nDNA)的编码产物构成线粒体呼吸链,其排列紧凑,无间隙,缺乏有效的修复系统和组蛋白保护,易受活性氧等自由基的侵害。mtDNA 突变的比例需要达到一定程度,以引起组织或器官功能异常,产生临床症状,称为阈值效应。因此,耗能大的器官(如心脏、大脑等)代谢高度依赖呼吸链氧化磷酸化,更易受 mtDNA 突变的影响。

目前已发现与扩张型心肌病相关的线粒体转运 RNA (transfer RNA,tRNA)基因常见的点突变有 3243(A−G)、3260(A−G)、3303(C−T)。线粒体 tRNA 突变(存在母系遗传)可改变心脏功能和听力;其通常伴有脑病、骨骼肌病和代谢异常。2006 年,巫相宏在一个扩张型心肌病并发神经性耳聋的家系中发现了 mtDNA 3434(A−G)的突变,并发现该突变与复合体 I 的结构和功能缺陷有关,推测该突变可能与扩张型心肌病并发神经性耳聋有关。但这里发现的突变位点与国外报道的不同,提示突变位点可能存在种族差异。除 tRNA 突变外,国外已有报道欧洲白种人扩张型心肌病患者的易感基因位于非编码区 D 环,约 17.2% 的扩张型心肌病患者可检测到 T16189C 突变。除基因点突变外,mtDNA 4977 和 mtDNA 7436 是两种最常见的 mtDNA 缺失突变,与散发性扩张型心肌病关系最密切。

目前认为 mtDNA 突变引起扩张型心肌病的机制可能是:①活性氧损伤。位于呼吸链,复合体 I 和复合体 III 是产生活性氧的部位。氧自由基可使心肌细胞线粒体肿胀崩解,三磷酸腺苷(adenosine triphosphate,ATP)合成受阻;溶酶体膜的破坏,尤其是蛋白水解酶的释放,导致细胞成分自溶、心肌收缩力下降;通过抑制铁和硫中心等,线粒体 ATP 的产生被急剧抑制,发生扩张型心肌病。②ATP 产生不足。mtDNA 突变可导致线粒体氧化磷酸化功能受损,导致 ATP 产量不足。目前,在心肌病的研究中已发现氧化磷酸化紊乱的证据,氧化磷酸化/呼吸酶活性的改变常伴有扩张型心肌病。

六、散发性扩张型心肌病基因突变

即使扩张型心肌病患者没有明确的家族史,其亲属的临床筛查也没有心肌疾病的证据,可能仍有遗传基础。至于大多数非家族性扩张型心肌病是否源于遗传原因或其他疾病,目前尚未进行正式评估,但美国国立卫生研究院(National Institutes of Health,NIH)赞助的一项大型多中心研究目前正在检验这种假设,且有研究提示部分扩张型心肌病有多基因遗传致病表现。相关指南建议无论有无家族史,对于排除了临床可以查出的所有常见原因的扩张型心肌病患者常规行分子学基因检测。

第三节　扩张型心肌病发病的非遗传因素

一、概述

通过病史询问、体格检查、实验室检查、冠脉造影(排除一支或多支冠状动脉阻塞>50%)、超声心动图和必要时的心内膜心肌活检评估后,如果排除了扩张型心肌病的原发性和继发性病因(如心肌炎和冠状动脉疾病),则考虑特发性扩张型心肌病。

一项研究回顾了1 230例最初病因不明的心肌病患者,评估了不同病因的疾病构成:①特发性占50%;②心肌炎占9%;③缺血性心脏病占7%;④浸润性疾病占5%;⑤原发性高血压占4%;⑥人类免疫缺陷病毒(human immunodeficiency virus, HIV)感染占4%;⑦围生期心肌病占4%;⑧物质滥用占3%;⑨自身免疫性疾病占3%;⑩多柔比星占1%;⑪其他占10%。

心肌病的病因有时分为可逆和不可逆疾病。然而,这种区分有些武断,因为其中很多病因既可以是可逆的,也可以是不可逆的,如缺血性心肌病。

二、感染因素

多种感染性病原体都可导致心肌炎和扩张型心肌病。

(一)病毒性心肌病

病毒感染是心肌炎最常见的病因,与扩张型心肌病的发生有关。已知可以损伤心肌的病毒包括细小病毒B19、人类疱疹病毒6型、柯萨奇病毒、流行性感冒病毒、腺病毒、埃可病毒、巨细胞病毒和HIV。

初始免疫应答限制了病毒感染早期的严重程度,可以预防心肌炎。如果最初的免疫反应不充分,病毒就不能被清除。

(二)HIV感染

虽然自广泛应用抗逆转录病毒治疗以来发达地区HIV相关心肌病患病率已显著下降,但在接受治疗的HIV感染者中仍可发现心肌结构和功能的轻微异常。在发展中国家HIV感染相关心肌病仍是重要问题。已提出的心脏损伤机制包括继发感染、药物毒性、HIV本身导致的心肌损伤、HIV本身或合并感染其他嗜心性病毒(如柯萨奇病毒、巨细胞病毒或EB病毒)导致的自身免疫反应。

1. HIV直接感染

尚不清楚HIV直接感染心脏是否会导致晚期艾滋病患者心肌炎,但一些研究表明这是可能的。由于心肌细胞缺乏CD4受体,HIV不能以常规方式进入细胞。然而,如果细胞被其他病毒破坏,HIV就可以进入细胞。例如,体外研究表明,EB病毒可以使HIV进入CD4受体阴性的心肌细胞并在其中复制。另外,已通过免疫细胞化学技术和原位DNA杂交将HIV

定位于心肌细胞内或其附近。一项研究显示,通过原位杂交在 25% 的样本中检测到 HIV,尽管其信号水平较低。然而,也可在无明显心脏疾病的 HIV 感染者中检测到 HIV 序列。

HIV 也可能通过以下方式引起间接损害:自由基、炎症,以及增加对感染、毒素和缺血的易感性。内皮细胞可作为 HIV 宿主,也能产生细胞因子,如 IL-6、TNF。

2. 混合感染

10%~15% 的心肌炎患者可检出原虫病原体、机会性细菌和真菌。其他嗜心性病毒也可能在 HIV 感染者中引起心肌病。

在南非一项研究中,14 例 HIV 相关心肌病患者进行了心内膜活检,发现 44% 的患者存在心肌炎,所有患者均发现嗜心性病毒。最常见的是 EB 病毒、HSV 和 HIV。

与 HIV 感染相关扩张型心肌病有关的其他感染性病因包括柯萨奇病毒、巨细胞病毒和新型隐球菌(Cryptococcus neoformans)。

1993 年发表的一项尸检研究发现,182 名 HIV 感染者中有 21 例(12%)患有心脏弓形体病。21 例心脏弓形体病患者中,急性弥漫性心肌炎 6 例、局灶性心肌炎 8 例。

3. 二次免疫应答

有研究认为,在 HIV 感染期间观察到的免疫功能障碍会促进心肌功能障碍。HIV 感染的巨噬细胞可以释放多种细胞因子(蛋白质或长链肽),如 IL-1、IL-2、内皮素-1(endothelin-1,ET-1)、α 干扰素(interferon-α,IFN-α)和 TNF。这些细胞因子可增加诱导型一氧化氮合酶(inducible nitric oxide synthase,iNOS)和一氧化氮的产生,后者对心肌细胞有细胞毒性。此外,活性氧和 TNF 可能是心肌细胞凋亡启动的信号,从而导致心室功能进行性丧失。

免疫重建炎症综合征(immune reconstitution inflammatory syndrome,IRIS)是一种免疫系统迅速恢复的病理性炎症反应,也与急性心肌炎的发生有关。当使用抗逆转录病毒疗法恢复免疫力时,可能发生的自身免疫性疾病会导致心肌功能障碍。嗜心性病毒可能改变细胞表面抗原,导致对内源性表位的自身免疫反应;心脏特异性自身抗体在 HIV 感染者中比在未感染者中更常见。HIV 相关多克隆 B 细胞刺激可能与自身抗体形成有关。

(三)美洲锥虫病(Chagas disease)

美洲锥虫病是一种原虫感染,由枯氏锥虫引起,是中美洲和南美洲扩张型心肌病的主要病因。其临床特征为心动过速、急性心肌炎、非特异性心电图异常(包括室性期前收缩和右束支传导阻滞)及心脏扩大。患者也会出现左心室心尖部室壁瘤,这对本病具有诊断意义。对于生活在拉丁美洲流行国家的个人和来自流行国家女性的后代,应怀疑慢性美洲锥虫病。大多数感染者并无症状。慢性美洲锥虫病可通过枯氏锥虫的 IgG 抗体阳性确诊。

(四)莱姆病

莱姆病是一种由伯氏疏螺旋体(Borrelia burgdorferi)感染引起的多系统疾病。心脏受累发生在本病的早期播散阶段,通常在感染后的几周至几个月内。莱姆心脏炎最常见的临床特征为与传导系统功能障碍相关的房室传导阻滞,但也可能包括心肌炎、心包炎所致的心脏收缩力下降。莱姆病心脏病通常程度轻且为自限性,可导致超声心动图或胸部 X 线检查时出现短暂心脏扩大或心包积液。但偶尔患者会出现症状性的心肌炎和扩张型心肌病。虽然罕见,但致死性莱姆病心肌炎的病例已有报道。

由于莱姆病通常不是致命的,很少进行心脏活组织检查,故关于人类莱姆病病理生理学的可用信息是有限的。巨噬细胞和淋巴细胞是主要的炎症因子,与莱姆关节炎(lyme arthritis)不同,后者中性粒细胞浸润更严重。虽然炎症可以影响心脏的许多区域,但小鼠心脏最易累及的区域包括心脏的结缔组织、心室间隔的底部和血管周围区域(包括主动脉外膜)。

人类致命性全心炎可见累及心脏多个区域的弥漫性浸润。在一份病例报告中,血管周围区域和间质区浸润尤为明显,这与小鼠的表现类似。

三、病毒性心肌炎与扩张型心肌病

病毒性心肌炎在扩张型心肌病中的作用是重要的临床问题。病毒性心肌炎引起急性或慢性扩张型心肌病的可能机制包括直接病毒损伤或由体液与细胞免疫反应引起的持续性病毒感染。

（一）病毒直接损伤

我们对病毒性心肌炎发病机制的了解几乎完全源于急性柯萨奇病毒 B 组感染的实验模型。最早的改变是心肌细胞损伤,无细胞免疫应答。病毒感染后,通过穿孔素介导的细胞裂解和细胞因子表达介导毒性作用,对心肌细胞造成直接损伤。病毒可通过细胞表面受体进入心肌细胞。柯萨奇-腺病毒受体(coxsackie-adenovirus receptor, CAR)是柯萨奇病毒 B 组和腺病毒 A、C、D、E 和 F 亚组的常见受体。已经发现 CAR 基因位于 21q11.2 号染色体上。除极少数情况外,病毒进入细胞都需要表达 CAR。观察性研究确定了重度肌营养不良心肌病是由肠道病毒蛋白酶 2A 介导的 C 末端 dystrophin 裂解片段引起的,这为病毒性心肌炎增加了新的途径和潜在的治疗靶点。

CAR 的发现,使得通过干预措施阻断 CAR 来治疗柯萨奇病毒 B 组或腺病毒引起的严重心肌炎成为可能。辅助受体包括整合素,对于某些柯萨奇病毒 B 组病毒株来说还包括衰变加速因子(delay-accelerating factor, DAF),即 CD55,它对病毒感染的效率具有决定性的作用。心肌细胞中信号转导途径的活性也可以影响病毒复制,这也可能决定个体对柯萨奇病毒 B 心肌炎的易感性。

柯萨奇病毒 B 组通过 CAR 进入细胞后,病毒基因组被翻译成衣壳蛋白和几种分解病毒多蛋白的蛋白酶。病毒蛋白酶 2A 也可以分解某些宿主蛋白。病毒蛋白与细胞骨架之间的直接相互作用是对心肌细胞持续损伤的机制之一。在转基因小鼠模型中的一项研究表明,仅在心脏中表达蛋白酶 2A 足以诱导扩张型心肌病。

蛋白酶 2A 在体内能分解抗肌萎缩蛋白,导致抗肌萎缩蛋白-糖蛋白复合体被破坏,而该复合体是正常心功能所必需的。这一复合体的破坏也见于与抗肌萎缩蛋白基因突变相关的遗传性心肌病,如假肥大型肌营养不良。在肌营养不良蛋白缺陷的细胞中,柯萨奇病毒 B 组的释放更为有效。因此,肌营养不良蛋白缺陷型小鼠具有大量的病毒复制和更严重的心肌病。

（二）持续病毒感染

如前所述,初级免疫应答可以预防柯萨奇病毒 B 心肌炎。一项研究在免疫功能正常的小鼠品系中诱导了柯萨奇病毒 B 心肌炎,并阐明了持续的病毒复制可能起重要作用。研究发现肠道病毒 RNA 存在于急性心肌炎,并在心肌病慢性期持续存在。

后续研究表明,持续的病毒感染会导致心肌功能障碍。一项转基因小鼠模型研究表明,柯萨奇病毒 DNA 的表达和病毒 RNA 的合成可引起与人类扩张型心肌病相似的典型形态学特征。离体心肌细胞存在兴奋-收缩耦合功能缺陷和收缩减少。

人类血清学检测、聚合酶链反应(polymerase chain reaction,PCR)和探针杂交的结果进一步支持持续病毒感染和扩张型心肌病之间的联系。在 20 世纪 90 年代,腺病毒和肠道病毒是检测最多的病毒。在之后的研究中,还涉及人类疱疹病毒 6、HIV、丙肝病毒和水痘病毒。

1. 肠道病毒

在心肌炎患者的大规模多中心病例系列研究中,149 名患者活检结果为阴性,被诊断为新的扩张型心肌病。其中 12 例(8%)患者经 PCR 检测出肠道病毒。在 215 名对照组(无扩张型心肌病)中,只有 1 例(0.5%)检测到肠道病毒。

早期病例系列研究纳入 45 例左心室功能障碍和临床疑似心肌炎的患者,其中 22%在心肌组织中具有活跃的肠道病毒 RNA 复制;在 26 份对照活检标本中未发现肠道病毒 RNA。

一项前瞻性研究评估了 120 名心肌炎或特发性扩张型心肌病患者,34%的患者检测到了肠道病毒 RNA 序列。肠道病毒阳性患者的两年死亡率明显高于肠道病毒阴性患者(25% vs. 4%);然而,另一份报告得出了不一致的预后数据:肠道病毒阳性扩张型心肌病患者的两年死亡率明显较低(5% vs.19%)。

以上研究结果说明了持续性肠道病毒感染在扩张型心肌病发生中的可能作用。

2. 腺病毒

在 20 世纪 80 年代和 90 年代,腺病毒经常在患有心肌病的儿童中发现,且经活检证实腺病毒在成人心肌炎或扩张型心肌病患者中很少见。

3. HIV

扩张型心肌病常发生于 HIV 感染晚期,预后差。HIV 感染者的扩张型心肌病可能是由 gp120 蛋白的毒性、抗病毒药物的不良反应或机会性感染引起的。HIV 很少感染心肌细胞,目前认为 HIV 的直接心脏毒性很少。在平均 CD4 计数为 246 的未接受抗病毒治疗的 HIV 感染者中,14 份心脏活检样本中有 6 份(43%)患有心肌炎。最常检测到的病毒是 EB 病毒和 HIV。

4. 丙型肝炎病毒

一项包含 697 名日本患者的多中心研究发现,肥厚型心肌病患者的丙型肝炎病毒抗体阳性率为 10.6%,扩张型心肌病患者的阳性率为 6.3%,正常对照组的阳性率为 2.4%。该研究表明,在日本人群中,丙型肝炎病毒感染可能与肥厚型心肌病有关。目前在北美和西欧还没有研究确定丙型肝炎病毒感染与心肌炎、心肌病的关系。该研究结果还有待更多验证。

丙型肝炎病毒并不是明确的嗜心性病毒，也不清楚它是如何引起心肌病的。一项动物模型研究表明，丙型肝炎病毒核心基因转基因小鼠在 12 个月前发展为心肌病。这一观察结果提示丙型肝炎病毒核心蛋白可能参与了发病机制。

（三）自身免疫机制

无论是否由病毒诱导，自身免疫机制都参与心肌炎的发病机制。一些病毒阴性心肌炎患者符合自身免疫性疾病的维特布斯基-罗斯标准（Witebsky-Rose 标准）。自身免疫性心肌炎可单独发生，也可发生于具有心脏外自身免疫性疾病（如系统性红斑狼疮）。30%～40% 的特发性扩张型心肌病的发生也可能与自身免疫有关。

病毒性心肌炎患者，初始免疫应答可在感染早期限制病毒血症程度，预防心肌炎。但如果初期反应不足，可能无法消除病毒，进而可能发生进一步的心肌细胞损伤。除了由病毒引起的直接损害，持续存在不但不能作为完整病毒复制的病毒基因组片段而且可能会引起不利的自身免疫反应。在具有遗传易感性的患者和实验模型中，自身免疫性炎症性心脏病可能在没有明确的病毒性心肌炎病史的情况下发生。已发现大量心肌炎并发扩张型心肌病的患者具有针对各种细胞成分的自身抗体。自身抗原包括 α 和 β 心肌肌球蛋白重链、β1 肾上腺素能受体、腺嘌呤核苷酸转运体（adenine nucleotide translocator，ANT）、支链酮酸脱氢酶（branched chain keto acid dehydrogenase，BCKD）、多种肌膜蛋白、结缔组织和细胞外基质蛋白，包括层粘连蛋白。

病毒感染后自身免疫性疾病患者中抗心脏抗体的致病机制可能首先是病毒诱导的直接心肌细胞损伤，伴随着细胞内蛋白的释放。由于肠道病毒蛋白和心脏蛋白之间的分子模拟，或者因为这些抗原以前是从免疫监测中分离出来的，细胞内抗原可能被免疫系统识别为异物。CD4 T 细胞可通过刺激 B 细胞、细胞毒性细胞因子和 CD8 细胞毒性 T 细胞引起心肌损伤。通过间接免疫荧光检测，发现人类心脏具有器官和疾病特异性的抗心脏自身抗体的 IgG，可以预测家族性和非家族性扩张型心肌病谱系中扩张型心肌病患者的亲属将来会发生左心室功能障碍或扩张型心肌病。

免疫球蛋白亚类在抗体介导的扩张型心肌病中可能很重要。一项包含 82 名扩张型心肌病患者的研究发现，IgG3 水平高于对照组，但没有 IgG1 或 IgG2。另一项研究纳入 76 名临床疑似心肌炎或扩张型心肌病的患者，血浆 IgG3 水平与血流动力学指数、心力衰竭严重程度的超声心动图指数显著相关。

IgG3 的作用可能会影响治疗方式。当通过免疫吸附去除自身抗体时，可以使用蛋白 A 柱（结合并去除大部分 IgG，但对 IgG3 亲和力低）或抗 IgG 柱（对所有 IgG 亚类都有特异性）。一项试验比较了使用这两种蛋白质柱治疗扩张型心肌病的效果（每个月 1 次）。结果显示，只有抗 IgG 柱治疗组在第一次治疗和治疗 3 个月时心脏指数有显著改善。如果 IgG3 更有效清除，获益也许更大。

（四）自身反应性 T 细胞

细胞免疫也可能参与了扩张型心肌病的发生。一项研究在评估了特发性扩张型心肌病患者的心肌、淋巴结和胸腺组织标本后，阐明了这一点。活化的辅助性 T 细胞（helper T cell，简称 Th 细胞)和细胞毒性 T 细胞的过度表达与柯萨奇病毒 B 组相关,病毒的存在可能促发了超抗原介导的免疫应答。

在动物模型中,细胞免疫是柯萨奇病毒 B 组感染后心肌炎中心肌损伤的主要机制。一项研究表明,基因敲除后,遗传易感性小鼠与没有 CD4 和(或)CD8 T 细胞的小鼠交配。接种柯萨奇病毒 B 组 14 日后,缺乏 CD4 T 细胞的小鼠炎症浸润略有减少,而缺乏 CD4 T 细胞和 CD8 T 细胞的小鼠炎症浸润明显减少。除了 Th1 细胞介导的心肌损伤外,释放 IL-17 的 Th17 细胞也可介导自身免疫性心肌炎。

四、细胞因子与扩张型心肌病

动物模型研究表明,心肌炎进展到扩张型心肌病的过程以细胞因子表达的变化为特征。Th1 细胞因子(包括 IL-2、IFN-γ 和 IL-1β)在病变早期表达。Th1 细胞因子的减少和 Th2 细胞因子 IL-10 的增加表明心肌炎向纤维化和扩张型心肌病转变。在大鼠中,IL-10 基因转移可以预防自身免疫性心肌炎,这可能是通过抑制早期 Th1 细胞免疫反应实现的。

一些动物和人体研究表明,TNF-α 参与了心肌炎和扩张型心肌病的发生。一项使用了心肌表达 TNF-α 的转基因小鼠的研究支持 TNF-α 参与了心肌炎的发生。心肌细胞产生的这种细胞因子足以引起严重的心脏疾病,包括透壁性心肌炎、双侧心室纤维化、心脏扩张和左心室功能障碍。此外,对病毒性心肌炎引起的心力衰竭的小鼠模型研究表明,死亡率与 TNF-α 水平之间有很强的线性相关性。

人类心肌炎中,心内膜心肌活检标本显示 TNF-α 前体和 TNF-α 转化酶水平增高,TNF-α 转化酶负责将心肌细胞和间质细胞内的 TNF-α 前体转化为成熟形式。在 NYHA Ⅲ级和Ⅳ级的心力衰竭患者中 TNF-α 转化酶和 TNF-α 的表达比Ⅰ级、Ⅱ级的患者更多,表达增加与左心室容积呈正相关,与左心室收缩功能呈负相关。

第三章

扩张型心肌病的诊断和临床评估

第一节 扩张型心肌病的分类和诊断

一、特殊类型扩张型心肌病的分类

除了前文提到的最常见的遗传性和感染性扩张型心肌病之外,还有一些特殊类型扩张型心肌病,总结如下。

（一）肥厚型心肌病扩张期

少数未夭折的肥厚型心肌病患者会出现远期进行性心室变薄、收缩功能下降和左心室直径增大,与扩张型心肌病的形态和功能特点相似。

（二）应激性扩张型心肌病

应激性心肌病又称章鱼壶心肌病、短暂左心室心尖球形综合征或心碎综合征,是无严重冠状动脉疾病的患者发生急性冠脉综合征(常为 ST 段抬高型)的少见病因。本病通常由强烈心理压力诱发,主要发生于绝经后女性。左心室造影或超声心动图可见典型的心尖球形外观。尽管患者常有血流动力学受损甚至心源性休克,但几乎所有患者都在 1~4 周内完全康复。

（三）中毒性扩张型心肌病

扩张型心肌病可能是许多毒性物质接触的直接后果,其中最显著的是酒精、可卡因、药物(特别是化疗药物)和微量元素。

1. 酒精

过量饮酒可导致心肌功能障碍,但其发病机制和决定患者易感性的因素尚不清楚。目前认为酒精对心肌细胞的毒性是由氧自由基损伤和心肌蛋白质合成缺陷介导的。

酒精性扩张型心肌病的风险与平均每日饮酒量、饮酒时间有关,但个体易感性仍是一个重要因素。酒精性扩张型心肌病患者的典型表现是左心室增大,射血分数降低。双心室衰竭可能发生在晚期病例中。如果早期确诊,戒断后心功能可明显改善。因此,仔细询问饮酒

史是评估扩张型心肌病患者的重要组成部分。

与肝硬化性心肌病的区别:虽然酒精性扩张型心肌病是肝硬化患者心脏病的病因之一,但实验和观察研究发现,肝硬化引起的心肌功能障碍与饮酒无关。肝硬化性心肌病的病因、临床表现尚不清楚。本病定义为肝硬化患者慢性心功能不全,不能用其他原因解释。其特征在于心脏收缩力对压力的反应性降低和(或)心脏舒张功能障碍伴有电生理异常。左心房可能会扩大,而左心室腔的大小通常是正常的,但在某些情况下也可能会发生左心室扩大。

2. 可卡因

使用可卡因与心肌病的发生相关,但两者的关系不如可卡因与冠状动脉缺血之间的关系那样明确。如果年轻人有心脏扩大和原因不明的心力衰竭,应该怀疑是可卡因滥用。可能的机制包括直接毒性、可卡因引起的肾上腺素能状态和滥用者通过肠胃外途径的感染性心肌病。停用可卡因后,心肌功能障碍通常可以完全恢复。

3. 曲妥珠单抗

多种药物都可引发扩张型心肌病,停药后可显著改善。蒽环类药物诱发的扩张型心肌病是研究最多的。另一种通常具有心脏毒性的化疗药物是曲妥珠单抗,尤其是在使用蒽环类环磷酰胺的患者中。

曲妥珠单抗是一种抗 c-erbB-2(HER2/neu)受体的单克隆抗体,用于治疗乳腺癌。HER2 信号通路在心脏发育和心脏保护中起着重要作用。从生物学的角度来看,这种药物似乎有心脏毒性。一项研究使用了心室组织中 HER2 基因缺失的小鼠,这些小鼠显示出各种心肌病的迹象。此外,这些小鼠的心肌细胞对蒽环类药物毒性更敏感。心肌病也可能发生在心室肌细胞 HER2 基因功能缺失突变后。

4. 微量元素

众所周知,微量元素在心肌代谢中起重要作用,其积累(钴、砷)或缺乏(硒)可引起不能与特发性心肌病相鉴别的扩张型心肌病。

在一项研究中,对 13 名特发性扩张型心肌病患者、35 名瓣膜性心脏病或缺血性心脏病患者和 4 名正常人进行了活检,并评估了微量元素的作用。与正常人相比,扩张型心肌病患者心肌中汞(高达正常值的 22 000 倍)、锑(12 000 倍)、金(11 倍)、铬(13 倍)、钴(4 倍)微量元素的浓度显著升高。但瓣膜性心脏病或缺血性心脏病患者心肌中微量元素浓度不超过正常值的 5 倍。各组骨骼肌中微量元素浓度正常。

有文献报道了在饮用含有硫酸钴作为泡沫稳定剂的啤酒的人群中的钴心肌病,其被称为魁北克啤酒心肌病,是由于工作而暴露于钴和一些由于人工金属髋关节而暴露于钴的个体中的钴心肌病。

(四)围生期心肌病

围生期心肌病是妊娠晚期和产后早期病因不明的扩张型心肌病的罕见原因。诊断应该排除心肌病的其他原因。

(五)心动过速型心肌病

心率为 130~200 次/分的长期反复发作的室上性心动过速,包括心房颤动、房室结折返和预激综合征，可导致心肌病。心动过速的心率可能与左心室功能障碍的程度相关。

心肌功能障碍的可能机制包括心肌细胞收缩力降低、心肌结构异常和钙反应性降低。左心室功能障碍也可以在没有左心室扩大的情况下发生。心律失常根治后，心肌功能障碍可完全恢复（通常在 3 个月内）。

（六）心脏结节病

心脏结节病的临床表现取决于肉芽肿性炎症的部位和程度。除可逆扩张型心肌病外，其他心脏表现包括传导异常、室性和室上性心律失常、心包炎和乳头肌受累引起的瓣膜功能障碍。心脏受累可发生在肺或其他器官受累之前临床表现仅限于心脏异常。急性期心脏表现可能是不对称的室间隔肥大，类似于肥厚型心肌病，是由水肿而不是心肌细胞肥大引起的。

当其他方面健康的年轻人或中年人出现心脏症状或结节病患者出现心律失常、传导异常或心力衰竭时，临床医生应考虑结节性心脏病的可能。心脏结节病的诊断需要有结节病的多系统表现，并且心肌或其他受影响组织中有非干酪样肉芽肿的证据。

（七）终末期肾病

扩张型心肌病可能发生在接受血液透析的终末期肾病患者中，但其机制尚不清楚。

（八）免疫性扩张型心肌病

自身免疫可能是扩张型心肌病的原因，那些在扩张型心肌病患者家庭成员中有自身抗体的人患心肌病的风险更大。自身免疫是心肌炎发展为扩张型心肌病的发病机制。目前已发现多种针对多种抗原的心脏自身抗体，包括 β1 肾上腺素受体、α 肌球蛋白重链、β 肌球蛋白重链、肌球蛋白轻链、肌钙蛋白。这些自身抗体有时统称为抗心脏抗体。

心脏病在系统性红斑狼疮患者中非常常见。患者可能患有瓣膜疾病、心包疾病、冠状动脉疾病或心肌炎。心肌受累可表现为静止期心动过速、心电图异常（如 ST－T 波异常）和不明原因的心脏增大。在这种情况下，免疫抑制治疗可能不能改善心肌功能。

（九）内分泌功能异常

甲状腺功能亢进及甲状腺功能减退引起扩张型心肌病的确切机制尚不清楚。甲状腺激素可以改变前负荷、后负荷、心率和心肌收缩力，从而导致心脏功能障碍。一些动物实验的证据也表明，过量的三碘甲腺原氨酸（triiodothyronine，T_3）会导致心肌细胞肥大，还会导致一些蛋白质的合成发生变化。

在嗜铬细胞瘤中，过量的拟交感神经胺可导致局灶性心肌细胞的直接损伤是引起炎症、受体下调和存活肌原纤维减少。

高达 10% 的新诊断肢端肥大症患者患有心力衰竭，通常为高心输出量型。

生长激素对心脏的大多数生物学效应似乎是由胰岛素样生长因子-1（insulin-like growth factor－1，IGF－1）介导的，IGF－1 可以通过旁分泌和（或）自分泌机制调节组织生长。弗雷明汉心脏研究的分析发现，血清 IGF－1 浓度低于中值（140 μg/L）的患者更有可能在 5 年后出现心力衰竭（10.2% vs. 3%）。

（十）营养缺乏

据报道,硫胺素、硒和肉碱缺乏可导致心力衰竭,而补充治疗可改善心脏功能。

硫胺素在正常氧化磷酸化过程中起重要作用,故在心肌能量产生中也起重要作用。硫胺素缺乏最初表现为血管扩张引起的较高心输出量。最终心肌功能下降,导致低输出状态。

缺硒会降低谷胱甘肽过氧化物酶的活性,导致对心肌细胞有毒性的自由基增多。克山病是我国部分地区儿童和育龄妇女的地方性心肌病,与硒缺乏有关。克山病的地理分布与当地几乎不含硒的饮食相对应。

肉碱缺乏会影响脂肪酸氧化,从而导致心肌细胞细胞质脂质堆积。补充肉碱可以逆转这一情况。

（十一）阻塞性睡眠呼吸暂停

睡眠障碍,包括阻塞性和非阻塞性睡眠呼吸暂停,会损害左心室功能。打鼾、日间嗜睡和肥胖的病史提醒临床医生考虑这一诊断。睡眠期间经鼻持续气道正压通气,可以显著改善左心室功能障碍。

二、扩张型心肌病的诊断

扩张型心肌病是心力衰竭的常见原因,也是行心脏移植患者最常见的诊断。扩张型心肌病以单侧或双侧心室扩张及收缩功能障碍为特征。如果排除了所有可检测的病因（除遗传病因外）,扩张型心肌病被归类为特发性,即特发性扩张型心肌病。大多数特发性扩张型心肌病患者最初被诊断为非家族性扩张型心肌病。对新诊断特发性扩张型心肌病病例的评估应包括详细的3~4代家族史和一级亲属的临床筛查。

（一）特发性扩张型心肌病的诊断

特发性扩张型心肌病是大多数遗传性扩张型心肌病患者的初始诊断。诊断特发性扩张型心肌病需要心室扩张和收缩受损的证据,如 LVEF≤50% 或 LVFS<25%。排除心肌疾病的原发性和继发性病因后,扩张型心肌病即为特发性扩张型心肌病。

心肌活检或尸检通常显示心肌细胞肥大,代之以纤维化,传导系统不同程度地受累。

（二）家族性扩张型心肌病（familial dilated cardiomyopathy,FDC）的诊断

如果两个或两个以上有较直接血缘关系的家庭成员诊断为特发性扩张型心肌病,他们可诊断为家族性扩张型心肌病。一旦确诊为家族性扩张型心肌病,即使基因检测阴性,也有助于推断潜在的遗传原因。但家族性扩张型心肌病的诊断存在明显的局限性,需要患者（通常称为先证者）有扩张型心肌病阳性家族史;如家族史为阴性,需要联系尚健在的家属,完成扩张型心肌病的临床筛查。如果基因检测证明先证者扩张型心肌病有遗传基础,且一级亲属与先证者有相同的遗传风险,但由于成年扩张型心肌病发病年龄不同,在接受临床筛查的一个或多个家庭成员中扩张型心肌病可能不明显。

第二节　扩张型心肌病的诊断程序与评价

一、扩张型心肌病的诊断程序

确定扩张性心脏病病因和基本情况的方法包括病史、体格检查和实验室检查（初步检查与进一步检查）。初步检查包括心电图、血液检查、超声心动图、运动试验和冠状动脉疾病的检测。进一步检查包括验血、心脏大血管磁共振、心内膜心肌活检和遗传学评估。

（一）病史

病史常能提供心力衰竭原因的重要线索，是判断心力衰竭急性程度、病因及进展速度的最佳方法，见下文"扩张型心肌病的评价"。

（二）体格检查

可确定下列情况及其程度：心脏充盈压力升高、容积超负荷、心室扩张、肺动脉高压及心输出量减少，见下文"扩张型心肌病的评价"。

（三）初步检查

1. 心电图

心电图可显示某些支持心力衰竭的特殊原因，以及心律失常，如无症状的室性期前收缩、非持续性室性心动过速或心房颤动，可能导致或加重心力衰竭。

扩张型心肌病患者常有左前分支阻滞、左束支阻滞、一度房室传导阻滞或非特异性室内传导异常。

有潜在诊断价值的心电图表现包括以下内容。

（1）缺血性心脏病证据，包括先前或急性心肌梗死或缺血证据。

（2）高血压可引起左心室肥厚；也可能类似梗死波形，这意味着左心室质量的增加导致后壁向量显著增加。

（3）体表心电图示肢体导联低电压伴假性梗死波形（$V_1 \sim V_6$ 导联 R 波递增不良），提示浸润性病变，如淀粉样变。

（4）肢体导联低电压伴胸导联出现左心室肥厚的标准强烈提示特发性扩张型心肌病。QRS 波增宽和（或）左束支阻滞也符合该诊断。

（5）心脏传导阻滞及不同类型室内传导阻滞可在心脏结节病患者中发现。

（6）持续性心动过速（如心房颤动伴快速心室率）可由心力衰竭引起，也可导致心力衰竭即心动过速心肌病。

2. 血液检查

对于有心力衰竭症状和体征的患者，初步的血检包括以下内容。

（1）全血细胞计数，可以提示合并的疾病。贫血或感染可加重原有的心力衰竭。

（2）血清电解质（包括钙和镁）、血尿素氮和肌酐可提示相关疾病。低钠血症通常提示严重心力衰竭,但有时也可由过度利尿引起。肾功能受损可由心力衰竭加重引起,也可导致心力衰竭加重。当使用利尿剂和(或)ACEI 开始治疗时,也有必要评估电解质和肌酐的基线值。

(3) 肝功能可能受肝淤血影响。

(4) 空腹血糖和血脂全套检查,可以发现基础糖尿病和血脂代谢异常。

(5) 促甲状腺激素,因为甲状腺功能亢进或甲状腺功能减退可以诱发心力衰竭。

3. 超声心动图

超声心动图检查是诊断和评估扩张型心肌病常用的重要检查方法(Ⅰ类推荐)。主要表现:①心脏扩大。早期左心室扩大,后期各心腔均有扩大,常合并有二尖瓣和三尖瓣反流、肺动脉高压。②左心室壁运动减弱。绝大多数左心室壁运动弥漫性减弱、室壁相对变薄,可合并右心室壁运动减弱。③左心室收缩功能下降。LVEF<45%,LVFS<25%;合并有右心室收缩功能下降时,三尖瓣环收缩期位移(tricuspid annular plane systolic excursion,TAPSE)<1.7 cm、右心室面积变化分数<35%。④其他,如附壁血栓多发生在左心室心尖部。

4. 运动试验

运动试验应纳入到所有心力衰竭患者的初岁评估中。除了发现缺血性心脏病外,运动耐受性评估还可用于风险分层和预后;一系列运动试验还可评估治疗的效果和患者的临床稳定性。

测量心力衰竭患者的最大摄氧量可以客观地判断心肌功能不全的严重程度,是评估症状性心力衰竭患者预后的最佳指标之一,有助于确定将患者列入心脏移植等待名单的必要性和时机。直接测量最大摄氧的优点是通过评估缺氧阈值和相关指标可鉴别运动耐量下降的原因是心脏性还是非心脏性,也可评估长期预后。另一种评估运动功能(心功能)的简单方法是 6 分钟步行试验。但摄氧量峰值和运动耐量会受心功能状态以外因素的影响,包括残疾、贫血和肺病。

5. 冠状动脉疾病的检测

所有不明原因的心力衰竭患者都应评估有无冠心病。隐匿性冠状动脉疾病作为扩张型心肌病的病因并不少见,在初始不明原因扩张型心肌病病例中占比高达 7%。另外,单纯胸痛不足以诊断冠状动脉疾病,因为多达 1/3 的非缺血性心肌病患者也有类似心绞痛的胸痛或不典型胸痛。对无症状性缺血或冬眠心肌造成心肌功能降低的那些患者,血运重建可能有益。

一篇纳入 24 项研究共 3 088 例患者(平均射血分数 32%)的荟萃分析表明通过铊灌注成像、正电子发射断层显像(positron emission tomography,PET)或多巴酚丁胺负荷超声心动图证实心肌存活的患者占 42%。与药物治疗组相比,血管重建后患者年死亡率下降了 80%。左心室功能不全的严重程度与获益幅度直接相关,而在无存活心肌的患者中,血运重建与药物治疗后的结局差异无统计学意义。

(1) 负荷试验:冠状动脉疾病的评估可以将无创性负荷试验作为第一步,因为它不仅能提供缺血性心脏病存在与否的信息,也可用于风险分层和预后判断。但对于高危患者,可以考虑直接行冠脉造影。

（2）无创性冠脉造影：若担心有创冠脉造影的风险，也可采用无创检查方法来诊断缺血性心肌病。冠状动脉疾病可以通过多排螺旋计算机体层摄影（multi-detector spiral computer tomography，MDCT）或心脏大血管磁共振（cardiovascular magnetic resonance，CMR）直接显像。随着技术的进步，这些无创方法对于区分缺血性与非缺血性心肌病很有价值。

（3）冠脉造影：2013 年美国心脏病学会（American College of Cardiology，ACC）/美国心脏协会（American Heart Association，AHA）发布的指南，对可能由缺血导致心力衰竭的患者是否进行冠脉造影给出了较弱推荐。缺血性心肌病是一个独立的死亡预测因子；通过冠脉造影确定的缺血性心肌病的严重程度能提供更多的预后信息。然而，冠状动脉造影的结果必须结合患者的病史和其他数据来考虑。扩张型心肌病患者无症状冠状动脉疾病的存在并不能证实因果关系，除非患者曾有心肌梗死或冬眠心肌的证据。如果证实冠状动脉病变严重，与药物治疗相比，血运重建对结局的改善作用似乎仅存在冬眠心肌的患者中，可通过铊灌注成像、PET 扫描或多巴酚丁胺负荷超声的动图评估心肌存活情况。

除了了解冠状动脉解剖，心导管术还可提供其他有用的信息：①测量心输出量、左心室功能不全的程度和左心室舒张末压有助于严重程度评分。②如果怀疑为淀粉样变性或心肌炎的罕见病因，可行右心室或左心室内膜心肌活检。③可以发现心内分流/结构异常和冠状动脉异常，并能评估继发性肺动脉高压的程度。

（四）进一步检查

若以上步骤未确定心力衰竭的病因，以下检查有助于进一步诊断。

1. 血液检查

一些患者根据初步检查的结果可能需要其他检查，包括以下内容。

（1）铁相关检查（铁蛋白和总铁结合力）有助于筛查遗传性血色病（hereditary hemochromatosis，HH）。多达 15% 的 HH 患者以心脏疾病为首发表现。因此，没有 HH 的其他特征性表现并不能排除本病。

（2）抗核抗体及其他针对红斑狼疮等其他自身免疫性疾病的血清学检查。

（3）如果怀疑为心肌炎，应进行病毒血清学和抗肌球蛋白抗体检测。

（4）测定硫胺素、肉碱和硒含量。

（5）评估是否有嗜铬细胞瘤。

（6）筛查 HIV。

（7）基因检测和咨询。

2. 心血管磁共振

心血管磁共振（cardiovascular magnetic resonance，CMR）可用于识别钆剂延迟增强表现，提示心肌梗死或心肌病的各种类型和原因，如肥厚型心肌病、致心律失常型右心室心肌病、结节病、心脏淀粉样变性和心肌炎。

3. 心内膜心肌活检

如果患者行心内膜心肌活检的诊断价值和预后价值超过该操作的风险，则推荐实施该操作。心内膜心肌活检的诊断价值取决于该操作的预期检出率及是否可获得有效治疗。对暴发性心力衰竭患者(病程<2周的不明原因新发心力衰竭,并有血流动力学损害)及早期出现房室传导阻滞、心律失常或顽固性心力衰竭的患者(病程持续2周~3个月的不明原因新发心力衰竭,并有左心室扩张),均推荐做心内膜心肌活检。其他情况下,如果常规评估手段无法明确诊断,建议做心内膜心肌活检。

4. 遗传学评估

据估计,至少25%的特发性扩张型心肌病患者为家族性疾病。除家族史和对家属仔细检查(包括无症状者)以外,尚无区分家族性与非家族性疾病的临床或组织学标准。遗传方式通常是常染色体显性遗传,但也有常染色体隐性遗传、X连锁遗传和线粒体遗传的报道。

(1) 家族史:2018年,美国心力衰竭协会(Heart Failure Society of America, HFSA)与美国医学遗传学学会(American College of Medical Genetics, ACMG)联合更新关于心肌病的遗传评估涉及家族史、筛查家族成员、遗传咨询和基因检测,以及治疗。

2018年HFSA指南建议,所有诊断为心肌病的患者应收集3代或更详细的家族史。先证者的初始评估应包括家族史和系谱分析,以发现60岁前不明原因心力衰竭的心源性猝死。检查者应警惕综合征性疾病,尤其是肌营养不良。虽然大多数肌营养不良症是由神经科医生诊断和治疗的。

转诊到具有遗传性心肌病专业知识的医疗中心,有助于获得和评估家族史和系谱信息,提供遗传咨询和基因检测。这对疑似综合征性疾病尤其重要,尤其是对儿童。

(2) 临床筛查:建议对患有扩张型心肌病的家族成员行临床筛查无症状但心电图或超声心动图异常的家庭成员可能会在相对较短的时间进展出现症状。扩张型心肌病的发病年龄不同,初次临床筛查无异常的家庭成员,年龄较大时可能会发展为扩张型心肌病。因此,建议继续进行临床随访。

1) 2018年HFSA的心肌病遗传评估指南建议对扩张型心肌病患者的一级亲属进行如下筛查。

筛选应包括:①病史,特别注意心力衰竭症状、心律失常、先兆晕厥和晕厥。②体格检查,特别注意心脏和骨骼肌系统。体格检查可能发现综合征性疾病的表现,检查者应保持警惕。③心电图。④超声心动图。⑤CK－MM(仅限初次评估)。

2) 无异常无症状的一级亲属,从童年起每3~5年复查一次,一旦出现症状或体征,应再次筛查。一些研究不断筛选家族性扩张型心肌病家族中最初健康的亲属,后来发现扩张型心肌病的证据。一份报告评估了68名最初健康的家族性扩张型心肌病家族成员,6年后复查发现,原来正常检查的两个成员现在有扩张型心肌病证据。另有2人分别患有晚期心力衰竭和猝死。最初检查时,两人均无症状,但分别出现左心室增大(收缩力正常)和左束支传导阻滞。

3) 如果一级亲属临床筛查异常提示扩张型心肌病或符合扩张型心肌病,建议1年后重新筛查。初次筛查发现异常的亲属更容易出现病情进展。

如上所述,筛查结果为阴性的无症状一级亲属,每3~5年筛查一次。

（3）基因检测和遗传咨询：

1）2018 年 HFSA 的遗传性心肌病指南建议对所有心肌病患者及其家属进行遗传咨询和家庭咨询。

无论家族史是否呈阳性，是否明显是一种非家族性（散发）疾病，所有诊断扩张型心肌病的人都要检测基因。

如果多个家庭成员有疾病证据，则基因测试应始终针对病变最严重的成员，更容易发现罕见突变。

2）如果当地医疗机构没有相关的专业人员，可考虑转至遗传评估专业中心。心肌病患者的遗传咨询和基因检测相当复杂。现在可使用基于新一代测序方法、使用大量基因（通常 30~50）组合的扩张型心肌病分子遗传学检测。经鉴定和分类为致病或可能致病的突变可用于预测测试，即评估一级风险亲属的扩张型心肌病风险。扩张型心肌病基因组合检测已经替代了单基因检测和少量基因联合检测，成为标准的检测方法。

二、扩张型心肌病的评价

确定扩张性心脏病严重程度的方法包括病史、症状、体征和实验室检查。初步检查包括心电图、初步血液检查、超声心动图和冠状动脉疾病的评估。

（一）总体评价

ACCF/AHA 的指南（*ACCF/AHA Guideline for the Management of Heart Failture a Report of the Amencan College of Cardiogy Foundation/American Heart Association Task Force on Practice Guidelines*）总结。

（1）A 阶段：高心力衰竭风险，但无结构性心脏病或心力衰竭症状。

（2）B 阶段：无心力衰竭体征和症状的结构性心脏病。这一阶段包括 NYHA Ⅰ级患者，他们既往或现在没有心力衰竭的症状和体征。

（3）C 阶段：既往或现在有心力衰竭症状的结构性心脏病。这一阶段包括任何 NYHA 级别患者（包括有既往症状的Ⅰ级患者）。

（4）D 阶段：需要特殊干预的难治性心力衰竭。这一阶段包括难治性心力衰竭和 NYHA Ⅳ级患者。

与 NYHA 不同，这一分期系统强调心力衰竭的进展，并确定每个阶段的适当治疗。

（二）病史及症状评价

仅凭病史不足以作出心力衰竭的诊断，但详细的病史是确定心力衰竭急性程度、病因及进展速度的最佳方法，病史往往能为心力衰竭的病因提供重要线索。心力衰竭的症状包括两类：液体过多引起的症状，如呼吸困难、端坐呼吸、水肿、肝淤血引起的疼痛及腹水引起腹部膨隆导致的腹胀不适；心输出量减少引起的症状，如疲乏、虚弱，这在活动时最为明显。心力衰竭的液体潴留始于心输出量下降，导致肾功能下降，其部分原因在于保钠的肾素-血管紧张素-醛固酮系统（renin-angiotensin-aldosterone system，RAAS）和交感神经系统的激活。

（1）急性和亚急性表现（数天至数周）的特征主要是休息和（或）活动时呼吸急促。端坐呼吸、夜间阵发性呼吸困难及右心衰竭时急性肝充血导致的右上腹部不适（可与急性胆囊炎混淆）也很常见。有房性和（或）室性快速性心律失常的患者可能诉心悸，伴或不伴头晕。

慢性表现（数月）的特征是疲乏、厌食、腹部膨隆和周围水肿可能比呼吸困难更明显。厌食的原因有多种，包括内脏循环灌注不足、肠水肿及肝充血引起的恶心。肺静脉和淋巴容量会逐渐适应长期容量超负荷的状态，导致肺泡内很少或没有液体蓄积，尽管总的肺内液体量是增加的。这些患者表现为过度疲乏和低心输出量症状。

（2）纽约心脏协会（New York Heart Association，NYHA）心功能分级根据诱发症状所需的劳动程度将患者分为四个功能等级。

1）Ⅰ级（体力活动不受限制）：日常体力活动不会引起心力衰竭症状，如疲劳或呼吸困难。

2）Ⅱ级（体力活动轻微受限）：日常活动可引起心力衰竭症状，但休息时无症状。

3）Ⅲ级（体力活动明显受限）：心力衰竭症状在低于日常体力活动水平时可出现，但休息时无症状。

4）Ⅳ级（任何体力活动都会引起不适）：即使休息时也可出现心力衰竭症状。

（三）体征评价

体格检查可显示是否有充盈压增高、容量超负荷、心室增大、肺动脉高压和心输出量减少，并表明其程度。

体检发现的心尖冲动移位是射血分数降低性心力衰竭（heart failure with reduced ejection fraction，HFrEF）的所有体征中敏感性、特异性，以及阳性和阴性预测值最佳的指标。其他较强的预测因素包括听诊发现奔马律和颈静脉压增加。

在重度心力衰竭患者中，心输出量明显减少，然后组织灌注随之减少。以下四种表现可提示严重的心功能不全：静息时窦性心动过速、脉压窄、出汗、外周血管收缩。外周血管收缩的特点是皮肤冰冷苍白，有时四肢发绀（由灌注减少和摄氧量增加共同作用所致）。用血管扩张剂治疗的患者可能没有外周血管收缩。脉压低于 25 mmHg 时，应考虑心输出量减少可能。

心脏病本身及其继发性神经体液调节会导致低心输出量。为了代偿心输出量的减少，患者通过增加交感兴奋性将心输出量分流到重要器官。

1. 容量评估

心力衰竭患者容量超负荷的主要表现有三种：肺淤血、外周水肿和颈静脉压升高。

肺淤血可表现为啰音，在急性和亚急性心力衰竭中更为显著。慢性心力衰竭时肺静脉容积和肺淋巴回流增加，故虽然肺毛细血管压升高，但往往没有啰音。这种情况下，持续性钠潴留首先分布在外周组织，但长期肺静脉压升高可出现胸腔积液。

外周水肿的特征是腿部肿胀（尤其是当患者直立时），还可能导致腹水、阴囊水肿、肝大和脾大。用手按压右上腹部增加静脉回流可能会增加颈静脉压，升高幅度高于正常水平（1~3 cm）。这种体征被称为肝颈静脉回流。

如果心力衰竭引起外周水肿，颈静脉压通常也会升高，因为流向组织间隙的液体是由毛细血管压升高引起的。在估计颈静脉压时，患者可以 45°半卧位，颈静脉压可以通过颈内静脉的搏动点距右心房的高度来估计。颈外静脉的脉搏高度也可能有帮助，但必须注意避免错误的解读。

2. 交替脉

交替脉基本就代表严重的左心室收缩障碍。其特点是脉搏一强一弱地规则交替。交替脉的病理生理机制尚不清楚，可能是心室功能严重障碍时，心肌收缩力随前、后负荷和电兴奋性改变发生变化。轻压外周动脉搏动处可感受到交替脉，可以通过测量血压来确认。当袖带缓慢放气时，第 I 期科罗特科夫音（Korotkoff sound）只有在强脉搏出现期间开始听见；继续放气时，弱脉搏的较柔和声音也会出现。可通过测定强、弱搏动时的收缩压差来定量交替脉的程度。

3. 心前区触诊

心前区触诊可估计心室大小。心尖冲动超出锁骨中线的侧向位移通常表明左心室增大。左心室功能障碍也可导致持续的心尖冲动，右心室增厚或扩大时可伴有胸骨旁抬举感。

4. 心音

严重心室衰竭时，听诊可闻及第三心音（S3）。S3 奔马律与左心房压力大于 20 mmHg 和左心室舒张末压超过 15 mmHg 相关。S_3（或额外心音）在心力衰竭的临床诊断中具有低敏感性（4%~11%），但高特异性（99%）。医务人员听诊 S3 的能力有明显的个体间差异，该差异不能仅用检查者的经验不同来解释。研究显示，S3 对检测左心室舒张末期压力的增加或 LVEF 的降低敏感性不高（45%~50%）；S3 对心腔压力参数和血清 BNP 浓度的增加具有高特异性（90%）。

5. 肺动脉高压

慢性心力衰竭患者常伴有继发性肺动脉高压，因为用力时肺动脉压力会增加，进而出现呼吸困难；这些患者也可能有胸骨后不适（心绞痛的典型表现）。右心室舒张末期压力的增加可能导致继发性右心室心内膜下缺血。肺动脉高压的体征可能包括 P2 心音亢进、肺动脉瓣关闭不全的杂音、胸骨旁抬高感和肺动脉瓣关闭时可触摸到的拍击感（在左侧第 2 肋间）。

（四）检查评价

1. 心电图

大多数 HFrEF 患者有明显的心电图异常。心电图正常，不太可能出现收缩功能障碍（阴性预测值为 98%）。

心电图预测心力衰竭的能力不如 BNP［或 N 末端脑利钠肽前体（N-terminal probrain type natriuretic peptide，NT－proBNP）］水平，但心电图可提示特定原因引起的心力衰竭，也可能检测到引起或加重心力衰竭的心脏病和心律失常（如心房颤动）。心电图对于识别急性或既往心肌梗死与急性缺血的证据尤为重要。缺血可引起类似心力衰竭的呼吸困难症状，也可引起或加重心力衰竭。

2. 血液检查

（1）初步检查：对有心力衰竭症状和体征的患者推荐进行的初步血液检查项目包括肌

钙蛋白 T 或 I、血常规、电解质、血糖、尿素氮、肌酐、肝功能。

（2）BNP 和 NT－proBNP：BNP 是主要由心脏，尤其是心室释放的一种利钠激素。心力衰竭患者中血浆 BNP 和 NT－proBNP 浓度增加。

BNP 和 NT－proBNP 水平有助于区分心力衰竭与非心源性因素引起的呼吸困难。相比于其他检查（心电图、胸部 X 线检查和血液检查），BNP 和 NT－proBNP 大大提高了心力衰竭的诊断效率。

利钠肽水平升高的解读应结合其他临床信息。其水平升高提示应考虑心力衰竭，但不应单独用于诊断心力衰竭。

1）BNP：大多数呼吸困难的心力衰竭患者的 BNP 超过 400 pg/mL，而低于 100 pg/mL 对呼吸源性呼吸困难的阳性预测值非常高。若血浆 BNP 浓度为 100～400 pg/mL，则检出或排除心力衰竭的敏感性或特异性都不是很高。对于血浆 BNP 浓度在这个范围内的患者，也应考虑其他诊断，如肺源性心脏病、左心室肥厚、左心室功能不全但未恶化和肺栓塞。

心房颤动患者在没有心力衰竭的情况下，BNP 水平也较高。在一项分析中，BNP ≥ 100 pg/mL 的特异性只有 40%，而在没有心房颤动的患者中为 79%。采用 ≥ 200 pg/mL 作为心房颤动患者的界值，特异性从 40% 提高至 73%，敏感性从 95% 轻度下降到 85%。

正常血浆 BNP 水平随着年龄增长而增加，女性高于男性。因此，这些情况下可能需要更高一些的临界值，但应使用的最佳诊断界值尚未确定。

2）NT－proBNP：正常受试者血浆 BNP 和 NT－proBNP 的浓度相近。左心室功能不全患者的血浆 NT－proBNP 浓度大约是 BNP 的 4 倍。

诊断心力衰竭的最佳值因患者年龄不同而有所差异。多中心研究显示，对于 <50 岁、50～75 岁和 >75 岁的患者，诊断心力衰竭的血浆 NT－proBNP 最佳界值分别是 450 pg/mL、900 pg/mL 和 1 800 pg/mL。NT－proBNP 水平低于 300 pg/mL 最适合于排除心力衰竭诊断，阴性预测值为 98%。

3）BNP 和 NT－proBNP 的局限性：当采用血浆 BNP 和 NT－proBNP 诊断心力衰竭时，需要注意其局限性。①呼吸困难可能有多种原因（如肺炎和心力衰竭恶化），故血浆 BNP 或 NT－proBNP 水平较高不能排除其他疾病。②对于某些急性失代偿性心力衰竭患者，血浆 BNP 或 NT－proBNP 水平不是诊断指标。③部分重度慢性心力衰竭患者，无论治疗情况如何，血浆 BNP 或 NT－proBNP 浓度均可能持续升高，故检测结果可能无助于指导治疗。④血浆 BNP 和 NT－proBNP 升高也可能发生在右心衰竭和肺动脉高压中。但当右心衰竭仅由肺部疾病引起，而不是由左心疾病继发的肺动脉高压引起，血浆 BNP 的升高可能会被曲解，因为这些患者的呼吸困难是由肺部疾病引起的，而不是左心衰竭引起的。⑤血浆 BNP 和 NT－proBNP 水平在肥胖患者中往往较低，而在肾衰竭患者和部分急性非心脏疾病（如脓毒症）患者中升高。肾衰竭患者的 NT－proBNP 升高程度大于 BNP。⑥沙库巴曲-缬沙坦含有血管紧张素 II 受体阻滞剂（angiotensin II receptor blocker, ARB）（缬沙坦）和脑啡肽酶抑制剂（沙库巴曲），在使用这种药物的患者中，血浆 BNP 水平会增加，因为其中的脑啡肽酶抑制剂可以抑制 BNP 的降解。NT－proBNP 的水平不受脑啡肽酶抑制剂的影响，故 NT－proBNP 仍可作为心力衰竭的有效标志物。

3. 胸部 X 线检查

胸部 X 线检查是很有用的初步诊断性检查,特别是对呼吸困难的患者,它可以区分心力衰竭和原发性肺部疾病。心力衰竭相关的表现包括心脏扩大(心胸比大于 50%)、克利 B 线(Kerley B-line)和胸腔积液。心脏大小和心脏轮廓也可能显示先天性异常(室间隔缺损或房间隔缺损)或瓣膜疾病(二尖瓣狭窄或主动脉狭窄)的迹象。

胸部 X 线检查在诊断左心室功能障碍中的价值,血流再分布是前负荷增加的最佳预测因素,而心脏增大是射血分数降低的最佳预测因素。然而两者都不足以明确诊断心力衰竭。一项纳入 880 例患者的多中心研究显示,肺泡水肿和间质水肿虽对心力衰竭的特异性大于 90%,但只有心脏增大的敏感性大于 50%。

4. 超声心动图

扩张型心肌病的特征是一个或两个心室扩张伴有收缩功能下降。扩张型心肌病中后期使用超声心动图容易诊断,但早期诊断困难。如果没有病史、体格检查等诊断试验的结果,单凭超声心动图无法确定心肌病变的病因。

(1)左心室容积:根据《美国超声心动图学会指南》,应采取定量指标来准确评估心腔大小。线性(M 型)测量不能反映心脏的真实大小,特别是畸形的心室。对于增大的心脏,运用微泡造影剂可更好地识别心肌与血池之间的边界,有助于准确测量容积。扩张型心肌病患者的左心室舒张末期容积指数经常超过 $100 \ mL/m^2$(正常上限男性为 $74 \ mL/m^2$,女性为 $61 \ mL/m^2$)。由左心室收缩期末容积(end-systolic volume, ESV)与舒张期末容积(end-diastolic volume, EDV)确定的 LVEF 有时小于 20%,但通常为 20%~40%(正常男性≥52%,女性≥54%)。

虽然 LVEF 下降,但计算出的心输出量(心搏量乘以心率)是可能正常的。首先,心肌病患者经常心率加快。其次,由于每搏输出量等于左心室 EDV 与射血分数的乘积,低射血分数的影响可被 EDV 的增加所抵消,具有较好的重复性。

(2)收缩期末容积指数(end-systolic volume index, ESVI):ESVI 能为一些临床情况提供重要信息。

ESVI(正常男性<$31 \ mL/m^2$,正常女性<$24 \ mL/m^2$)逐步升高,是心脏整体功能恶化的重要临床指标。有研究显示,一旦 ESVI 超过 $25 \ mL/m^2$,不良结局的风险开始急剧增加。

节段性证据的缺血性心肌病患者,若 ESVI 达到 $45 \ mL/m^2$,提示预后不佳。

(3)右心室:右心室扩张和(或)右心室射血分数降低时,病情会明显恶化。一种简单有效的右心室功能测定方法是检测 TAPSE,它反映了纵向心肌功能的下降或右心室底部心肌功能的下降。对于扩张型心肌病,TAPSE≤14 mm 是重要预后因子。

三尖瓣反流和舒张末期肺动脉瓣反流的压力梯度能预测冠心病患者的心力衰竭住院和死亡。

(4)左心房:左心房 ESVI 经常超过 $50 \ mL/m^2$(正常上限大约为 $34 \ mL/m^2$)。有研究提示,心房最小容积(心室舒张末期时)可能比左心房最大容积(心室收缩末期时)对结局的预测更准确。

（5）多普勒超声心动图：扩张型心肌病患者的左心室流出道（left ventricular outflow tract，LVOT）的速度时间积分降低（<18 cm）。此外，二尖瓣反流束的加速或减速可用于估测左心室压力随时间的变化，即 dP/dT。研究发现，dP/dT < 600 mmHg/s 和 - dP/dT < 450 mmHg/s 可以识别出预后不佳的高危人群。

扩张型心肌病患者由于左心室扩张后瓣膜受牵拉出现相对性二尖瓣关闭不全。

评估二尖瓣的流入模式可识别因舒张功能障碍所致限制性生理变化的患者。

需常规探寻肺静脉的血流信号可以辅助判断二尖瓣血流流入模式。肺静脉收缩期血流模式异常与日后发生肺动脉高压相关。

（6）心脏同步化：超声心动图评估左心室不同步的方法包括 M 型超声测量室间隔-左心室后壁运动延迟、右心室射血前时间差值、多普勒组织显像延迟、应变、应变率及组织追踪。

5. 运动试验

运动试验可以帮助确定心力衰竭等疾病对患者的影响程度及对功能损害的严重程度进行分级。很多其他疾病（如肺病和贫血）可出现类似心力衰竭的症状和体征。心力衰竭也经常伴发其他可影响患者功能状态的疾病。心肺运动试验将标准运动试验与通气及气体交换的测量相结合，它可确定是否存在心血管方面的问题及其程度有助于识别上述疾病。

心肺运动试验也可用于评估机械循环支持或接受心脏移植患者的评估。

第四章

扩张型心肌病的基本治疗

扩张型心肌病的基本治疗目标是减轻心力衰竭症状并改善心功能及预后。近年来新的药物、器械治疗不断涌现,中西药的结合治疗有利于心室逆重构,降低心肌纤维化、保护心肌能量代谢等多途径、多靶点地改善扩张型心肌病患者的临床症状和预后。疾病终末阶段的患者可能需要进行心脏移植或机械辅助循环装置植入的手术治疗。大型随机对照临床研究为心力衰竭相关指南提供了充分的循证医学证据,其中很大一部分是扩张型心肌病的心力衰竭患者。因此,大多数心力衰竭治疗方法适用于扩张型心肌病患者。

第一节　扩张型心肌病的药物治疗

在急性充血性心力衰竭加重的患者中,需要静脉给予袢利尿剂来治疗高血容量状态。而管理慢性和疾病稳定状态的患者,通常需要口服利尿剂,以达到正常血容量状态。ACEI或 ARB 对治疗射血分数降低的心力衰竭有益,并推荐用于扩张型心肌病患者的标准治疗。Ⅱ～Ⅳ级和收缩功能不全的心力衰竭患者推荐使用螺内酯或依普利酮进行醛固酮受体阻断治疗。推荐所有射血分数降低的心力衰竭患者在无禁忌证的情况下使用卡维地洛、比索洛尔或长效美托洛尔进行 β 受体阻断治疗。如果进一步增加硝酸异山梨酯、肼屈嗪治疗,也显示出可延长疾病终末阶段患者生存率的有益效果。近期,新型药物[如血管紧张素受体脑啡肽酶抑制剂(angiotensin receptor neprilysin inhibitor, ARNI)、钠-葡萄糖耦联转运体-2 抑制剂(sodium-glucose linked transporter-2 inhibitor, SGLT-2I)、可溶性鸟苷酸环化酶(soluble guanylate cyclase, sGC)激动剂]疗效得到了大型临床研究的证实,逐渐被应用于心力衰竭的治疗,并成为新的治疗基石。

对于有人工瓣膜、心房颤动和已知有附壁血栓的患者,应使用抗凝治疗,可降低卒中风险,但存在着相应的出血风险。

一、针对心力衰竭的药物治疗

（一）急性心力衰竭的药物治疗

急性心力衰竭是一种复杂的疾病状态。心力衰竭通常可以依据器官灌注（冷或热）和充血情况（干或湿）分为4种血流动力学状态。心力衰竭失代偿常表现为湿暖型，即肺毛细血管楔压升高、心脏指数保留，以确保器官存在相对有效的灌注；而湿冷型则相反，它反映心脏充盈压增加和器官灌注不良，或心源性休克，常需重症监护管理。

1. 患者评估

临床上，患者需要表现出充血或容量超负荷才被认为处于失代偿状态。但实际上急性心力衰竭往往并非一个真正意义上的急性过程，它有一个逐步发生发展的过程。使用植入式血流动力学传感器与患者常见的症状反应对患者的充血状态进行监测。结果显示在患者表现出充血恶化症状之前肺动脉压随着时间推移逐渐升高。

心力衰竭管理的指南提倡评估心脏生物标志物以诊断、预测和指导心力衰竭的治疗。入院时检测 BNP 或 NT－proBNP，并与门诊基线水平进行比较，以诊断或排除心力衰竭（因充血期间心肌拉伸而分泌）。建议在住院开始和结束时比较利钠肽水平，以告知患者预后。相较于水平无变化或升高，若 BNP 或 NT－proBNP 的水平降低30%以上往往提示预后更好。对于 HFrEF 利钠肽的水平可以作为评价心力衰竭治疗效果的靶点。预测心力衰竭住院和死亡的其他新型生物标志物包括抑制致瘤性2（Suppression of tumorigenicity 2，ST2）和半乳糖凝集素–3，它们可能在未来几年作为与利钠肽互补的靶标。ST2 是 IL–1 受体家族的成员，是心肌纤维化和心肌重构的标志物。ST2 连续降低（尤其是低于 35 ng/ml 的目标值）与心力衰竭预后改善相关。半乳糖凝集素–3 由巨噬细胞分泌，介导心肌纤维化，并可能是识别晚期心力衰竭的有效表型。

除了血清生物标志物外，使用远程电介质传感背心评估肺液体含量与肺毛细血管楔压的有创测量结果密切相关，可能在未来成为心力衰竭住院患者的治疗效果评价靶点。使用手持式床旁超声检查评估肺液体含量以评估充血比生物标志物分析或胸部 X 线检查更敏感。

利尿优化策略（the diuretic optimization strategies evaluation，DOSE）研究结果显示，如果确实有其他客观体征的改善，虽肌酐一过性增加，但不一定影响出院后的结局。肌酐的小幅度升高可能是减轻充血的一种权衡状态，也可能是由于肾素–血管紧张素系统（renin angiotensin system，RAS）或醛固酮拮抗剂逐步滴定增加剂量所引起的，故肾功能并不是评估充血减轻的可靠生物标志物。在容量超负荷减轻但充血，肾功能未改善或持续恶化可能意味着患者处于低心输出量状态，即冷湿，这可通过使用气囊漂浮导管（Swan-Ganz 导管）进行有创血流动力学评估来证实。如果处于低心输出量状态，则必须酌情静脉使用血管扩张剂、正性肌力药物和（或）机械支持。

2. 解除充血

对于湿暖型心力衰竭患者，主要治疗方法是静脉使用袢利尿剂减轻液体容量使体重下降（理想情况下至少为 1 kg/d）。在重度容量超负荷的情况下，肾静脉和内脏充血降低患者利尿剂疗效。根据 DOSE 研究,患者入院后应通过静脉注射、分次给药或持续输注的方式,增加平时口服袢利尿剂总剂量的 250%,以缓解症状,在肾小球滤过率较低的情况下,肾脏更可能对高剂量利尿剂产生反应。在袢利尿剂抵抗的情况下,可采用口服或静脉注射噻嗪类利尿剂来加强利尿。专家共识中《2019ACC 专家共识决策路径:心力衰竭住院患者的风险评估、管理和临床路径》总结了袢利尿剂和噻嗪类利尿剂的目标剂量和递增途径(表 4-1)。如果出现重度高血容量性低钠血症,血清钠低于 125 mmol/L,则最好使用血管加压素拮抗剂托伐普坦。袢利尿剂抵抗背景下的其他治疗策略还包括辅助使用高剂量盐皮质激素拮抗剂,甚至高渗盐水等对抗低氯血症状态下的肾钠潴留。

表 4-1　利尿剂给药方案

分类	药物	常规住院剂量(最大)	门诊常用剂量(最大)
袢利尿剂	布美他尼	0.5～4.0 mg/h Ⅳ,每日 1～3 次(5 mg/剂)	0.5～2.0 mg 口服,每日 1～2 次(10 mg/d)
	呋塞米	0.5～2.0 mg/h Ⅳ,输注(4 mg/h) 40～160 mg Ⅳ,每日 1 次至每日 3 次(200 mg/剂)	20～80 mg 口服,每日 1～2 次(600 mg/d)
	托拉塞米	5～20 mg/h Ⅳ,输注(40 mg/h)	10～40 mg 口服,每日 1 次(200 mg/d)
噻嗪类利尿剂	氯噻嗪	0.5～1g Ⅳ,每日 1～2 次(2 g/d)	不适用
	氢氯噻嗪	25～50 mg 口服,每日 1～2 次(100 mg/d)	25～50 mg 口服,每日 1～2 次(100 mg/d)
	氯噻酮	12.5～25 mg 口服,每日 1～2 次(100 mg/d)	25～50 mg 口服,每日 1～2 次(100 mg/d)
	美托拉宗	2.5～5 mg 口服,每日 1～2 次(20 mg/d)	2.5～5 mg 口服,每日 1 次(20 mg/d)

注:Ⅳ,静脉注射。

3. 其他治疗

现有的循证医学证据明确指出,不支持湿暖型心力衰竭患者使用正性肌力药物或静脉血管扩张剂辅助利尿治疗。如果强化静脉利尿策略未能成功解除患者的充血状态,则在适当选择的患者中,联合肾内科,进行超滤以解除充血,超滤可以在维持血管内容量的同时,通过半透膜将血浆内水分和溶质滤出。进行超滤时,需要慎重考虑多学科团队合作及中心静脉通路、护理和抗凝治疗的需求。

在未发生低血压的情况下,血管扩张剂可作为一线药物联合利尿剂治疗急性心力衰竭的患者,以改善充血性症状。血管扩张剂可分为:①降低前负荷的静脉扩张剂;②降低后负荷的动脉扩张剂;③同时降低前后负荷的血管扩张剂,对静脉和动脉系统均有作用。目前临床上可用的血管扩张剂包括有机硝酸盐(硝酸甘油和硝酸异山梨酯)、硝普钠和奈西立肽。所有这些药物均通过激活平滑肌细胞中的 sGC 起作用,导致细胞内 cGMP 浓度升高,从而导致血管舒张。尽管很少有研究证实血管扩张剂可改善短期和长期预后,但大部分医生在危及生命的情况下仍将其用于稳定失代偿性急性心力衰竭的救治,常见的血管扩张剂及其推荐用法总结见表 4-2。

表 4-2 常见血管扩张剂的主要机制及用法

血管扩张剂种类	主要机制	常用方法	特殊注意事项
硝酸盐	硝酸盐扩张血管的能力随着剂量的变化而变化:低剂量时扩张血管,高剂量时扩张动脉和冠状动脉	硝酸甘油的起始剂量通常为 20 μg/min,每 5~15 分钟快速递增一次,通常以 20 μg/min 的增量或剂量的两倍递增	—
硝普钠	硝普钠推荐用于严重心力衰竭患者和后负荷增加的患者,如高血压性心力衰竭或二尖瓣反流	初始剂量为 0.3 μg/(kg·min),逐步向上滴定至 1~5 μg/(kg·min)	最常见的不良反应与其代谢物如氰化物有关,包括恶心、腹部不适、解离感和烦躁不安
奈西立肽	奈西立肽(重组人 B 型脑利钠肽)可有效扩张静脉和动脉血管,导致静脉和心室充盈压显著降低,心输出量轻度增加	仅限于有充血体征和症状的患者	低血压较常见。此外,可能发生头痛。奈西立肽不能改善急性心力衰竭患者的尿量或肾功能

对于湿冷型心力衰竭的患者,正性肌力药物和血管扩张剂(具有血管舒张特性的正性肌力药物)通过环磷酸腺苷(cyclic adenosine monophosphate, cAMP)介导的正性肌力作用增加心输出量,并通过血管舒张作用降低肺毛细血管楔压。然而,即使是短期使用静脉正性肌力药(地高辛除外)也可使副作用显著增加,如低血压、房性或室性心律失常,以及住院和潜在的长期死亡率增加。这些药物的使用应仅限于心室扩张和射血分数降低的湿冷型患者,对于等待机械循环支持、心室辅助装置或心脏移植的患者,静脉应用正性肌力药可作为预防血流动力学不稳的临时治疗措施,或作为生命维持的桥接方法。应用该类药物时,应该为患者进行心电、血压监护,并尽早停用。

常用的正性肌力药物包括多巴酚丁胺、多巴胺、肾上腺素、磷酸二酯酶抑制剂、左西孟旦。多巴酚丁胺是最常用的正性肌力药,尽管它可能会增加心力衰竭的死亡率。多巴酚丁胺通过激动 β_1 和 β_2 肾上腺素能受体具有多种作用,对 α 受体的作用较小。激动 β 受体能增加细胞内 cAMP 和钙离子,导致正性肌力和变时性增加。低剂量时,受体刺激引起血管舒张,导致全身血管阻力降低和心输出量间接增加。在较高剂量下,活性效应包括血管收缩、静脉容量降低和右心房压力升高。多巴胺作为去甲肾上腺素合成的前体,是肾上腺素能和多巴胺能受体的激动剂,也是去甲肾上腺素摄取的抑制剂,具有复杂的效应,其效应随剂量的不同而显著不同。儿茶酚胺储备耗竭的晚期心力衰竭患者中,多巴胺对心肌正性肌力作用较差。肾上腺素通过与多种肾上腺素能受体结合而发挥作用。肾上腺素是所有肾上腺素能受体的非选择性激动剂,包括主要亚型 α_1、α_2、β_1、β_2 和 β_3。其作用是通过 α_1 受体依赖性血管收缩增加外周阻力,并通过与 β_1 受体结合增加心输出量。肾上腺素增加收缩力的直接效应不依赖于心肌儿茶酚胺储备,使其成为治疗心脏失神经支配移植受者的有效药物。许多特异性磷酸二酯酶抑制剂,如米力农和依诺昔酮,可导致心肌和血管平滑肌细胞 cAMP 浓度升高,适用于左心室功能不全和肺动脉高压患者或移植受体。米力农长期给药患者也可能发生延迟恶化,故应在停药后至少观察 48 小时。左西孟旦作为一种钙增敏剂,通过双重机制作用于心脏,可直接结合心肌细胞中的肌钙蛋白 C,发挥正性肌力作用,还可激活外周血管平滑肌中的 ATP 依赖性钾通道,降低心脏后负荷。一系列Ⅱ期和Ⅲ期研究已经证明了左西孟旦的疗效和安全性,左西孟旦可显著增加心输出量、降低肺毛细血管楔压和后负荷,以及改善呼吸困难症状。在急性心力衰竭患者的生存研究中,共纳入 1 327 例重度心力衰竭患者(85% 的患者为 NYHA Ⅳ级,平均 LVEF 为 24%)与多巴酚丁胺相比,左西孟旦对全因死亡的主要结局具有相似的影响,是否会带来长期生存获益仍有争议。左西孟旦组报告心房颤动、电解质紊乱和头痛的发生率更高,而多巴酚丁胺组显示心力衰竭的发生率增加。

扩张型心肌病患者因急性失代偿性心力衰竭住院同时解决非心脏性合并症,可以进一步改善心力衰竭患者的生活质量。《2017 年中国心力衰竭诊断和治疗指南》,建议心力衰竭患者可考虑静脉补铁治疗缺铁性慢性贫血(对于 NYHA Ⅱ~Ⅲ级的心力衰竭患者,铁蛋白 <100 ng/mL 或 100~300 ng/mL 且转铁蛋白饱和度<20%)。目前,多项新型静脉补铁剂的临床研究正在进行,以证实其降低发病率和死亡率的作用。此外,对于 NYHA Ⅱ~Ⅳ级的心力衰竭患者,如果怀疑存在睡眠呼吸暂停,应进行多导睡眠监测。睡眠呼吸暂停综合征可分为中枢性和阻塞性睡眠呼吸暂停,明确分类后应开始积极的持续气道正压通气,以改善睡眠质量和夜间氧合。

（二）HFrEF 指南指导下的药物治疗

在射血分数小于 40% 的因心力衰竭住院的患者中,继续接受 HFrEF 指南指导的心力衰竭药物治疗(guideline guided medicine treatment for heart failure, GDMT)以维持神经激素拮抗作用显得非常关键。由于患者因急性心力衰竭住院,经过初步治疗后其充血状态已经处于消退期,血容量已经大致接近临床正常状态。此时上调剂量或开始 GDMT 也就显得至关重要,因为这提供了一个优化给药方案的机会,这种早期干预规范化治疗,有利于之后门诊的长期随访,改善出院后长期预后。

慢性 HFrEF 的主要治疗方法是循证支持的三联神经激素拮抗策略(表 4-3)。

表 4-3　HFrEF 循证治疗策略的累积效应

治疗方法	相对风险减少（%）	滴定治疗两年死亡率（%）
不采取治疗方法（不给药）	/	35
ACEI 或 ARB	23	27
β 受体阻滞剂	35	18
醛固酮拮抗剂	30	13
ARNI（替代 ACEI 或 ARB）	16	10.9
SGLT-2I	17	9.1
CRT-D（EF≤35%；QRS≥120 ms）	36	5.8

注:如果使用所有循证医学治疗,累积风险降低:相对风险降低(83.4%);绝对风险降低(29.2%)。

　　CRT-D,植入式再同步治疗心律转复除颤器;EF,射血分数;SGLT-2I,钠-葡萄糖耦联转运体-2 抑制剂。

PARADIGM-HF 研究确定了沙库巴曲/缬沙坦在射血分数低于 35% 的心力衰竭患者中降低心血管死亡和心力衰竭住院率方面优于依那普利。如果在血流动力学上能耐受最低剂量的 ACEI 或 ARB，则首选转换为 ARNI 以最大程度降低死亡率，增加临床获益（表 4-3）。PIONEER-HF 研究发现，与 ACEI 相比，住院期间开始接受 ARNI 治疗的患者，其 NT-proBNP 持续降低的幅度更大。PROVE-HF 研究进一步强化了应尽早启动向 ARNI 转变。该研究表明，随着使用 ARNI，NT-proBNP 水平降低，逆转心脏重构。

《2013 年 ACCF/AHA 心力衰竭管理指南》还指出，在任何不能耐受 ACEI 或 ARB 的个体（由于药物不耐受、肾功能不全、低血压或高钾血症）中，应考虑使用肼屈嗪和硝酸异山梨酯联合治疗代替方案。在 NYHA Ⅱ级或以上、窦性心律、尽管使用了最大耐受剂量的 β 受体阻滞剂但心率仍大于 70 次/分的 HFrEF 患者中，应该及时使用伊伐布雷定，因为伊伐布雷定能降低心力衰竭住院率和发病率。近期 DAPA-HF 等众多研究结果显示，无论患者糖化血红蛋白水平如何，SGLT-2I 都能降低所有心力衰竭患者的死亡率和心力衰竭住院率，《2013 年 ACCF/AHA 心力衰竭管理指南》纳入 SGLT-2I 类药物使 HFrEF 的最佳 GDMT 从包括至少 3 种药物类别（ACEI/ARB 或 ARNI、β 受体阻滞剂和醛固酮拮抗剂）转变为至少 4 种药物类别。

因心力衰竭住院扩张型心肌病患者需要在出院前评估 ICD、CRT 和经皮二尖瓣反流修复术的获益。对于射血分数低于 35% 的 HFrEF 患者，评估是否需要 ICD 治疗，以预防心源性猝死；对于射血分数低于 35%、左束支和 QRS 持续时间大于 150 ms，尽管接受了至少 3 个月的最大耐受 GDMT 但仍有心力衰竭症状的患者，可考虑进行 CRT。对于重度功能性二尖瓣反流伴持续性心力衰竭症状或反复住院的 HFrEF 患者，尽管接受了最大耐受剂量 GDMT、充分的解除充血、CRT，但仍应由心脏团队评估经皮缘对缘二尖瓣修复的价值，对于已经充分进行医疗策略优化和装置治疗，但仍被认为预后不良的患者，心脏团队还需要考虑左心室辅助装置或心脏移植。

（三）射血分数保留性心力衰竭（HFpEF）指南指导下的药物治疗

《2013 年 ACCF/AHA 心力衰竭管理指南》将射血分数大于 50% 的心力衰竭定义为射血分类保留性心力衰竭（heart failure with preserved ejection fraction，HFpEF）。随着社会老龄化程度的加剧，HFpEF 的发病率正逐步增加。迄今，HFpEF 的多项临床研究均未能得出降低死亡率、改善预后的结果。尽管扩张型心肌病绝大部分患者不属于此类心力衰竭，但鉴于目前心力衰竭住院患者中有近 50% 是 HFpEF 患者，故在本章节中简要介绍。干预措施包括根据临床实践指南使用利尿剂减轻充血、充分控制血压、心肌缺血情况下冠脉血运重建、心房颤动、心率和节律控制。

鉴于 HFpEF 综合征呈现出显著的异质性，故并非所有 HFpEF 综合征可以通过单一治疗策略进行管理。该综合征常通常包括合并心肌病、慢性肾病、肥胖、肺功能受损和骨骼肌储备减少。消除充血后，检查临床特征和使用超声心动图评估心肌力学和应变/形变成像可以揭示 HFpEF 诊断的各种表型组。识别心肌舒张功能受损、心脏代谢受损和心肾综合征合并右心室功能不良，有助于指导制订潜在的治疗方案。Shah 等提出了各种 HFpEF 综合征的分层递进管理路径，综合考虑了临床特征、非心源性和心源性合并症的诊断，有助于优化治疗（表 4-4）。

表 4-4 应用易感性和临床表现表型矩阵制订的表型特异性 HFpEF 治疗策略

		HFpEF 临床表现表型				
		肺充血	合并变时功能不全	合并肺动脉高压（CpcPH）	合并骨骼肌无力	合并心房颤动
HFpEF 易感表型	超重/肥胖/代谢综合征/2 型糖尿病	（1）利尿剂（袢利尿剂在 DM 中） （2）热量限制 （3）他汀类药物 （4）亚硝酸盐/硝酸盐类药物 （5）沙库巴曲 （6）螺内酯	联合频率适应性心房起搏	联合肺血管扩张剂（如 PDE5I）	联合运动训练计划	联合复律、心率控制和抗凝
	高血压	ACEI/ARB	ACEI/ARB 联合频率适应性心房起搏	ACEI/ARB 联合肺血管扩张剂（如 PDE5I）	ACEI/ARB 联合运动训练计划	ACEI/ARB 联合复律、心率控制和抗凝
	肾功能不全	超滤（如需要）	超滤（如需要）联合频率适应性心房起搏	超滤（如需要）联合肺血管扩张剂（如 PDE5I）	超滤（如需要）联合运动训练计划	超滤（如需要）联合复律、心率控制、抗凝
	CAD	ACEI 和血运重建	ACEI、血运重建联合频率适应性心房起搏	ACEI、血运重建联合肺血管扩张剂（如 PDE5I）	ACEI、血运重建联合运动训练计划	ACEI、血运重建联合复律、心率控制和抗凝

注：CAD，冠状动脉疾病；CpcPH，毛细血管前和毛细血管后联合肺动脉高压；DM，糖尿病；PDE5I，磷酸二酯酶-5 抑制剂。

（四）2021 欧洲心脏病学会诊断和治疗急性和慢性心力衰竭的最新版指南重要更新

依据新的循证医学证据，2021 年 8 月 27 日欧洲心脏病学会颁布了 2016 年以来的新版心力衰竭指南，该指南的更新受到了国内外的广泛关注。本次指南更新内容包括：重新定义了射血分数中间值的心力衰竭（heart failure with mid-range ejection fraction，HFmrEF）；对 HFrEF 简化了治疗策略，并提出根据不同表型（不同病因和合并症）进行治疗；对急性心力衰竭提出新的分类和治疗策略。同时根据最新的研究证据，分别在药物治疗和器械治疗等方面进行了更新。

1. HFmrEF 的重新定义

LVEF 为 40%~49% 的心力衰竭，在 2016 版指南中首次被定义为射血分数中间值（mid-range）的心力衰竭，即 HFmrEF，并指出其临床特征、病理生理学特点和治疗策略还需进一步研究。随着近年来 CHARM、TOPCAT 和 PARAGON-HF 研究结果的公布，新指南将 HFmrEF 定义为射血分数轻度下降（mild-reduced）的心力衰竭，治疗上更倾向于 HFrEF，并首次对 HFmrEF 进行药物推荐。对于有充血症状和体征的 NYHA Ⅱ~Ⅳ级的 HFmrEF 患者，利尿剂作为Ⅰ类推荐（C 级）；能够改善 HFrEF 预后的 ACEI/ARB/ARNI、β 受体阻滞剂、醛固酮受体拮抗剂均可考虑用于治疗 HFmrEF(Ⅱb,C 级)。

2. HFrEF 治疗推荐更新

(1)药物治疗

1)SGLT-2I:药物治疗是 HFrEF 的基石,ACEI/ARNI、β 受体阻滞剂、醛固酮受体拮抗剂仍是 HFrEF 经典基础用药。随着近年来 SGLT-2I 相关研究的公布,用于糖尿病治疗的 SGLT-2I 逐渐成为治疗心力衰竭和肾脏疾病的药物。新指南建议,无论 HFrEF 是否合并糖尿病,除非有心力衰竭或不耐受,SGLT-2I(恩格列净、达格列净)均可应用于 HFrEF 的治疗(Ⅰ,A 级),标志着心力衰竭治疗由"金三角"转变为"新四联"。同时该药物能额外减轻充血症状。

2)维立西呱:通过刺激 NO-sGC-cGMP 信号通路,改善心肌收缩性,抑制心肌重构,从而治疗心力衰竭。维立西呱具有增加 cGMP 的双重机制:一方面通过与一氧化氮无关的结合位点直接刺激 sGC;另一方面通过稳定 NO-sGC 结合位点使 sGC 对内源性一氧化氮敏感,从而产生对心脏的多维保护作用,而增加体内 cGMP 含量可逆转血管和心肌纤维化、心肌细胞肥大,改善心肾功能,促进全身血管舒张以降低心室前后负荷。基于维多利亚(VICTORIA)试验结果,新指南推荐,NYHA Ⅱ～Ⅳ级已经接受心力衰竭标准治疗的基础上仍出现心力衰竭恶化的 HFrEF 患者可考虑使用维立西呱,以降低心血管死亡或心力衰竭住院的风险(Ⅱb, B 级)。

目前临床上治疗心力衰竭是以阻断 RAS 和交感神经系统为基础,尤其是沙库巴曲/缬沙坦,由于其良好的耐受性及独特的作用机制,目前临床广泛应用于 HFrEF 的治疗。但是,临床研究显示,沙库巴曲/缬沙坦对于重度恶化型心力衰竭患者的效果尚不理想。而通过 VICTORIA 试验来看,维立西呱对于重度恶化型心力衰竭疗效显著;从药理分析来看,维立西呱与沙库巴曲/缬沙坦不会相互作用。此外,SGLT-2I 类药物恩格列净对于心力衰竭不合并糖尿病患者同样疗效显著。将来如果维立西呱投入临床应用,或可与沙库巴曲/缬沙坦、恩格列净形成优势互补,并在结合心力衰竭治疗指南的情况下进一步降低心力衰竭的发病率及住院率。

(2)简化 HFrEF 的治疗策略并根据不同表型治疗

新指南提出的 HFrEF"新四联"方案,并未指明这些药物的应用顺序,更多强调早期应用并滴定。同时建议应根据不同病因和合并症情况选择合适的治疗,如根据是否合并铁缺乏、肿瘤、糖尿病等,提出新的治疗推荐。特别是铁缺乏方面,新指南推荐所有心力衰竭患者均应筛查是否存在铁缺乏(Ⅰ),同时建议有缺铁证据时,应考虑静脉补铁(Ⅱa)。

(3)非药物方面

1)器械植入:对于非缺血病因,规范化药物治疗大于 3 个月,LVEF 仍低于 35% 的心力衰竭患者,ICD 植入推荐级别由 Ⅰ类降为 Ⅱa 类。对窦性心律,左束支传导阻滞(left bundle branch block,LBBB)且 QRS 为 130～149 ms 的 EF 低于 35% 的患者,CRT 植入推荐级别也由 Ⅰ类降为 Ⅱa 类。对已植入传统起搏器/ICD,EF 低于 35%,心力衰竭标准治疗后仍有恶化的患者,可升级 CRT,推荐级别由 Ⅱb 升为 Ⅱa 类。

2）二尖瓣修复术：对药物治疗无效,继发性中重度二尖瓣反流,解剖条件合适的部分HFrEF患者应考虑经皮缘对缘二尖瓣修复术(Ⅱa)。

3）心房颤动消融术：对于阵发性或持续性心房颤动与心力衰竭症状恶化有明确联系的情况下,药物治疗效果欠佳,可考虑应用导管消融术来预防或治疗心房颤动,证据级别由Ⅱb提高至Ⅱa类。

3. HFpEF治疗推荐更新

对HFpEF的治疗,近几年进展不多,新指南强调了应重点筛查并治疗病因、心血管及非心血管合并症(Ⅰ)。

EMPEROR-Preserved研究发布的结果显示,无论是否有糖尿病,恩格列净均可降低HFpEF患者心血管死亡和心力衰竭住院风险,堪称里程碑式研究,后续期待已久的DELIVER研究再次展示了SGLT-2i对HFpEF的临床预后改善作用。

4. 心力衰竭的随访管理

《2018中国心力衰竭诊断和治疗指南》特别指出应在出院前评估容量状态并优化治疗,出院前使用或优化标准治疗方案,并应在出院后1~2周早期随访,以上均为Ⅰ类推荐。对于心力衰竭的预防和监测方面,指南强调了患者自我管理、家庭管理和门诊随访管理策略,推荐患者参加心力衰竭管理项目来降低心力衰竭入院率和死亡率。

5. 急性心力衰竭的新分类

《2018中国心力衰竭诊断和治疗指南》将急性心力衰竭按4个不同临床表现分为：急性失代偿性心力衰竭、急性肺水肿、孤立性右心力衰竭及心源性休克。针对不同类型的心力衰竭给出了相应的管理流程。

此外,基于ATTR-ACT试验结果,指南推荐氯苯唑酸(Vyndaqel,tafamidis)治疗遗传性或野生型转甲状腺素心脏淀粉样变,NYHA Ⅰ~Ⅱ级的心力衰竭患者(Ⅰ,B级)。野生型转甲状腺素心脏淀粉样变是临床上容易漏诊和误诊的疾病,需引起临床医生的关注。

二、针对心律失常的药物治疗

扩张型心肌病包括了多种心脏疾病,其特征为左心室扩张和左心室功能严重受损。LVEF的降低表现为低心输出量,进而引起器官衰竭和死亡风险增加；心源性猝死正逐步成为扩张型心肌病面临的主要挑战。

室性心律失常是扩张型心肌病患者中的一种常见临床事件,从室性期前收缩、非持续性室性心动过速到室性心动过速。

（一）β受体阻滞剂

β受体阻滞剂是扩张型心肌病治疗的基础。已证明β受体阻滞剂可改善功能状态,以及增加LVEF和降低死亡率。重要的是,已证实β受体阻滞剂可减少室性心律失常。在对4项β受体阻滞剂治疗心力衰竭的随机研究进行的荟萃分析中,猝死显著减少。猝死的降低幅度在缺血性心肌病和非缺血性扩张型心肌病患者中,β受体阻滞剂的作用相似。在一项纳入24 779例患者的30项随机研究的荟萃分析中,与安慰剂相比,β受体阻滞剂与SCD

显著降低相关。β受体阻滞剂对SCD和VT/VF有显著的保护作用。43例扩张型心肌病患者接受β受体阻滞剂治疗可预防1例SCD。β受体阻滞剂可显著降低室性期前收缩和非持续性室性心动过速。

（二）索他洛尔

索他洛尔被认为只是一种β受体阻滞剂，近来研究表明还具有Ⅱ、Ⅲ类抗心律失常药特性。在缺血性心肌病患者中，索他洛尔对抑制室性心律失常有效。在40例缺血性和扩张型心肌病患者的比较分析中，与扩张型心肌病相比，索他洛尔在预防缺血性疾病诱发室性心动过速方面更有效（65% vs. 29%；$P<0.05$）。扩张型心肌病患者中电风暴的发生率高于缺血性心肌病患者（41% vs. 13%；$P<0.05$），根据心内电生理检查评估，所有扩张型心肌病患者中电风暴患者（$n=10$）均对索他洛尔无应答。此外，通常应避免在LVEF低于40%的患者中使用索他洛尔，这也限制了其在扩张型心肌病中的使用。

（三）美西律

美西律是一种口服的活性利多卡因同类药物，其具有典型的Ⅰb类抗心律失常药物的特性。药理学上，口服生物利用度约为90%，2小时后观察到峰值水平。在60%以上使用美西律的患者中，可见室性期前收缩减少80%。美西律属Ⅰb类抗心律失常药物，药物活性与利多卡因相似。药代动力学显示，美西律口服生物利用度约为90%，2小时左右达到峰值水平。主要用于室性期前收缩、室性心动过速等患者。与β受体阻滞剂或胺碘酮联合使用时，可协同预防室性心律失常。

（四）胺碘酮

胺碘酮是一种碘化苯并呋喃衍生物，可有效预防室性心律失常。胺碘酮延长动作电位时程，增加心房、房室结、心室组织不应期。在一项随访期为6~52个月的室性心律失常研究中共纳入154例患者，69%的患者使用胺碘酮后室性心律失常未复发。在另一项对65例扩张型心肌病患者进行的3年随访研究中，75%的患者的室性期前收缩显著减少，室性心动过速的频率和严重程度显著降低。在一项674例患者的随机研究中，胺碘酮有效抑制了室性心律失常并改善了心功能，在非缺血性心肌病患者中有降低死亡率的趋势。胺碘酮使用的主要限制是不良事件的发生率高，易导致心动过缓，主要累及甲状腺、神经系统、皮肤、眼等。

三、针对血栓的药物治疗

抗栓治疗大致分为抗血小板药物治疗和抗凝药物治疗。冠状动脉疾病和心房颤动等疾病应用抗栓治疗后临床预后可得到显著改善，对HFrEF或HFpEF类型的心力衰竭疾病的进展和相关预后的影响仍存在争议。

（一）扩张型心肌病引起心力衰竭中凝血异常的病理生理学机制

心力衰竭中诱导血栓前状态的主要机制见图4-1。

（二）扩张型心肌病引起心力衰竭的血栓形成风险：流行病学依据

扩张型心肌病引起心力衰竭血栓形成风险增加的主要临床表现是缺血性卒中，尤其是心腔内血栓形成导致的血栓栓塞性卒中。在鹿特丹研究中，诊断为心力衰竭与第一个月内

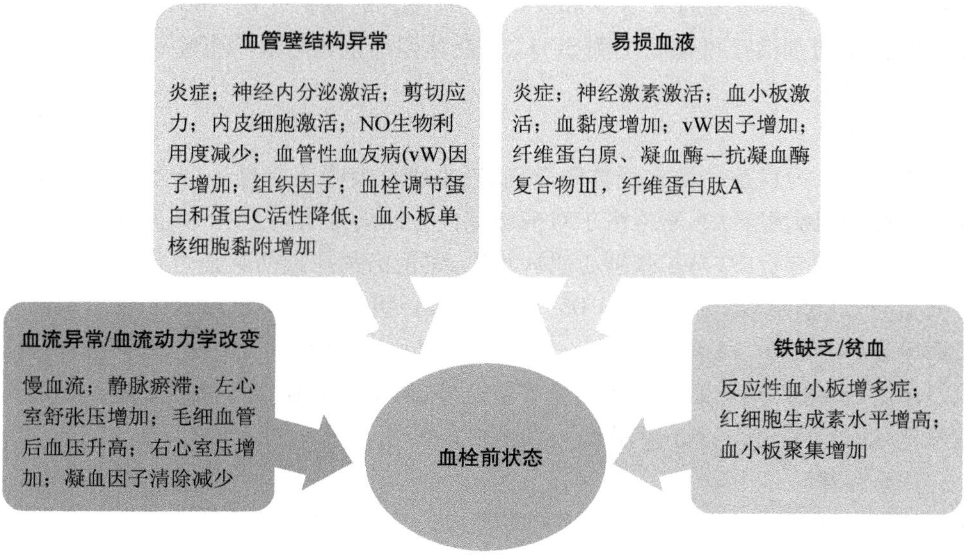

血管壁结构异常

炎症；神经内分泌激活；剪切应力；内皮细胞激活；NO生物利用度减少；血管性血友病(vW)因子增加；组织因子；血栓调节蛋白和蛋白C活性降低；血小板单核细胞黏附增加

易损血液

炎症；神经激素激活；血小板激活；血黏度增加；vW因子增加；纤维蛋白原、凝血酶－抗凝血酶复合物Ⅲ，纤维蛋白肽A

血流异常/血流动力学改变

慢血流；静脉瘀滞；左心室舒张压增加；毛细血管后血压升高；右心室压增加；凝血因子清除减少

血栓前状态

铁缺乏/贫血

反应性血小板增多症；红细胞生成素水平增高；血小板聚集增加

图 4-1　心力衰竭致血栓前状态的机制

缺血性卒中风险增加 5 倍相关,但这种关系在 0.5~6 年后失去统计学意义。丹麦一项大型研究表明,在首次因心力衰竭住院的患者中,第 1 年缺血性卒中风险为 1.4%,前 5 年为 3.9%,与一般(非心力衰竭)人群相比,相当于长期风险增加 1.5~2.1 倍。最近的心力衰竭研究中报告的卒中率大致范围为每年 1%~3.5%,而在美国大型老年患者队列(≥65 岁)中的发生率仅为每年 0.55%。在大多数心力衰竭研究中,不同数量的受试者患有心房颤动,故存在由心力衰竭本身带来的卒中风险偏差。

慢性 HFpEF 患者人群随机对照研究报告显示心肌梗死发生率为 2.3%~2.8%。一项依普利酮治疗轻度心力衰竭患者住院和生存率的研究发现,心肌梗死报告率约为 2.8%(中位随访 21 个月)。一项评估利伐沙班在失代偿性心力衰竭发作后降低受试者死亡、心肌梗死或卒中风险的有效性和安全性的研究为 2.3%。

心力衰竭是深静脉血栓、肺栓塞的高危因素之一。一项在超过 10 万例深静脉血栓/肺栓塞患者中开展的大型研究得到证实,*OR* 分别为 1.6、2.6 和 1.6。而在心力衰竭住院患者中报告的静脉造影证实的深静脉血栓发生率高达 22%。一项荟萃分析报告了住院心力衰竭患者的中位深静脉血栓发生率为 2.48%。

心力衰竭患者中心房颤动的存在显著增加了相关的血栓形成风险。心房颤动和心力衰竭经常同时存在,甚至互为因果、互相促进。新发心房颤动患者的 1/3 患有心力衰竭,超过一半的新发心力衰竭患者患有心房颤动。心力衰竭患者中心房颤动的患病率范围为 6%~50%,似乎与 NYHA 高度相关,NYHA Ⅳ级的患病率与上限相对应,NYHA Ⅱ~Ⅲ级患者的心房颤动患病率为 15%~35%。

心力衰竭和心房颤动共存加重了血栓栓塞风险。心房颤动通常是血栓栓塞性卒中和血栓栓塞事件的主要原因。与一般人群相比,心房颤动患者的卒中风险增加 4~5 倍,心房颤

动占所有卒中的 20%～30%。在心力衰竭患者中,心房颤动的存在与卒中发生率增加 2～3
倍相关。心房颤动患者的卒中预防研究显示,与无心力衰竭的心房颤动相比,伴随心力衰竭
的心房颤动患者卒中风险几乎增加了 3 倍。心力衰竭是房颤率中风险评分(CHA$_2$DS$_2$ -
VASc 评分)的组分之一,可识别血栓栓塞高风险的心房颤动患者。

　　总之,大量临床数据表明心力衰竭患者中动脉血栓形成/血栓栓塞事件(缺血性卒中和
心肌梗死)的发生率升高。某些研究表明,事件发生率与疾病严重程度呈正相关,但关于该
问题的结果尚不一致。此外,心力衰竭与深静脉血栓、肺栓塞风险增加相关。同时存在心房
颤动和心力衰竭的人群中,心房颤动会进一步增加心力衰竭患者的血栓栓塞风险。

　　(三) 抗血小板药物在扩张型心肌病中的作用

　　心力衰竭合并冠状动脉疾病、脑血管疾病及其他类型外周动脉疾病时,通常需要给予抗
血小板药物治疗。阿司匹林和氯吡格雷已有明确的血管疾病二级预防的适应证,无论是否
合并存在心力衰竭均应该使用。但是,目前没有随机研究数据支持在无其他抗血栓治疗适
应证的心力衰竭患者中应用抗血小板药物可以起到有益作用。对心力衰竭患者进行阿司匹
林预防血栓栓塞的随机对照研究要么规模较小,不足以检测出有阳性意义的临床结局,要么
没有安慰剂组,仅将阿司匹林与华法林相对比。此外,入选研究患者的冠状动脉疾病患病率
普遍较高。同阿司匹林相似,氯吡格雷同样缺乏依据可用于无其他抗血栓治疗适应证的心
力衰竭患者。

　　(四) 扩张型心肌病的抗凝治疗*

　　1. 合并心房颤动的心力衰竭患者

　　在心力衰竭患者(和一般人群)中给予抗凝药物最常见的原因是预防心房颤动引起的血
栓栓塞。心力衰竭是 CHA$_2$DS$_2$ - VASc 评分的组分之一,故心房颤动患者的 CHA$_2$DS$_2$ -
VASc 评分中男性>2 分,女性≥3 分,应接受抗凝治疗。维生素 K 拮抗剂(代表药物:华法
林)适用于预防心房颤动、瓣膜置换术后引起的血栓栓塞并发症。此类药作用强,需要监测
国际标准化比值(international normalized ratio, INR),故 VKA 使用已逐年减少,被非维生素
K 拮抗剂口服抗凝剂(non-vitamin K antagonist-oral anticoagulant, NOAC)替代,代表药物有达
比加群酯、艾多沙班、利伐沙班等。但是,VKA 仍然是一种可靠的替代疗法,尤其是在使用
DOAC 有禁忌的人群中,如机械瓣膜或晚期慢性肾病患者中。

　　2. 不合并心房颤动的心力衰竭患者

　　除伴有心房颤动的心力衰竭患者外,VKA 也被用于伴有窦性心律的扩张型心肌病患
者,主要用于 HFrEF,旨在预防心力衰竭诱发的血栓栓塞。

　　但尚未确定在窦性心律的 HFrEF 患者中给予抗凝药物能明确获益。目前的证据表明,
HFrEF 本身并不是开始抗凝治疗的适应证,不是由于预防卒中无效,而是由于潜在获益会被
出血并发症增加所抵消。从病理生理学角度来看,可以假设 HFrEF 患者肝/肾功能不全的发
生率更高,在血栓形成和出血之间建立了微妙的平衡,滥用抗凝药物后会显著倾向于出血,

---

　　* 即维生素 K 拮抗剂(vitamin K antagonist, VKA)的作用。

以至于不能获得任何有临床意义的获益。既往一些指南未排除心力衰竭中抗凝治疗的可能性，但建议类别较低，甚至涉及患者的偏好和意见。但是，在 2012 年 WARCEF 研究（华法林及阿司匹林在窦性心律的心力衰竭患者中的疗效和安全性研究）结果发布后，当前心力衰竭指南不推荐仅因心力衰竭就进行抗凝治疗。

最后，强烈建议心力衰竭住院患者接受预防性抗凝治疗。心力衰竭是静脉血栓形成和肺栓塞的高危因素之一，尤其是在住院治疗的情况下。预防性抗凝治疗通常可降低住院患者的深静脉血栓和肺栓塞发生率，尤其是可降低心力衰竭患者的深静脉血栓发生率。根据一项荟萃分析，未接受血栓预防的住院心力衰竭患者深静脉血栓发生率为 3.73%，而如果进行血栓预防，则为 1.47%。因此，非抗凝的心力衰竭住院患者在出院前应给予预防剂量的肝素，通常为低分子量肝素，如依诺肝素。

（五）NOAC 在心力衰竭中的作用

近十年，NOAC 批准用于预防非瓣膜性心房颤动血栓栓塞的抗凝药物。目前市场上可获得的这类药物为达比加群、利伐沙班、阿哌沙班和依度沙班。与 VKA 相反，NOAC 的实际抗凝作用可预测，与饮食习惯无关。因此，以标准剂量给药，不需要频繁进行凝血参数的实验室测量。

尽管在伴有心房颤动的心力衰竭患者中使用 NOAC 观察到了良好结果，但迄今尚无研究检验这些药物在无任何其他抗血栓治疗适应证的窦性心律心力衰竭患者中是否有益。现有证据仅限于心力衰竭合并血管疾病患者。

NOAC 在无心房颤动的心力衰竭患者中是否发挥作用仍是一个需要商榷的问题。

四、中医药治疗的进展

慢性心力衰竭属于中医学"心积""心水"范畴。近年来，临床上使用中药治疗慢性心力衰竭取得了一定的进展。芪苈强心胶囊是在中医学络病理论指导下，经过多年临床研究、验证而形成的中药复方制剂，用于治疗心力衰竭证属阳气虚乏、络瘀水停者。芪苈强心胶囊以黄芪、制附子为君，益气温阳以治病之本。臣药人参益气通络，与黄芪相须为用，共奏补气升阳之功；丹参佐以红花活血行血，通利脉络；葶苈子佐以香加皮、泽泻，利水消肿并强心。佐药玉竹养心阴以防利水伤正，陈皮畅气机以防壅补气滞。桂枝温阳通络兼引药入络，用为使药。诸药合效则心气充，阳气复，脉络通，水肿消，心慌气短、不能平卧、尿少水肿诸症自除。在中医脉络学说指导下研发的中药复方制剂芪苈强心胶囊具有益气温阳、活血通络、利水消肿的功效，对慢性心力衰竭的治疗具有显著效果。现代研究表明，芪苈强心胶囊具有强心，利尿，抑制神经内分泌系统过度激活，抑制炎症反应、心肌纤维化、细胞凋亡和自噬，改善心肌能量代谢，促进血管新生，改善内皮功能，抑制心室重构等作用。一项多中心、随机、双盲、安慰剂平行对照试验显示给予慢性心力衰竭患者芪苈强心胶囊后较安慰剂组明显降低了血浆 NT - proBNP 水平。此外，芪苈强心胶囊治疗组在 NYHA、LVEF、6 分钟步行距离及生活质量等方面的改善均优于安慰剂组同。芪苈强心胶囊的成果使我们认识到，应进一步深化和拓展中医药对慢性心力衰竭的治疗作用。

第二节　扩张型心肌病的病因治疗

一、概述

心力衰竭是心血管疾病死亡和发病的主要原因。明确扩张型心肌病的病理生理学诊断是根据病因学进行特异性个体化治疗的先决条件。虽然传统上认为扩张型心肌病是遗传性疾病，但目前有越来越多的证据指出扩张型心肌病是一个多因素决定的临床综合征。因此，可通过上游治疗、改变生活方式、抗炎/抗病毒治疗、基因治疗、干细胞治疗等多种针对病因的措施，形成综合性治疗方案，改善患者预后，提高患者生活质量。

二、上游治疗及改变生活方式

充血性心力衰竭临床综合征的主要表现为心功能不全时，尽管总血容量增加，但有效循环血容量减少，导致持续的神经-内分泌激活。中枢神经交感神经系统、RAAS 和精氨酸加压素系统激活，对心力衰竭发生和发展起到重要的作用。心力衰竭治疗的最终目标也就是打破这一恶性循环。

（一）交感神经系统

去甲肾上腺素浓度升高可通过直接刺激 α 或 β 肾上腺素能受体或通过激活 RAAS 导致心肌细胞肥大。长期使用 β 肾上腺素能受体阻滞剂可以改善心力衰竭患者的左心室功能。卡维地洛是一种非选择性 β 受体阻滞剂，可用于治疗 NYHA Ⅱ～Ⅲ级患者，并有效降低住院率和死亡率。NYHA Ⅳ级患者也可能从卡维地洛的治疗中获益，但由于开始治疗和剂量调整期间可能增加不良事件，因此必须密切观察。

在心功能不全用比索洛尔 Ⅰ 和 Ⅱ 的研究（the cardial insuliciency bisoprolol study Ⅰ/Ⅱ）中，NYHA Ⅲ级患者（NYHA Ⅳ级患者影响较小）采用比索洛尔目标维持剂量 10 mg 治疗，观察到左心室功能改善，发病率和死亡率降低。CIBIS Ⅱ 研究的亚组分析证实，无论年龄，NYHA，是否存在糖尿病、肾损害，以及洋地黄、胺碘酮或醛固酮拮抗剂辅助治疗，使用比索洛尔都可获益。

此外，美托洛尔控释/缓释剂型对慢性心力衰竭的随机干预试验结果显示 β1 受体阻滞剂美托洛尔用于 NYHA Ⅲ级和Ⅳ级患者改善长期预后降低死亡率，其有益效应目标剂量为 200 mg。头对头对照研究显示，卡维地洛和美托洛尔对心力衰竭均有明显获益，尽管卡维地洛降血压的幅度大于美托洛尔，但两种药物之间无显著差异。

（二）肾素-血管紧张素-醛固酮调节

心力衰竭时，有效血流量下降导致肾脏灌注水平不足，肾血管收缩，肾小球滤过率降低，RAAS 系统被激活。近端小管钠和水吸收增加，远端输送减少，在大多数患者中，RAAS 的活性增加与心力衰竭程度相关。

在过去 20 年多项随机研究,均证实 ACEI 能降低后负荷,减少心肌细胞重构和纤维化,降低心力衰竭患者的死亡率和改善心室功能。血管紧张素受体脑啡肽酶抑制剂 ARNI 具有 ARB 和 NEP 抑制剂的双重作用,可以同时抑制血管紧张素的不利作用,发挥利钠肽的有利作用,治疗心力衰竭获益更明显。

醛固酮受体拮抗剂,如螺内酯或依普利酮对重度充血性心力衰竭存在有益的神经体液调节作用,可降低死亡率并改善功能。

三、抗炎/抗病毒治疗

扩张型心肌病是一组异质性心肌疾病,临床上以心室扩张和收缩功能障碍为特征。特发性 DCM 中,病因尚未进一步明确。对心内膜活栓明确诊断心肌炎的患者进行研究,发现心肌病毒感染触发心肌炎并进展为炎症后 DCM 的证据。目前鉴定出的 DCM 感染性病原体是细小病毒 B19、人类疱疹病毒 6、EBV。细胞和抗体介导的免疫反应均发挥重要作用。

对于伴有自身反应性心肌炎症的 DCM 患者,免疫抑制治疗可能获益。欧州心脏炎症性疾病流行病学和治疗研究(ESETCID)是一项双盲、随机、安慰剂对照研究,在基线 LVEF <45% 的患者中使用泼尼松龙和硫唑嘌呤免疫抑制治疗 6 个月后射血分数和主要心脏不良事件呈积极趋势,随访 1 年后有显著获益。此外,一项小型开放性研究发现,通过免疫吸附去除循环自身抗体可改善心脏功能并减少心肌炎症。

总之,在疑似炎性 DCM,只有心内膜心肌活检才能对病毒阳性或阴性患者进行鉴别。抗炎/抗病毒和免疫治疗目前尚缺乏循证医学证据。

四、基因治疗

扩张型心肌病的病因可分为遗传性或非遗传性因素。特发性扩张型心肌病是指遗传性心肌病,其中家族性遗传性心肌病是特发性扩张型心肌病的主要类型,约占特发性扩张型心肌病的 50%。目前已报道 60 多个特发性扩张型心肌病的致病基因,其中大部分影响心肌、核酸蛋白、心肌细胞离子通道、心脏发育等。约 25% 的扩张型心肌病患者是由基因突变的遗传因素引起的,提示遗传缺陷在扩张型心肌病的发病中起重要作用。目前已知的扩张型心肌病致病基因与编码肌节、Z 线、细胞骨架、线粒体、RNA 结合蛋白、肌质网和核膜等相关。

TTN 是扩张型心肌病最常见的致病基因,约占扩张型心肌病致病基因的 25%。患者通常在 40 岁之前出现典型的临床症状。TTN 基因编码的 Titin 蛋白是人体最大的蛋白(4 200 kDa),是含量第三大的肌球蛋白。与家族性扩张型心肌病相关的影响肌节功能的致病基因还包括 MYBPC3、MYH7、TNNC1、TNNI3、TNNT2、TPM1、LDB3、TTR 等。

基因检测结果对于评估无症状家族成员未来患病风险具有重要意义。目前进入临床试验阶段治疗心力衰竭的基因有 SERCAa 基因、腺苷酸环化酶 6(adenyl cyclase 6,AC6)基因和基质细胞衍生因子 1(stromal cell-derived factor - 1,SDF - 1)基因。其中 SERCA2a 与 AC6 基因分别用腺病毒 1 与腺病毒 5 装载,并通过介入由冠状动脉内注入。SDF - 1 基因由质粒装载通过介入由心内膜面直接注入。

SERCA2a 基因能促进心肌细胞的肌质网重新摄取钙离子，Ⅱ 期临床研究结果显示，其不良事件发生率与安慰剂组比较无差异。疗效方面，与安慰剂比较，未能达到改善心力衰竭住院情况、死亡、心脏移植、辅助设备植入情况的研究终点，而 AC6 通过促进 cAMP 水平升高原理改善心功能。其不良事件与安慰剂组比较也没有统计学差异。进一步随访 12 个月，与安慰剂比较，AC6 组患者的 LVEF 值上升且 dP/dt 下降。SDF-1 能促进损伤心肌组织血管生成，促进缺血心肌修复，抑制损伤心肌死亡。研究结果显示，不良事件与安慰剂组比较无差异。随访 12 个月，与安慰剂组比较，LVEF<26% 的 30 mg 组患者出现 LVEF 改善。

五、干细胞治疗

干细胞治疗已在急性心肌梗死和慢性缺血性心脏病治疗中显示出了潜在的获益。干细胞治疗的机制包括干细胞分化为心肌细胞、激活固有的心肌细胞、旁分泌的影响和血管生成。

尽管已经在缺血性心肌病背景下进行了大量研究，涉及近 1 000 例患者，包括一些随机和盲法研究，但在非缺血性扩张型心肌病患者中进行的细胞治疗研究非常少。所有报告的扩张型心肌病研究均为 Ⅰ 期研究，仅仅解决了安全性和可行性问题。干细胞可能用于改善充血性心力衰竭和 LVEF 降低患者的预后是一个值得关注的热点。由于合适的实验模型数量较少，干细胞治疗扩张型心肌病的临床前研究受到了限制。此外，无临床研究显示干细胞治疗可改善扩张型心肌病患者的临床预后。

六、多学科团队协作

最终，大多数扩张性心肌病患者的心力衰竭会发生进展，五年死亡率接近 50%。通过专业人员之间的心脏病团队合作，进行多学科治疗和综合管理是合理的选择。通常扩张型心肌病团队需要包括心力衰竭专家、康复专家、心外科专家、电生理专家、遗传学专家、护理人员、营养专家、社区医师等。当然，获得患者本人和家属的支持也非常重要，这就需要细致的沟通和日常科普宣传，以增加依从性。

第三节　扩张型心肌病的非药物治疗

对于最佳优化药物治疗无效的扩张型心肌病患者，应考虑心脏移植，对于不适合移植的患者，左心室辅助装置可作为过渡或"最终"治疗。此外，可考虑植入 ICD 作为 SCD 的一级预防，CRT 也是《2018 中国心力衰竭诊断和治疗指南》的推荐方法。本节将详细介绍扩张型心肌病患者晚期心力衰竭非药物治疗的主要选择，从 CRT 到心房颤动或室性心动过速消融，从心室辅助装置到心脏移植，以及从超滤到经皮二尖瓣修复术。

一、晚期心力衰竭的定义

欧洲心脏病学会心力衰竭协会将晚期心力衰竭定义为尽管接受了指南指导的最佳治疗,仍以严重和持续症状为特征的慢性心力衰竭(NYHA Ⅲ~Ⅳ级);重度心功能不全定义为 LVEF≤30%,孤立性右心衰竭(如致心律失常型右心室心肌病),不可手术的严重瓣膜异常、先天性异常、BNP 或 NT-proBNP 值持续偏高(或升高)、重度舒张功能不全;需要高剂量静脉利尿剂(或利尿剂组合)治疗的肺或全身性充血发作,或需要正性肌力药与血管活性药物治疗的低心输出量发作,或因恶性心律失常导致>1 次计划外访视,或过去 12 个月内发生过一次与多次计划外访视或住院的急性事件;心源性引起的运动严重受损无法运动或 6 分钟步行试验较低(<300 m),或 PvO_2 降低[<12~14 mL/(kg·min)]。

晚期心力衰竭的特征为限制日常生活的症状,如厌食、呼吸困难、疲乏、疼痛和抑郁。患者的心理-躯体恶化也是由于连续医疗干预无效和对心力衰竭症状的固有焦虑所致(表 4-5)。

表 4-5　接受适当治疗仍发生心力衰竭恶化患者的临床特征

需要静脉注射正性肌力药物来缓解症状或维持终末器官功能
峰值摄氧量<14 mL/(kg·min)或<预测值的 50%
6 分钟步行距离<300 m
过去 12 个月内有≥2 次的心力衰竭入院
12 个月内的非计划就诊(如急诊室或诊所)
右心力衰竭恶化和继发性肺动脉高压
与肾功能恶化相关的利尿剂抵抗
RAAS 抑制或 β 受体阻滞剂治疗的心肾综合征
进行性/持续性 NYHA Ⅲ~Ⅳ级症状(穿衣或洗涤时出现呼吸困难,需要休息)
收缩压通常<90 mmHg
心力衰竭生存率(如 SHFM、HFSS)模型预测的一年死亡率增加(如 20%~25%)
进行性肾或肝功能障碍
持续性低钠血症(血清钠离子<134 mmol/L)
复发性难治性室性快速心律失常、频繁 ICD 电击
心脏恶病质
无法进行日常生活能力测试

注:RAAS,肾素-血管紧张素-醛固酮系统。

二、扩张型心肌病患者晚期心力衰竭的管理

扩张型心肌病患者晚期心力衰竭通常表现为疾病进展极为迅速,预后较差,死亡率较高,早期诊断让患者转诊至心力衰竭中心制订合理的治疗方案(如移植和左心室辅助装置植入)能在最大限度延缓或避免晚期心力衰竭的发生。患者应由多学科专家团队进行随访,包括心脏病专家以外的其他专业人员。

超声心动图通常不足以诊断扩张型心肌病患者晚期心力衰竭,故通常需要进行右心导

管检查(诊断心室充盈压的金标准)。静息状态下的血流动力学测量,尤其是肺毛细血管楔压,与预后密切相关。然而,右心导管检查是一种昂贵的侵袭性检查方法,存在并发症的风险。在早期诊断晚期心力衰竭的无创检查方法中,心肺功能检查可能发挥重要作用:较低的 $PetCO_2$ 水平是左心室辅助装置植入的独立预测因素。

三、扩张型心肌病患者晚期心力衰竭非药物治疗

(一)心脏再同步化治疗(CRT)

CRT 是一种经临床证实的针对心室不同步的治疗方法。这种心室不同步的情况在严重症状性心力衰竭患者多见。CRT 通过人工起搏发挥作用,通常通过冠状窦将额外的左心室电极导线放置在与左心室侧壁接触的位置,左心室电极导线结合标准右心室电极导线,以电刺激左、右心室的心肌同步收缩。CRT 不仅可以通过改善血流动力学带来短期获益,还可以通过逆转心脏结构重构带来长期获益。CRT 双心室起搏通常会同时兼有植入性除颤功能(CRT-D)。

(二)经皮治疗继发性二尖瓣反流在心力衰竭患者中的作用

继发性二尖瓣反流是心力衰竭和左心室扩张患者的常见结果。根据现行指南,适当的药物治疗加 CRT(如有指征)可改善症状、左心室功能,并在某些患者中改善二尖瓣反流的严重程度。

外科二尖瓣修复或置换似乎不会降低与继发性二尖瓣反流相关的住院率或死亡率,并且可能存在相当大的并发症风险。因此,大多数患者采用保守治疗。

继发性二尖瓣反流的治疗可采用经皮二尖瓣"缘对缘"修复术,对合二尖瓣前叶和后叶以创建双孔瓣膜减轻二尖瓣反流的程度。使用 MitraClip 器械(Abbott)进行前瞻性研究表明,该技术可显著减轻继发性二尖瓣反流患者的症状、心律失常,并改善生活质量,但其在扩张型心肌病患者晚期心力衰竭中的作用仍存在争议。

在扩张型心肌病晚期心力衰竭患者中,左心室扩张不极端的情况下,除最佳药物治疗外,经皮二尖瓣"缘对缘"修复术是一种安全的选择,可显著降低死亡率,更重要的是,可减少住院并改善生活质量。但左心室扩张更严重的患者似乎无法从经皮二尖瓣"缘对缘"修复术中获益。因此患者接受充分的最佳药物治疗必不可少,正确选择治疗时机至关重要。

(三)心房颤动消融术

约 1/3 的心力衰竭患者发生心房颤动;同时,心房颤动使心力衰竭风险增加 4~6 倍。根据 NYHA,心力衰竭中心房颤动的患病率增加。

心房颤动伴快速心室率可诱发左心室收缩功能不全(心动过速性心肌病)。心力衰竭患者新发心房颤动是心脏失代偿的促发因素,与心血管死亡、心力衰竭住院和卒中风险增加相关。尚无在心力衰竭患者中使用导管消融治疗心房颤动的明确建议。与药物治疗相比,接受导管消融治疗的患者 LVEF、生活质量、BNP 水平和 MLWHF 评分、心力衰竭再入院率和全因死亡率均得到显著改善。大多数患者在 1 年时通过单次手术能维持窦性心律。在左心室收缩功能不全患者中,导管消融治疗可显著降低住院率和全因死亡率,改善 6 分钟步行试验结果、LVEF 和峰值摄氧量,并且发生严重不良事件风险未增加。持续性心房颤动和长程持

续性心房颤动患者的消融有效率相对较低,这是因为心房肌病的程度、瘢痕负荷等显著增加所造成的。肺静脉(pulmonary vein,PV)隔离是所有心房颤动消融术式的基石。单独肺静脉隔离在阵发性心房颤动患者中效果更好,而非肺静脉触发因素在持续性或长程持续性心房颤动患者中所占比重显著增加。持续性或长程持续性心房颤动的初次或重复消融可考虑后壁电隔离。既往研究表明,在植入 ICD 或 CRT 的患者中,肺静脉隔离优于房室结消融+双心室起搏,且临床预后优于抗心律失常药物。

导管消融早期干预可减少间质纤维化,阻断瘢痕进展,最大限度地减少不可逆的心室重构。在 CASTLE－AF(在左心室功能障碍和心房颤动患者中进行导管消融与标准常规治疗的比较)研究中,导管消融在改善左心室功能、维持心房颤动患者的窦性心律、改善 LVEF 方面似乎更优。CABANA(心房颤动导管消融与抗心律失常药物治疗)研究显示死亡率和心血管住院率降低,但主要复合终点无显著差异(死亡、致残性卒中、严重出血和心搏骤停)。因此,无论心房颤动类型如何,导管消融均可作为 HFrEF 患者心房颤动治疗的一线疗法。

(四)室性快速性心律失常的消融

室性心动过速常见于扩张型心肌病晚期心力衰竭患者,尤其是左心室辅助装置支持的患者。室性心律失常增加了心力衰竭的死亡率。抗心律失常药物在这些患者中的疗效不高且耐受性差。建议对药物难治性持续性单形性室性心动过速患者进行消融治疗,消融可有效预防心力衰竭患者室性心动过速复发,但不能降低死亡率。ICD 可考虑作为缺血患者的一线治疗。

(五)液体管理中的体外超滤

肾功能不全是心力衰竭中最重要的合并症之一。扩张型心肌病患者心力衰竭恶化或急性失代偿性心力衰竭可诱发和(或)加速肾功能损伤。现行欧洲心脏病学会指南推荐的治疗液体超负荷心力衰竭的首选药物是优化利尿剂,以加强水和钠的清除。即使使用最高剂量的静脉袢利尿剂或联合使用不同的利尿剂仍有持续存在的液体超负荷时(这种情况被定义为利尿剂抵抗),建议进行体外超滤(ultrafiltration, UF)。UF 过程是从全血中通过半透膜(孔径范围为 0.001~0.1 μm)产生血浆水(由于跨膜压力梯度)。在治疗过程中,血浆水的逐步清除相当于清除组织间隙中的液体,而心力衰竭患者组织间隙容量通常会增大,这是由于继发于血浆蛋白浓度的胶体渗透压增加所致。降低右心室和左心室的充盈压力、循环容量和心脏周围结构的压力,可迅速改善症状,缩短病程住院并减少再住院次数。

UF 是一种侵入性手术,存在几种潜在的并发症(溶血、循环凝血和滤器反应、出血和血小板减少、气胸和动脉穿刺风险,以及导管感染和闭塞)。适当的临床环境及具有丰富体外治疗管理经验的心脏病专家和肾病学家之间的合作可使这些并发症的发生率显著降低,并控制在合理最低的水平。

(六)心室辅助装置

尽管在过去 20 年中心力衰竭患者的数量有所增加,但由于缺乏供体器官,心脏移植的数量保持相对恒定,每年 3 500~4 000 例。这种情况增加了机械循环支持的使用:创新的技术进步,尤其是更小的、耐用的连续流动泵的出现,导致心室辅助装置的产生,在扩张型心肌病患者终末期心力衰竭治疗中发挥越来越重要的作用。

充血性心衰机械辅助随机化评估(REMATCH)研究首次显示,在接受左心室辅助装置治疗的依赖正性肌力药物、不适合移植的晚期心力衰竭患者中,一年生存率有所改善,但二年生存率无统计学差异。

现在大多数行植入式左心室辅助装置治疗的患者会接受冠状动脉流量测定装置,机器使用离心泵(如 HeartWare HVAD),或轴流泵(如 HeartMate Ⅱ)。新一代磁悬浮离心泵已经在欧洲上市。泵通过将血液从左心室泵送至升主动脉来替代心脏。现代左心室辅助装置通过连接小型计算机(控制器)和外部能源的经皮驱动管线进行电驱动,根据泵型号或交流电源不同,每 4~12 小时更换一次电池。使用寿命明显延长。

临床研究显示不适合接受心脏移植的晚期心力衰竭患者使用左心室辅助装置可以改善生存率。左心室辅助装置的另一个用途是对有相对移植禁忌证或合并症的患者进行桥接,使得患者的血流动力学状态在一段时间的支持治疗后得到改善。

尽管存在心脏移植指南,但尚没有左心室辅助装置植入的单一公认标准。目前,大多数中心采用临床研究中使用的标准,即候选患者的血流动力学不稳定,包括低心脏指数[<2.2 L/(min·m^2)]和(或)高左心室充盈压。心脏移植标准是确定左心室辅助装置候选资格的重要考虑因素,但两种不同治疗的候选要求之间存在重要差异。例如,肺动脉高压或近期癌症是移植的重要禁忌证,但不是左心室辅助装置的禁忌证,而复杂先天性心脏病或显著右心室衰竭患者是不太理想的左心室辅助装置候选者,他们接受心脏移植可能会有良好的临床预后。重度肾衰竭是心脏移植的禁忌证,但接受左心室辅助装置后肾或肝功能可能改善,肺血管阻力也可能下降。

年龄、室性心律失常、肾功能不全不是植入左心室辅助装置的禁忌证,但许多老年患者存在多器官功能障碍、虚弱或可能影响结局的其他严重疾病;左心室辅助装置植入后室性心动过速可能改善,但左心室辅助装置植入也可能与室性心动过速倾向增加相关。由于器械感染风险很高、预后极差,肾病和严重蛋白尿或肾萎缩患者的风险可能非常高,很少有接受长期透析患者植入左心室辅助装置。

抗凝和抗血小板治疗对预防泵内血栓形成有重要意义。栓塞性缺血事件和继发于抗栓治疗的出血事件仍然是左心室辅助装置的主要并发症,并导致再入院率和死亡率增加。

四、心脏外科手术

扩张型心肌病患者的两大手术方式是心脏移植和植入长期机械循环支持装置。其他手术方法包括二尖瓣反流的手术矫正、左心室成形、使用约束装置防止心室进行性扩张,或上述联合治疗方法。

扩张型心肌病患者构成了心脏移植患者中最大的一个群体。与更广泛的慢性心力衰竭人群相比,扩张型心肌病患者通常更年轻,合并症更少。适合心脏移植的扩张型心肌病患者是指尽管接受了最佳药物和器械治疗仍可能发生顽固性晚期症状性心力衰竭的患者。心脏移植是扩张型心肌病患者终末期心力衰竭（症状严重、预后不良，且没有其他治疗选择）的金标准治疗方法。大多数接受心脏移植评估的扩张型心肌病患者在未接受移植或长期机械支持的情况下预期生存期不足 2 年。这些预估存活率与移植后成人中位生存期超过 10 年和 1 岁以下婴儿的中位生存期超过 20 年形成鲜明对比。

第五章

扩张型心肌病特殊类型诊治要点

第一节　家族性扩张型心肌病

一、发病与诊断要点

（一）家族史及临床表现

通过对扩张型心肌病患者及其家族成员的调查，研究者发现有相当一部分扩张型心肌病存在家族遗传性，随着基因测序技术的发展，研究者通过家系层面的基因分析找到了越来越多的扩张型心肌病致病基因。扩张型心肌病在遗传性心肌病中具有最为复杂的表型及基因异质性。

目前研究者已经发现超过 100 个与扩张型心肌病有关的基因突变位点，其中大部分位点在普通人群中也存在广泛的变异。因此，在如此庞大的基因变异库中分辨出病理性变异是一件十分有挑战性的工作。相关的研究仍然任重道远。

多数学者认为，当 1 名扩张型心肌病患者有 2 名或以上的直系亲属也出现了"散发"的扩张型心肌病或不明原因的早逝（<35 岁），就可以诊断为家族性扩张型心肌病。因此，对于有以下情况的患者，都应该怀疑家族性扩张型心肌病的可能：①有扩张型心肌病家族史。②有其他心脏异常的家族史，如左心室肥厚、瓣膜异常、先天性心脏缺损、心律失常。③有心源性猝死或心搏骤停的家族史。④起病年龄小（<35 岁）的散发性扩张型心肌病。⑤起病年龄小，有获得性危险因素，但仍不足以解释扩张型心肌病的原因。⑥在年轻患者中，通过心脏磁共振、活检或尸检证实存在广泛的心肌纤维化。⑦合并心脏传导功能异常。⑧合并早发或显著的房性心律失常。⑨合并早发或显著的室性心律失常或心搏骤停。⑩合并心脏外的临床表现，如骨骼肌肌病、神经系统缺陷、脂质代谢异常、畸形、智力障碍。

对于任何新诊断的散发扩张型心肌病患者，尤其是年轻患者，临床医师需要进行详细的家族史采集，询问 3 代以内是否有心力衰竭或猝死。心电图检查十分必要，有助于我们发现潜在的传导异常，包括 PR 间期或 QRS 时限的延长、房性或室性异位搏动。心脏彩超是最为重要的诊断性辅助检查。家族性扩张型心肌病多表现为以下特点：左心室壁增厚，显著的左心室肌小梁，右心室或心房的显著扩大及功能不全。某些扩张型心肌病致病基因也会产生其他的心脏外表现（表5－1）。

表5－1 部分扩张型心肌病致病基因的心脏及心脏外表现

心脏及心脏外表现		扩张型心肌病的部分致病基因及其表现
心脏表现	室性心律失常	ABCC9、ACTN2、CHKB、DES、DMPK、DSC2、DSG2、DSP、FLNC、KCNJ12、KCNJ2、KCNQ1、LMNA、MyBP－HL、NKX2～5、PLN、RBM20、RyR2、SCN5A、TMEM43、TTN、ZNF9
	房性心律失常/心房颤动	ABCC9、ACTN2、DMPK、EMD、FLNC、GATA4、GATA5、GATA6、KCNQ1、LMNA、LRRC10、MURC、MyBPHL、NKX2.5、RBM20、RyR2、SCN5A、TBX5、TNNI3K、ZNF9
	心源性猝死	ABCC9、ACTN2AKAP9、CAV－3、CHKB、DES、DMPK、DSP、EMD、FLNC、KCNJ2、KCNQ1、LMNA、NKX2.5、PLN、RBM20、RyR2、SCN5A、ZNF9
	传导异常	ACTA1、ACTN2、CAV－3、CHKB、DES、DMPK、DSP、EMD、LDB3、LMNA、MT－ND5、MURC、MyBP－HL、MYH6、MYH7、NKX2.5、SCN5A、TBX5、TNNI3K、TRPM4、ZNF9
	肥厚性心肌病	ABCC9、ACAD9、ACTA1、ACTC1、ACTN2、ALPK3、ANKRD1、BAG3、CAV－3、CRYAB、CSRP3、DES、FHL2、FHOD3、FLNC、LAMP2、MTATP6、MT－CYB、MT－ND1、MT－ND2、MT－ND5、MT－RNR2、MT－TI、MT－TK、MTTL1、MYBPC3、MyBP－HL、MYH6、MYH7、MYL2、MYL3、MYOM1、MYPN、NEXN、OBSCN、PLN、PSEN2、RAF1、TAZ、TCAP、TMEM70、TNNC1、TNNI3、TNNT2、TPM1、TTN、VCL
	左心室致密化不全	ACTC1、ACTN2、DNAJC19、DSP、KCNQ1、LDB3、LMNA、MYBPC3、MYH7、PLEKHM2、PRDM16、RyR2、TAZ、TNNT2、TPM1、TTN
	致心律失常性心肌病	DES、DSC2、DSG2、DSP、EYA4、LDB3、LMNA、OBSCNPKP2、PLN、PSEN1、RBM20、RyR2、SCN5A、TMEM43、TTN
	限制性心肌病	ACTC1、BAG3、CRYAB、DES、FLNC、MT－RNR1、MYBPC3、MYH7、MYL2、MYL3、MYPN、TNNC1、TNNI3、TNNT2、TPM1、TTN、TTR（淀粉样变）
	先天性心脏病	ACTC1、ANKRD1、CASZ1、GATA4、GATA5、GATA6、HAND1、MYBPC3、MYH6、MYH7、NEXN、NKX2.5、RAF1、TAZ、TBX20、TBX5
	Brugada综合征/早期复极化	ABCC9、AKAP9、DSG2、DSP、KCNJ2、MYH7、PKP2、RyR2、SCN5A、TRPM4
	长QT综合征	AKAP9（LQT11）、BAG3、CAV－3（LQT9）、DNAJC19、KCNJ2（LQT7）、KCNQ1（LQT1）、RyR2、SCN5A（LQT3）、TRPM4
	短QT综合征	KCNJ2、KCNQ1
	多形性室性心动过速	KCNJ2、RyR2
	散发室性心动过速/心室颤动	RyR2、SCN5A

续表

心脏及心脏外表现	扩张型心肌病的部分致病基因及其表现
心脏表现 心肌炎	DSP
预激综合征	LAMP2、MT－ND5、MYH6
冠状动脉痉挛	ABCC9
心内膜弹力纤维增生	NEBL
心脏外表现 先天性综合征	ABCC9（Cantu）、ALMS1（Alstrom）、CHKB、EEF1A2、RAF1（Noonan）、TAX1BP3、TAZ（Barth）、TBX5（HoltOram）、UBR1（Johansson-Blizzard）
线粒体综合征	ACAD9（Leigh 综合征）、DNAJC19、MTATP6、MT－CO2、MT－CO2、MT－CYB、MT－ND1、MT－ND2、MT－ND5、MT－RNR2、MT－TE、MT－TI、MT－TK、MT－TL1、MT－T、MTTS1、RMND1、TMEM70
先天性糖基化异常	ALG6、DOLK、PGM1
肌病	ACTA1、ANO5、BAG3、CAV－3、CHKB、CRYAB、DES、DMD、DMPK（强直性肌营养不良）、EMD、FKRP、FLNC、KCNJ2、LAMA2、LDB3、LIMS2、LMNA、MYH7、MYL2、MYPN、PNPLA2、POMT1、POMT2、SGCA、SGCB、SGCD、SGBG、SYNE1、TCAP、TOR1AIP1、TTN、ZNF9（强直性肌营养不良）
神经病变	BAG3
发育障碍	CHKB、POMT1、POMT2
先天性白内障	CRYAB
皮肤病变	DSP、LMNA、PPP1R13L
听力障碍	EYA4、KCNQ1、MT－RNR1
青少年糖尿病	GATA4、GATA6
畸形	KCNJ2、RRAGC
脂质代谢异常	LMNA
家族性痴呆	PSEN1、PSEN2
代谢或储积异常	LAMP2（达农病）、OGT（非典型黏液样变）、SLC22A5（肉碱缺乏）、TTR（淀粉样变）、TXNRD2（糖皮质激素缺乏）

（二）基因检测

随着人类基因组测序技术的发展,陆续发现家族性扩张型心肌病致病基因,通过基因筛查可以对扩张型心肌病患者进行精准诊断及个性化治疗。因此,基因检测推荐用于有典型表型(扩张型心肌病合并传导系统异常)或存在显著的并发症的患者,以筛查出具有扩张型心肌病诊断价值的特定基因突变,如 LMNA、SCN5A、TTN、RBM20 及 FLNC 等。随着基因组信息的临床应用越来越受到临床工作者的重视,一部分临床实践指南已经将基因检测纳入扩张型心肌病的必要筛查流程中。在真实世界中,基因检测的应用还受到当地设备条件及经济情况的制约。美国心力衰竭协会(The Heart Failture Society of America, HFSA)指南推荐所有散发性扩张型心肌病患者均进行基因检测,无论是否有家族史。

目前有多种方法可用于扩张型心肌病患者的基因检测。遗传病目标序列捕获高通量测序（又称PANEL测序）是目前应用最为广泛的技术。通过特异性基因捕获探针对多个相关基因目标区域DNA片段进行捕获，然后采用二代测序技术对捕获到的目标区域DNA序列进行测定，找出致病基因及突变位点。此法不仅能一次并行对几十万至几百万条DNA分子进行序列测定，而且还能同时检测多种疾病、多个基因、上万个突变位点，具有快速高效、结果可靠、通量高、费用更低等特点。PANEL测序也有其缺点：首先，不同实验室设计的基因芯片组成不一致，故无法做到标准化质控；其次，随着研究不断发现新突变位点，基因芯片势必要不断更新换代，使其变得十分烦琐。全基因组测序（whole genome sequencing，WGS）可检测所有编码及非编码区域，同时也可检测基因拷贝数量的突变（复制或缺失），近期的研究也推荐将全基因组测序作为未来遗传性疾病基因检测的一线方法，但目前来说全基因组测序大多应用于科研领域。

无论采用何种检测方式，针对检出突变的基因治疗是目前家族性扩张型心肌病治疗的主要挑战。ACMG提出了对于基因突变的潜在致病性的分级指南，在临床实践中被广泛应用。基因突变的致病性可分为1~5级：致病、可能致病、致病性不明、可能良性、良性。其中"致病"和"可能致病"两类被认为具有临床意义，可用于指导临床决策及进一步的亲属基因筛查。美国医学遗传学与基因组学学院（American College of Medical Genetics and Genomic，ACMG）标准纳入了多项评估指标，包括突变之前是否在患者或普通人群中被发现，家族聚集的证据和突变影响疾病相关的器官功能的证据。

目前发现的许多突变并未满足或缺乏证据表明其达到"致病"和"可能致病"标准，而有些有害突变目前仍未被发现。所有的突变都需要周期性地再次评价新出现的临床或实验数据，以对其致病性分级进行调整，尤其是那些被分为"致病性未知"的突变。目前被证实与家族性扩张型心肌病密切相关的基因见表5-1。

（三）其他检查

除了基因检测之外，还有其他的一些必要检查可以帮助我们临床评估。

（1）平板运动负荷的心脏彩超用于评价运动状态下患者在收缩期左心室的扩大程度。

（2）24小时心电图监测，用于评估患者是否存在频发房性或室性期前收缩，这对于那些有明显心律失常、心搏骤停或猝死家族史的患者尤为重要。

（3）心脏磁共振对于评估患者心脏功能十分有用，并且还可排除如淀粉样变、缺血性心肌病或浸润性心肌病等造成扩张型心肌病的其他病因。

通过心脏磁共振图像识别患者心肌纤维化和脂肪浸润的形态还可以判断家族性扩张型心肌病患者的心律失常风险。通过结合基于特征跟踪的整体纵向应变，T1映射和细胞外容积测定等技术，以及心脏磁共振还有望用于识别突变携带者的早期扩张型心肌病改变。

二、治疗要点

（一）基因检测未发现致病性基因突变

尽管基因检测技术在不断发展，但仍有60%~75%明显呈现出常染色体显性遗传特征的扩张型心肌病家系未能找到明确的遗传学方面的解释。对此存在如下三种可能。

（1）致病基因或基因突变未能被所使用的检测技术检出。

（2）突变被检出，但致病性被低估或未能满足 ACMG 临床指南关于致病基因的分类标准。

（3）该家系存在多种基因突变和（或）非基因因素导致了该家系的发病。若某家系中未能找到致病性单基因突变，也不可以认为该家系扩张型心肌病风险低，此时应进行周期性的再评估随访。显然，随着基因突变库的不断更新，对于患者基因检测结果的解读也应当与时俱进。并且，若随访过程中出现新诊断的扩张型心肌病家族成员，应重复家族分离分析，或许可以改变既往的结论。

对于有症状的家族性扩张型心肌病患者，治疗原则可依照《中国扩张型心肌病诊断与治疗指南》，但也需要考虑某些特殊因素。例如，若该家系存在明显的心源性猝死或心律失常家族史，则需要予以定期心电监测，也应更早地考虑植入 ICD。如果该家系的表型表现为病情迅速恶化至失代偿期，应尽早考虑心脏移植。对于未表现出扩张型心肌病的家族成员，也应定期随访。由于缺乏筛查高危家族成员的方法，目前建议患者的直系亲属每 2 年复查一次心电图及心脏彩超。特殊情况下，也可考虑行心脏磁共振检查。

（二）基因检测发现致病性基因突变

1. 未携带致病性基因突变的亲属

根据所检出突变与疾病发生之间联系的确定性，突变阴性的亲属可谨慎地从随访列表中排除。但若所检出的突变致病性尚未确定，仍建议对直系亲属每 5 年进行定期随访。

2. 携带致病性基因突变，且表现出扩张型心肌病的亲属

家族性扩张型心肌病的处理原则与其他形式的扩张型心肌病相同，只是需要加上家族成员的基因筛查。近年来，越来越多的文献报道了特定基因型——表型之间的联系，故在某些情况下需要个性化的处理方式，主要是特殊并发症的监测及 ICD 和心脏移植的时机选择。某些特定的扩张型心肌病基因，如 LMNA、SCN5A，无论患者 LVEF 大小，均容易发生恶性心律失常，故针对普通扩张型心肌病患者的 ICD 植入指征可能不适用于这部分患者。存在 LMNA 突变的患者临床进展较快，需要在疾病早期即考虑心脏移植。对于存在 p. R222Q SCN5A 突变的家系，研究证实此类患者的复杂室性和房性心律失常与心脏钠通道活性有关，故使用具有钠通道阻滞效应的药物对这类患者尤其有效。然而，对于大多数家系来说，针对不同基因型的治疗仍然有待进一步研究，临床医师应当积极关注临床文献的更新。

3. 携带致病性基因突变，未表现出扩张型心肌病的亲属

对于未受影响的致病基因携带者，建议定期随访心电图和心脏彩超。随访的频率和检查项目可根据基因致病性和家族史的不同进行调整。具有致心律失常的基因突变携带者需定期随访动态心电图和心律失常病史。若携带具有病程快速进展特征的基因突变，则随访周期应相对缩短。但对于大部分致病基因目前仍然缺乏与预后有关的数据，也缺乏对随访周期的明确建议。一般来说，每 1~3 年随访心电图和心脏彩超是比较合理的策略。许多扩张型心肌病相关基因突变的外显率随年龄升高而升高，故此类人群的定期随

访应持续至晚年。迄今,没有关于在基因突变携带者中预防性药物治疗的临床证据,亟须进一步研究。

（三）获得性因素、环境因素和生活方式的管理

对所有扩张型心肌病患者,无论有无致病性基因突变,都需要对某些获得性因素、环境因素和生活方式进行管理,包括尝试治疗可转复的心律失常,控制合并症如高血压、冠心病、糖尿病及肥胖。

基因与环境因素的相互作用目前越来越受关注。某些不良生活方式有可能加速基因突变携带者心肌功能的减退。近期有研究发现某些酒精性心肌病和化疗相关心肌功能异常的患者携带心肌病相关基因（如 TTN）突变。究竟基因和获得性因素共同促进了扩张型心肌病的发展（二次打击理论）,还是获得性因素加快了扩张型心肌病的出现,目前仍然没有定论。总之,生活方式与家族性扩张型心肌病的联系仍然有待研究。

在扩张型心肌病家系中,携带基因突变的女性在妊娠时应当高度警惕扩张型心肌病发生的风险。这些女性即使心脏功能正常,也应当进行完善的妊娠前咨询和心脏检查。

第二节   肥厚型心肌病扩张期

一、发病与诊断要点

肥厚型心肌病是一种由基因突变导致的心肌病,主要特征为左心室非对称性肥厚及心室舒张功能不全,临床表现包括呼吸困难、易疲劳、胸痛、心悸,以及因舒张功能不全导致的晕厥、心肌缺血、房性或室性心律失常。肥厚型心肌病患者的年死亡率约为1%,主要死因是心源性猝死和卒中。然而,一部分肥厚型心肌病患者在病程中会出现收缩功能不全,称为肥厚型心肌病扩张期,此类患者的致残率和致死率更高。广泛的心肌纤维化可能是造成肥厚型心肌病扩张期出现心腔扩大和室壁变薄的潜在病理生理学机制。

既往曾有研究将肥厚型心肌病扩张期定义为静息状态下 LVEF<50%,但目前肥厚型心肌病扩张期仍然没有一个统一的诊断标准。肥厚型心肌病扩张期在肥厚型心肌病患者中的发病率为3.5%~5.7%,自肥厚型心肌病起病到发展至扩张期的平均时间为14年,约66%的患者在进展至扩张期2.7年后死亡,主要死因为进展性的心力衰竭、心源性猝死或心脏移植。进展为肥厚型心肌病扩张期的危险因素包括起病年龄小,有肥厚型心肌病/心源性猝死的家族史及更厚的室壁厚度。与散发性扩张型心肌病患者相比,肥厚型心肌病扩张期患者男性更多,确诊时存在临床症状的比例更多,通过与扩张型心肌病患者心脏磁共振延迟强化对比发现,肥厚型心肌病扩张期患者延迟强化更显著,提示患者左心室收缩功能更差。

超过一半的肥厚型心肌病患者有明确家族史和基因异常,最常见的肥厚型心肌病致病基因是 MYH7 和 MYBPC3。除此之外,有报道提出 TNNT2 和 TNNI3 与肥厚型心肌病扩张期的发生有关。

二、治疗要点

肥厚型心肌病扩张期的预后较差。对此类患者的治疗与其他心力衰竭患者的常规治疗相似,猝死风险高的患者需考虑植入 CRT - D。最后,心脏移植可能是治疗药物效果不佳患者唯一有效的方法。

第三节　自身免疫性扩张型心肌病

一、发病与诊断要点

自身免疫性疾病一直以来都被认为是心肌病和心力衰竭的罕见病因。研究者们提出了多种可能的致病机制,包括免疫介导的心肌炎、进行性的心肌纤维化,表现为限制性或扩张性表型的细胞凋亡,继发于全身动脉粥样硬化的缺血性心肌病,以及风湿病治疗导致的心力衰竭。其中被研究最多的风湿性自身免疫类疾病,包括系统性红斑狼疮、类风湿性关节炎、硬皮病、皮肌炎、结节性多动脉炎,也有零星的病例报道提示心力衰竭与强直性脊柱炎、银屑病性关节炎、腹水、血管炎等疾病有关。

（一）系统性红斑狼疮

系统性红斑狼疮患者的心血管风险显著升高,大多数在系统性红斑狼疮确诊后4~20年出现心血管疾病。即使系统性红斑狼疮的治疗在不断进步,患者的心血管死亡率也没有下降。系统性红斑狼疮相关心力衰竭有以下三种机制:动脉粥样硬化、心肌炎/炎症、系统性红斑狼疮药物治疗(如羟氯喹)导致的心脏损害。系统性红斑狼疮患者可出现多种心脏异常,如左心室整体收缩功能下降,阶段性左心室壁运动异常,右心室扩大等。

（二）类风湿性关节炎

类风湿性关节炎累及心脏通常是由于病程中出现了心肌炎或心包炎。心力衰竭可能是由类风湿性关节炎的药物治疗、心肌炎、血管炎、瓣膜受累、快速进展的动脉粥样硬化及淀粉样变导致的。类风湿性关节炎患者在长期随访中出现心力衰竭的风险是非类风湿性关节炎人群的 2 倍,且女性比男性的风险更高。其中的机制可能是全身慢性炎症状态导致患者心肌微循环受到破坏。类风湿性关节炎患者出现心脏受累提示预后不佳。然而,类风湿性关节炎患者中扩张型心肌病较为罕见。

（三）硬皮病

硬皮病患者发展成为扩张型心肌病较为罕见,硬皮病患者的左心室大小及缩短分数没有出现明显变化,但大部分患者都存在不同程度的收缩功能障碍。硬皮病患者约有 26% 死于心力衰竭。半数硬皮病患者会出现特征性局灶性心脏病变,包括收缩带样坏死、无形态学异常的冠状动脉纤维化替代,而这些现象可能是由间歇性血管痉挛和心肌内雷诺现象导致的。心脏磁共振延迟钆增强成像可观察到正常心肌间夹杂特征性斑片状纤维化和心肌水肿。硬皮病患者出现心脏受累提示预后不佳。

（四）皮肌炎

皮肌炎患者中扩张型心肌病的发病率尚不明确，但皮肌炎最常见的临床表现就是心力衰竭，占此类患者所有心血管事件的 32%～77%。皮肌炎导致扩张型心肌病的机制可能是单核细胞浸润所致心肌细胞退行性变，或动脉粥样硬化和血管炎所致心肌细胞坏死。

（五）结节性多动脉炎

扩张型心肌病在结节性多动脉炎中十分罕见。结节性多动脉炎是一种全身性坏死性血管炎，主要累及中等大小动脉，可因冠状动脉脉管炎、心肌梗死和高血压导致心脏功能异常，5%～20% 患者出现心脏受累。结节性多动脉炎相关扩张型心肌病的发病率尚不明确，仅有零星病例报道。患者出现心脏受累提示预后不佳。

（六）诊断

自身免疫性扩张型心肌病的诊断基于自身免疫性疾病的确诊。心脏彩超、心电图、血生化、心脏磁共振等辅助检查同其他类型扩张型心肌病，除心肌活检外目前尚无特异性诊断措施。

二、治疗要点

首先应根据现有治疗指南，积极控制自身免疫性疾病病情。建议合并扩张型心肌病的自身免疫性疾病患者进行冠状动脉造影检查以排除冠状动脉粥样硬化；严格控制血压；避免使用具有心脏毒性的免疫调节或药物治疗；出现心力衰竭症状及体征的自身免疫性疾病患者应行心脏彩超检查评估心脏结构及功能；出现充血性心力衰竭的自身免疫性疾病患者应根据《2018 中国心力衰竭诊断和治疗指南》以标准药物治疗，必要时予以辅助装置治疗；如临床上怀疑存在羟氯喹导致的心力衰竭，可行心内膜活检；如活检证实存在因系统性红斑狼疮、类风湿性关节炎或结节性多动脉炎导致的心肌炎，可使用静脉糖皮质激素、全身免疫抑制剂或免疫调节治疗以缓解病情；若患者因自身免疫性疾病所致严重心力衰竭，可尽早考虑心脏移植。

第四节　酒精性心肌病

一、发病及诊断要点

酒精性扩张型心肌病是指与酒精滥用有直接关系的伴有心力衰竭症状及左心室扩大、左心室壁厚度正常或变薄的患者。但在临床实践中，我们很难明确心力衰竭与酒精摄入的关系，故酒精性心肌病的诊断经常存在争议。

（一）流行病学

酒精性扩张型心肌病的诊断较困难。部分患者的饮酒史可能在诊断时被医生遗漏，或未能得到重视，也有部分患者的心力衰竭是由包括酒精在内的多种因素共同引起。不同观察性研究中酒精性扩张型心肌病的发病率从 3.8% 至 20% 不等。本病的发病年龄主要集中于 40~60 岁，酒精性扩张型心肌病患者均存在大量饮酒史，但不一定存在酒精依赖。性别对发病的影响还难以确定，只要是大量饮酒者，男女发病率没有明显区别。单位质量的酒精对女性的毒性要大于男性，故酒精对心脏的负面效应可能在女性中会更早地表现出来。

（二）病因

酒精对心肌的毒性具有累积效应，但酒精导致心肌病的精确暴露时间和剂量尚不明确。酒精暴露与心肌病的发展并没有可以预测的线性关系，不同患者的病程可能区别很大，这可能与患者的遗传易感性有关。但目前仍然没有发现与酒精性心肌病发病相关的基因突变。

出现症状的患者可能饮酒时间更长，但不一定饮酒量更多。不是所有大量饮酒者都存在酒精依赖，也不是所有大量饮酒者都会产生心力衰竭。其他因素如社会心理因素、药物因素，也可能会使无症状患者转变为有症状的患者。

酒精性扩张型心肌病通常表现为全心扩大。目前尚无酒精性扩张型心肌病诊断特异性的免疫或生化指标，诊断往往依靠心室形态的扩大，结合患者大量饮酒病史且没有其他引起心力衰竭的危险因素。

（三）发病机制

酒精导致心力衰竭的机制尚未完全阐明。酒精可减少心肌收缩力，是一种心肌抑制剂，具有负性肌力效应。酒精及其代谢产物乙醛对心肌线粒体和肌质网具有毒性，导致细胞死亡。在体外试验中，酒精作用下受损的肌质网会摄入钙离子，抑制肌球蛋白 ATP 酶，并导致细胞内水钠潴留。

酒精对血流动力学也有影响，长期高剂量摄入酒精可导致高血压。有研究者发现补充维生素 B 及营养膳食可改善患者的心脏重构，使其恢复正常大小——前提是戒酒。

酒精还可增加房性和室性心律失常的发生率，减少心肌局部血流。对于明显心力衰竭的患者，短期大量摄入液体还会导致循环超负荷。

（四）评估

酒精性心肌病患者的评估标准与其他心力衰竭患者类似。对于此类患者来说，详细询问既往史十分重要。患者如出现气短和液体潴留的体征应引起高度重视。随着疾病的进展，患者将出现劳力性呼吸困难、平躺时呼吸困难、夜间阵发性呼吸困难。有的患者会出现泡沫痰或咯血。液体潴留的体征包括双侧踝关节和下肢水肿、颈静脉怒张、腹水与肺部啰音。

酒精性心肌病的发病过程呈渐进性，故当患者因急性心力衰竭发作而入院治疗并被明确诊断时，通常疾病已经进展到失代偿期。和其他所有心肌病一样，有部分患者可能没有临床症状，仅可通过心脏彩超等辅助检查发现严重的左心室功能异常，故此类患者常常是在诊疗其他疾病时（如入院行外科手术）偶然发现的。

病史的询问应当包括酒精摄入的详细信息：饮酒类型、每日饮酒量、饮酒频率、大量饮酒的持续时间及社会环境。有专用的评估量表用于判断患者是否存在危险性饮酒，如酒精使用障碍识别测试（alcohol use disorders identification test，AUDIT）问卷，可协助临床医生诊断。

临床医生同样也应当考虑社会环境对患者饮酒习惯的影响。酒精滥用常常和对患者的社会歧视有千丝万缕的联系。接诊的医师不应草率地将患者病情归咎于酒精毒性而忽略患者所处的社会环境。即使患者有意戒酒，但其家庭环境、朋友等也可能诱使患者继续滥用酒精。大量饮酒会影响患者提供病史的可靠性，饮酒和非饮酒状态下询问的病史可能有很大出入，同时也会影响患者随访及治疗的依从性。

有些特殊体征和症状可提示患者存在酒精滥用，如患者的呼吸和衣物或存有酒精味，或由于长期大量饮酒导致神志混乱，言语不清，视诊可观察到全身肌肉萎缩，触诊可发现肝脏扩大或肝硬化。

（五）诊断

同其他类型扩张型心肌病，主要依靠临床症状、心脏彩超、心电图及 BNP 等。酒精性心肌病患者的肝功能可能由于长期酒精滥用而较差。病理检查并没有发现酒精性心肌病与特发性扩张型心肌病存在组织学差异。

二、治疗要点

酒精性心肌病患者的预后及生活质量与停止酒精滥用密切相关，故应当首先劝阻患者饮酒，有条件的地区应当将患者转送至戒断中心治疗。其他方法如行为矫正治疗、家庭医生的监测和咨询、社区关怀辅导及帮助患者重新融入社会也有助于患者改变酒精滥用行为。应当对患者进行营养状态评估，予以口服复合维生素 B。

其他针对心力衰竭的标准治疗同其他类型扩张型心肌病。饮酒会加重肝脏疾病的发生风险，而螺内酯有助于治疗肝脏疾病，故此类患者的螺内酯剂量可适当增加。大量饮酒有可能增加患者出血风险，故如患者合并心房颤动需口服华法林抗凝，INR 的监测应当更加频繁，同时警惕胃肠道溃疡及跌倒的可能。

第五节 围生期心肌病

一、发病及诊断要点

围生期心肌病是指在孕期最后一个月至产后 5 个月出现的左心室功能异常和心力衰竭，是孕妇致残致死的重要病因之一。全世界围生期心肌病的发病率据估计约为 0.1%，其发病的机制仍然有待研究。围生期心肌病的诊断必须仔细排除其他有可能造成左心室功能异常和心力衰竭的病因。围生期心肌病尚无特殊的治疗方法，主要包括心力衰竭的对症治疗、抑制神经内分泌活动及后遗症的预防。患者左心室功能的恢复及复发的频率因地域和种族的不同而有所差别，致死率为 3%~40%。

（一）发病机制

孕妇在妊娠期间普遍存在高容量负荷状态，同时心排出量、左心室质量也相应升高，这些心室重构属于妊娠期间正常的生理现象，在产后 3 个月内可逐渐恢复至正常。但健康孕妇通常不会产生显著的心室功能异常及心力衰竭症状。围生期心肌病的病因及病理生理学机制仍然不明。但通过过去十年的一些重要的观察性研究,研究者提出了许多围生期心肌病潜在的原因,如容量负荷过高;存在病毒性心肌炎,如柯萨奇病毒、埃可病毒、细小病毒B19感染;存在微嵌合体导致心肌细胞异位引起免疫功能失调;存在心脏相关基因(如TTNC1、TTN、STAT3)突变;催乳素水平过高而增加组织蛋白酶D活性;可溶性fms样酪氨酸激酶-1抑制血管内皮细胞生长因子。关于围生期心肌病发病最早的理论是孕妇在高容量负荷下心脏失代偿的表现。这种理论存在很大的缺陷,因为孕妇容量负荷最高的阶段是妊娠中期,但大多数围生期心肌病出现在妊娠晚期及产后。因此,若该理论成立,围生期心肌病的发病时间应当更早。部分早期研究对患者行心内膜活检,发现心肌存在炎症改变,提示病毒性心肌炎有可能参与了围生期心肌病的发病。虽然通过PCR研究发现30%的围生期心肌病患者的心肌活检样本存在病毒基因组,但这与对照组患者的检出率并无显著差异。另一个病因假设是胎儿的干细胞或心肌细胞异位定植于母亲的心脏,引起母亲免疫系统的排异反应而损伤心肌。

有研究者在围生期心肌病患者中发现了编码肌钙蛋白C和肌联蛋白基因TTNC1/TTC的突变,希尔菲克-克莱纳(Hilfiker-Kleiner)等的研究发现STAT3基因敲除小鼠会发生围生期心肌病。这些小鼠过多地产生组织蛋白酶D肽酶,大量裂解小鼠体内催乳素,导致血管抑制素肽的大量产生,而这种物质具有血管毒性和促炎症作用,造成心肌内皮细胞的凋亡。这些研究结果提示围生期心肌病可能与母亲的基因易感性有关。

一种可溶性血管内皮细胞生长因子受体——可溶性fms样酪氨酸激酶-1(sFlt-1)是围生期心肌病发病机制的另一个重要原因。这种抗血管生成的分子可诱发小鼠的围生期心肌病,并且此种效应可以被注射血管内皮生长因子或溴隐亭所逆转。已有研究证实可溶性fms样酪氨酸激酶-1水平升高与子痫前期发病有关,而围生期心肌病患者子痫前期的发病率远高于健康孕妇。有趣的是,围生期心肌病患者产后4~6周的血清可溶性fms样酪氨酸激酶-1水平是健康孕妇的10~15倍。

(二)危险因素

围生期心肌病的发病率与许多因素有关。首先是母亲的年龄。虽然围生期心肌病可在所有年龄段的孕妇中发生,但有大约一半以上的病例发生在30岁以上的孕妇。40岁以上孕妇的发病率是20岁以下孕妇的10倍以上。黑色人种也与围生期心肌病强烈相关。在美国,黑种人女性的围生期心肌病发病率是其他种族的5~15倍。在某些以黑种人为主的国家如尼日利亚,围生期心肌病的发病率高达1%。有妊娠相关高血压,尤其是子痫前期的孕妇,更容易发展成为围生期心肌病。根据研究人群的不同,存在妊娠相关高血压的孕妇,其围生期心肌病的发病率是无高血压人群的5~30倍。因此,鉴别因子痫前期导致的渗透性肺水肿和围生期心肌病心力衰竭所致心源性肺水肿就尤为重要。同样,鉴别慢性高血压所致心室向心性肥厚及合并子痫前期也至关重要。多胎妊娠的孕妇更容易发展为围生期心肌病。在一项荟萃分析中,约9%的围生期心肌病患者是多胎妊娠。其他产科合并症如肥胖、贫血和感染也与围生期心肌病有关。

（三）临床表现

围生期心肌病患者主要表现为妊娠晚期及产后数周出现充血性心力衰竭的症状，常表现为活动后呼吸困难、端坐呼吸、咳嗽、易疲劳、腹部不适、外周水肿。部分患者表现为胸痛和心悸。半数患者存在围生期高血压，子痫前期也很常见。体格检查可发现肺水肿表现、颈静脉怒张、下肢点状水肿、心动过速伴舒张期奔马律。如胸痛严重，可表现为类似肺栓塞或心肌梗死的症状。许多患者血压显著升高，常出现子痫前期综合征。经胸心脏彩超可做出诊断。标准的心脏彩超检查可发现左心室扩大、收缩功能障碍、右心室及双侧心房扩大、二尖瓣及三尖瓣反流、肺动脉高压。

（四）鉴别诊断

妊娠期间主要需要与高血压性心脏病、叠加子痫前期、血管性疾病和败血症相鉴别。例如，严重子痫前期孕妇大量补液导致的肺水肿，血浆渗透压降低，多胎妊娠和宫缩抑制剂（如特布他林）。败血症可加重毛细血管渗漏，诱发败血症相关心肌病导致心肌功能障碍。其他少见地引起围生期心力衰竭及肺水肿的原因有肺栓塞、家族性毒症、红斑狼疮、心肌梗死。因此，围生期心肌病是一个排除性诊断。

（五）诊断要点

BNP 和 NT－proBNP 水平可协助围生期心肌病的诊断。健康孕妇的 BNP 和 NT－proBNP 水平与常人相同，产后 48 小时内两者的水平会轻度升高。严重子痫前期的孕妇 BNP 水平会轻度升高。虽然围生期心肌病患者 BNP 和 NT－proBNP 会显著升高，但目前没有特定的诊断阈值。

评估肝功能、肾功能、甲状腺功能、血红蛋白、感染相关指标也十分重要。心电图通常仅表现为窦性心动过速。胸部 X 线片可见心脏扩大、肺水肿及胸膜渗出。心脏彩超仍然是诊断的金标准，应尽早完善该检查。其典型表现为心房和心室扩大，左心室收缩功能减弱。希巴德（Hibbard）等提出围生期心肌病的诊断标准：

（1）产前 1 个月至产后 5 个月之内新出现的心力衰竭。

（2）缺乏其他引起心力衰竭的临床证据。

（3）产前 1 个月之前没有基础心脏疾病。

（4）心脏彩超显示左心室功能障碍：射血分数<45%和（或）M 型超声节段缩短<30%。

（5）心脏磁共振的诊断价值目前仍不明确，虽然使用心脏磁共振有助于围生期心肌病的诊断及预后，但目前仍缺乏相应的证据。

（6）目前不推荐行心内膜活检，除非该患者考虑行心脏移植手术。

（7）测定血浆 microRNA－146a 水平有望成为诊断围生期心肌病及危险分层的特异性指标。研究发现相较于正常产妇和未妊娠的扩张型心肌病妇女，microRNA－146a 在围生期心肌病患者的血浆及心脏组织中升高。目前，该指标仍然仅用于科研。

二、治疗要点

（一）围生期管理

虽然大部分围生期心肌病都是在产后确诊的，但对那些产前即确诊的孕妇来说，分娩时机取决于以下几个因素:胎龄、临床状况、附近是否有高危孕妇诊治经验的产科中心。如果药物能控制症状,可考虑在严密监护下继续妊娠直至胎儿成熟。然而,围生期心肌病绝大多数发生于产前一个月,故对于大部分患者来说继续妊娠并不会对胎儿的生存率产生很大影响,应当有一个由产科医生、心脏科医生、药师、麻醉师组成的多学科团队决定是否终止患者妊娠。

情况稳定的患者推荐阴道分娩,也有人推荐产钳或真空吸引器协助分娩以减少瓦尔萨尔瓦(Valsalva)动作加重心脏负担。若患者存在严重心功能失代偿或其他产科指征,则推荐剖宫产。催产素及硫酸镁的应用同普通孕妇。需密切监测患者液体容量。无论何种方式分娩,患者应取侧卧位以减轻主动脉压迫。对于射血分数极低或心律失常的高危产妇,推荐行心电遥测。

（二）药物治疗

1. 抗心力衰竭

围生期心肌病的标准药物治疗基于充血性心力衰竭的治疗。主要关注心力衰竭症状的控制,抑制神经-内分泌轴,预防远期后遗症如栓塞和心律失常。需要注意的是,ACEI/ARB类药物由于存在致畸风险,不可用于孕妇,可用肼苯达嗪或硝酸酯类替代其血管扩张作用。钙通道阻滞剂对孕妇安全,同样可以用高血压的控制。使用地高辛仍然存在争议,对于ACEI、利尿剂、β受体阻滞剂的联合应用,存在顽固性心力衰竭的患者可考虑使用。

2. 预防栓塞

围生期心肌病患者的栓塞风险较其他类型心肌病患者高,若合并心房颤动则风险进一步升高。不同研究中围生期心肌病患者发生栓塞事件的概率为 2.2% ~ 6%。因此,在妊娠期及产后短期使用抗凝药物预防栓塞是有必要的。

3. 催乳素抑制

如前所述,催乳素可能在围生期心肌病的发病机制中具有重要作用,故有研究者建议患者停止哺乳。并且,催乳素抑制剂溴隐亭也被用于减轻围生期心肌病患者的心肌损伤。在多项大型临床试验中,服用溴隐亭的围生期心肌病患者死亡率、致残率均明显降低,左心室功能明显改善。但目前溴隐亭仍未被批准用于围生期心肌病的治疗。

4. 避孕

不推荐患者使用雌激素-孕激素联合口服避孕药,因其可能增加液体潴留和心律失常的可能性。

（三）随访及再次妊娠

分娩至少后 6 个月后进行心脏彩超评估心室功能,若心脏功能有恢复迹象,建议每年随访一次心脏彩超。如果计划再次妊娠,患者需在妊娠前咨询临床药师及心脏病专家。孕前应进行心脏彩超检查以评估患者再次妊娠的风险,并测量基线 BNP 水平以便妊娠期间随访对比。Elkayam 等随访了发生围生期心肌病后再次妊娠的患者,发现若患者第一次分娩后左心室功能可恢复正常,与左心室功能持续性下降的患者相比发生心力衰竭的概率更低(44% vs. 21%)、死亡率也更低(19% vs. 0)。研究还发现所有再次妊娠的患者 LVEF 都出现下降。

第六节　药物中毒性心肌病

一、药物滥用相关心肌病

（一）发病及诊断要点

1. 可卡因相关性心肌病

可卡因滥用不但与急性冠脉综合征、局灶性心肌损伤有关，长期使用可卡因也可导致扩张型心肌病，被称为可卡因相关性心肌病，这提示可卡因对心肌存在直接的毒性。在无症状的可卡因使用者中，4%～18%出现了左心室功能下降，且无心肌梗死或冠心病的证据。可卡因心肌毒性的主要机制为引起冠状动脉痉挛和减少儿茶酚胺的再摄取。除了这些血管活性效应，可卡因还会增强血小板聚集，促进抗心磷脂抗体形成，增加内皮细胞释放缩血管介质，如 ET－1。这些效应共同造成可卡因使用者心血管风险的增加。

2. 去甲麻黄碱和其他兴奋剂相关性心肌病

麻黄碱的滥用被证实与心肌梗死、肺水肿、主动脉夹层和扩张型心肌病的发病有关。在美国 45 岁以下的成年心肌病患者中，很多人都存在苯丙胺滥用。去甲麻黄碱使用者发展成为心肌病的风险是非使用者的 4 倍。停止使用去甲麻黄碱，结合适当的药物治疗，可以逆转此类患者的心肌重构。心脏磁共振延迟钆增强对明确心肌纤维化范围、评估预后很有帮助。

其他兴奋剂如合成卡西酮、合成可卡因类似物等都具有心脏毒性，常与心律失常、心肌梗死、心搏骤停和心肌病有关。其他用于治疗注意力缺乏或多动症的药物如哌甲酯、右苯丙胺，在误用或过量服用时也存在心肌病、心肌梗死和猝死风险，但相对罕见。

（二）治疗原则

与药物滥用相关的心肌病患者，首先应采取一切必要的措施禁用相关药物，辅以心力衰竭的标准药物治疗，此类患者的心肌重构是可以被逆转的。可卡因相关性急性冠脉综合征患者中不推荐使用 α 或 β₁ 特异性受体阻滞剂如普萘洛尔，因其可能导致此类患者出现心肌缺血。但在可卡因相关慢性心力衰竭或心肌病患者中，β 受体阻滞剂的安全性未知。同时存在 α 和 β 受体阻滞效应的药物如卡维地洛可对抗可卡因的 α 激动效应，可能对此类患者有益。

二、化疗药物相关性心肌病

（一）发病及诊断要点

1. 化疗药物的心肌毒性

用于治疗癌症的细胞毒性药物早已被发现存在心肌毒性，其中蒽环类药物的心肌毒性最为普遍。即便如此，目前这些药物仍然是肿瘤治疗不可或缺的部分。有许多化疗方案都包含蒽环类药物，如多柔比星、柔红霉素、米托蒽醌、表柔比星和脂质体制剂。有大量研究尝试找到化疗药物的给药时间、给药频率、总剂量和其他同步治疗如曲妥珠单抗与心肌毒性的关系。目前比较明确的结论是心肌毒性与总剂量有关,但证据显示产生心肌毒性的剂量要远低于之前的设想。对于某些高度敏感的患者,仅一剂注射即可导致心脏损伤。多柔比星累积剂量 400 mg/m^2、500 mg/m^2、550 mg/m^2,出现心肌功能受损(结合症状、体征和 LVEF 下降)的概率分别为 5%、16% 和 26%。因此,蒽环类药物的累积剂量通常限制在 400 ~ 450 mg/m^2。某些患者在达到 200 mg/m^2 累积剂量时就表现出心脏形态的改变,而某些患者在首次注射后就出现肌钙蛋白的升高。故对于蒽环类药物来说,并没有所谓的安全剂量。检测蒽环类药物治疗后的外周血肌钙蛋白水平可评估蒽环药物的心脏毒性。蒽环类药物的心脏毒性主要是因为其在体内可产生活性氧自由基而触发一连串有细胞毒性的反应。也有研究提出 DNA 拓扑异构酶Ⅱβ 的改变及患者的基因易感性也对心脏毒性至关重要。

化疗药物相关性心肌病治疗的关键是早期诊断并采取药物干预。既往的观点认为蒽环类药物的心脏毒性是不可逆的,但这是因为化疗药物相关性心肌病诊断太晚导致的。如可早期诊断并及时予以 GDMT,大部分患者的左心室功能异常可以得到纠正。

化疗药物相关性心肌病的预后取决于治疗开始的时间及既存的心肌损伤危险因素如放射暴露,合并冠心病或既往存在心功能不全。之前接受过纵隔区放疗的患者出现多柔比星诱导心肌病的风险较高。其他影响接受了蒽环类药物治疗的患者心功能的因素包括液体超负荷、败血症、缺血性心脏病、使用其他化疗药物。在某些患者中使用自由基清除剂和抗氧化剂可减少蒽环类药物的心脏毒性。

其他已知的具有心脏毒性的肿瘤治疗药物包括曲妥珠单抗和某些血管内皮生长因子抑制剂,也有早期的证据表明强力的蛋白酶体抑制剂,如硼替佐米、卡非佐米,其分子靶标在肿瘤组织和心肌组织中均存在,也可能导致心肌病。曲妥珠单抗是直接针对 HER2 受体的单克隆抗体,广泛用于 HER2 阳性的乳腺癌治疗,显著改善了此类患者的预后。然而,已有确切的证据表明曲妥珠单抗会造成某些患者心功能不全。目前已知心肌细胞存在 HER2 受体,抑制心肌 HER2：HER4 信号通路是造成其心肌毒性的主要原因。一部分抗血管内皮生长因子药物也被发现与心功能不全有关,包括舒尼替尼、贝伐珠单抗和索拉非尼。这些药物在治疗癌症方面使用的时间还不够长,应用范围也不如蒽环类或曲妥珠单抗广泛。因此,针对这些药物引起的心功能不全还缺乏治疗经验。抗血管内皮生长因子药物在引起心力衰竭之前,通常会引起显著的高血压,且若及时控制好高血压,患者后续发生心力衰竭的风险极低。现在有多种新型抗肿瘤药物正在研发中,它们对心脏的毒性仍不明确,尚需要投入临床应用后加以研究。

2. 诊断标准

既往心脏毒性的定义为化疗过程中出现:①LVEF 下降≥5%;②LVEF<55%;③患者存在心力衰竭症状或无症状但 LVEF 下降≥10%。通常,若多柔比星治疗中相关检查提示心功能下降,应谨慎评估继续治疗的收益和风险,以免造成不可逆的心脏损伤。在化疗过程中监测肌钙蛋白是发现/评估化疗药物心脏毒性的有效指标。尽管肌钙蛋白升高的程度和持续时间与左心室功能不全的程度密切相关,但目前仍没有针对所有人群的最佳诊断阈值,故需

进行个体化评估。结合肌钙蛋白与心脏彩超测量的纵向应变可提高化疗药物心脏毒性的诊断效力。

蒽环类药物相关心脏毒性可表现为早期或晚期事件。多柔比星的早期心脏毒性主要表现为窦性心动过速或心电图异常如非特异性 ST－T 改变、QRS 低电压或 QRS 增宽，但心电图对诊断心脏毒性的敏感性和特异性均较差。心内膜活检是最敏感的诊断方法，但临床上无法常规使用。

心肌病和心力衰竭可在停止多柔比星数月或数年后出现。蒽环类药物的心脏毒性在儿童患者中更易延迟出现。多柔比星相关性心肌病在儿童患者成长过程中会影响心肌生长，进而造成成年后的心力衰竭。约 40% 的儿童患者存在不同程度的亚临床心功能不全，5%～10% 在长期随访过程中出现心力衰竭。

（二）治疗要点

1. 药物治疗

若患者存在化疗药物心肌毒性的证据，如肌钙蛋白或心房钠尿肽升高，出现心脏彩超或心脏磁共振异常等，最好立即开始心力衰竭的标准药物治疗。越早使用 ACEI 和 β 受体阻滞剂药物，患者 LVEF 恢复的可能性越高。其余针对充血性心力衰竭的治疗遵循《2018 中国心力衰竭诊断和治疗指南》。如患者经治疗后 LVEF 改善，经多学科评估后可考虑重新开始化疗。

2. 预防

预防化疗药物相关性心肌病的措施包括：①使用蒽环类药物时通过长时间连续泵入降低血液中药物浓度峰值，降低心脏毒性；②使用脂质体包封；③使用毒性较低的衍生物（如表柔比星或伊达柔比星）；④结合使用具有心脏保护作用的药物（如右唑烷）。分剂量多次注射对比一次性注射可显著降低心脏毒性。在一些小型临床试验中，蒽环类药物使用同时使用 β 受体阻滞剂（卡维地洛、美托洛尔、奈比洛尔）或 ACEI 类（依那普利）可预防 LVEF 的降低。

三、其他心脏毒性物质

除上述的心脏毒性药物外，还有许多药物可导致左心室功能不全和心力衰竭，包括吩噻嗪类、抗抑郁药、一氧化碳、铅、锂、甲硫醚、伪麻黄碱、麻黄碱、钴、合成代谢类固醇、羟基氯喹、氯氮平和儿茶酚胺。在临床中应当详细询问相关药物史，避免漏诊。

第七节　心动过速性心肌病

一、发病及诊断要点

心动过速性心肌病是指由于心室率过快导致的左心室功能异常，是心力衰竭的一种可逆性病因,最早报道于 1913 年。患者心脏收缩功能的减退程度与心动过速的发生频率和持续时间有关。治疗心律失常后,心动过速性心肌病通常可被逆转,但也并非所有患者都能恢复正常。理论上任何伴有快速心室率的室上性心律失常都可导致心动过速性心肌病,而室性心律失常,包括频发室性期前收缩,也可导致心肌病。长期房性或室性异位起搏会导致神经内分泌系统激活,表现为血钠下降,RAS 激活,血清中心房脑钠肽、醛固酮、去甲肾上腺素和肾上腺素增加。出现异常心肌重构,表现为双侧心室扩大,心肌收缩功能减弱,心室充盈压升高。其中的机制可能是心肌能量缺乏,能量利用障碍,心肌缺血和钙离子调控异常。维持窦率和控制心室率对心动过速性心肌病的治疗至关重要。心室起搏频率过高也可引起心肌病。右心室单腔起搏可加重心力衰竭症状,增加因心力衰竭住院的风险和死亡率。在存在因起搏导致传导阻滞的患者中使用 CRT 可显著改善左心室功能。

如患者左心室功能异常的出现与心动过速存在时间上的联系,且心动过速终止后患者血流动力学及心肌重构可以得到纠正,则应当怀疑心动过速性心肌病。心动过速性心肌病的特征是非肥厚性左心室扩大,但若在恢复阶段出现心肌肥厚和持续性舒张功能异常,则提示患者心肌已出现不可逆的结构改变。心动过速性心肌病可发生在任何年龄段,甚至是胎儿。心房颤动是导致心动过速性心肌病最常见的病因,但室性或室上性心律失常及窦性心动过速都可能导致心肌病的出现。基因也与本病的发生有关。据报道,血管紧张素转化酶(angiotensin converting enzyme,ACE)基因多态性缺失的纯合子患者更可能在心动过速的诱导下出现心肌病。在某研究队列中,从心动过速初次发病到发现患者左心室功能异常的平均时间为 8 年,但若心动过速复发,则 6 个月内患者即可出现心力衰竭症状。心动过速性心肌病的预后尚不明确,有报道称即使在终止或控制了心动过速且 LVEF 恢复接近正常的患者中,也会出现心源性猝死。这提示即使在控制了节律和心室率后,这部分患者也存在不可逆的心肌超微结构的改变。

二、治疗要点

心动过速性心肌病的治疗应首先关注于重视或积极采取措施控制患者的心律失常。对某些类型的心律失常如室上性心动过速,经导管射频消融常常可以起到治愈的效果。尽管心动过速性心肌病作为心力衰竭的一种病因正受到越来越多的关注,但其发病机制和治疗原则仍缺乏研究资料。有资料称心率>100 次/分即可导致心肌病,但心动过速性心肌病发病的确切心率阈值仍不明确。心律失常的类型、每次发作的时间、是否持续、发作的无规律性等因素对心肌病的影响也尚不清楚。若患者终止心动过速后射血分数可改善,一般来说无须植入 ICD,但如前所述,此类患者仍可能出现猝死,其心肌超微结构的改变是否存在仍不明确。

第八节　继发于甲状腺疾病的扩张型心肌病

一、发病及诊断要点

（一）发病机制

甲状腺激素通过对外周血管张力的作用,改变血流动力学,影响心脏舒缩功能。三碘甲状腺原氨酸(triiodothyronine,T3)有增加心肌收缩力、增加心肌舒张速度的作用,并且能降低冠状动脉血管张力,加速冠状动脉小血管生成。甲状腺激素增多具有促进心肌肥厚的作用,甲状腺激素缺乏时,冠状动脉微血管减少、血流受损,心肌细胞形态改变,促使成纤维细胞活化并增殖,最终导致心肌纤维化。因此,甲状腺疾病患者可能继发出现扩张型心肌病表型。

甲状腺功能亢进(简称甲亢)的血流动力学效应包括体循环血管阻力降低,静息时心率增加,左心室收缩力增加及等容舒张速度增加。体循环血管阻力降低会通过刺激肾素释放,造成肾脏的钠重吸收增加,导致水钠潴留。同时甲亢患者的促红细胞生成素分泌增加,更进一步增加循环血容量。因此,甲亢可导致心脏前负荷增加,后负荷降低,从而使患者心排出量较正常人最多增加300%。

与体循环动脉压降低相反,甲亢患者还同时存在肺动脉高压,这有可能是因为肺循环血管床阻力降低的程度与体循环不匹配,导致肺循环血流增加。肺动脉高压可能导致右心室后负荷增加,造成右心室扩大及右心房和中心静脉压升高。

（二）临床表现及诊断

甲亢患者可能存在阵发性劳力性呼吸困难及其他心力衰竭的症状和体征。考虑到甲亢患者的心肌收缩力增强,此类患者心力衰竭的发展通常难以察觉,更增加了甲亢相关性心肌病的可能性。如前所述,大多数甲亢患者的心排出量增高,静息状态下的心率较快,外周血管阻力较低,故当甲亢患者体力活动增加时,因心率提升和心排出量的储备不足,会出现活动耐量的降低。有研究在甲亢患者运动时观察到左心室功能异常,提示患者存在可逆的心肌病,且可能与循环中过量的甲状腺素有关。

在长期严重甲亢的部分患者中,可出现心肌收缩力减弱,心排出量降低和心力衰竭的症状和体征。通常,这些表现与患者持续的窦性心动过速或快心室率的心房扑动/心房颤动有关,又被称为心动过速性心肌病。甲亢患者常常合并其他心力衰竭的常见原因有高血压、心肌缺血或心脏瓣膜病。甲亢患者心脏的超负荷工作更进一步加快了心力衰竭的发展。心血管并发症是50岁以上经治疗后的甲亢患者的主要死因,故提早诊断并治疗甲亢患者的心功能损害是十分重要的。

甲状腺功能减退(简称甲减)患者的血流动力学改变与甲亢患者相反。甲减患者临床症状和体征较轻,最常见的是心动过缓,轻度高血压(舒张压升高较常见)和脉压较低。长期严重甲减患者可存在心包渗出、非凹陷性水肿。有病例报道同时合并甲减和扩张型心肌病的患者在进行激素替代治疗后,心功能不全得到改善。

总而言之,甲减和甲亢均不是扩张型心肌病和心力衰竭的常见主要病因,患者通常合并其他造成心力衰竭的常见病因。由于甲亢和甲减的诊断较简单,治疗手段确切有效,且对心力衰竭患者的心功能有较大影响,故推荐在所有心力衰竭患者中均检测甲状腺功能。

二、治疗要点

甲亢:出现心力衰竭相关症状的甲亢患者,应给予适量 β 受体阻滞剂控制心率接近于正常水平,以预防心动过速性心肌病。β 受体阻滞剂可改善甲亢患者心脏、神经肌肉及精神损害症状。甲亢原发病的治疗包括[131]I、抗甲状腺药物或甲状腺切除。临床心力衰竭症状的治疗同其他类型心力衰竭指南推荐。

甲减:甲状腺素替代治疗可逆转甲减所导致的心血管改变。老年或疑似存在缺血性心脏病或心功能不全的患者应给予起始剂量的 25%~50%,每次剂量调整应间隔6~8周。在合并缺血性心脏病的甲减患者中,予甲状腺素治疗后,大多数患者的心绞痛症状得到改善,提示甲状腺素改善了患者心肌的血氧摄入效率,降低了外周血管阻力。心力衰竭患者的游离 T_3 水平较低,且游离 T_3 的降低程度与心力衰竭的严重程度相关。

第六章

扩张型心肌病的免疫机制与治疗

第一节　炎症反应与扩张型心肌病治疗

一、炎症反应在扩张型心肌病发生发展中的作用

扩张型心肌病的特征为一侧或双侧心室扩大及收缩功能减退,最终会发生明显心力衰竭。扩张型心肌病在大多数情况下是特发性的,越来越多的证据表明心肌炎与扩张型心肌病密切相关,心肌炎是一种与免疫功能障碍相关的心肌炎症性疾病,常可导致扩张型心肌病的发生发展。

目前动物实验证实由心肌炎发展至扩张型心肌病一般需要三个阶段。

（一）初始心肌损伤

在大多数情况下,这被认为是病毒感染,但其他形式的损伤也可能引发三相级联反应。大多数患者在第一阶段不会发生明显的充血性心力衰竭,并且此阶段临床症状不典型,容易被忽视。

（二）自身免疫性心肌损伤

由初始心肌损伤引发自身免疫,促进第二阶段发展。免疫将引发广泛的心肌损伤,故临床上明显的充血性心力衰竭往往发生在这一阶段。

（三）发展成扩张型心肌病

在感染和自身免疫过程都减弱之后,疾病呈现出特发性扩张型心肌病的特征。

三个阶段之间密不可分,时间顺序相互重叠,在三相级联进展之后,阶段一或二会再次发生。三相级联反应旨在描述病毒性心肌炎,也适用于其他病原体导致的心脏感染。克氏锥虫(导致南美锥虫病的原生动物)感染导致的扩张型心肌病中,初始损伤后诱发自身免疫反应更为剧烈。细菌、真菌和其他感染的扩张型心肌病证据较少。

心肌活检应用杂交技术检测,在50%的扩张型心肌病病例中发现了病毒信号,为扩张型心肌病存在病毒提供证据。对扩张型心肌病患者研究发现,在变性肌细胞、炎症细胞和内皮

细胞中存在 RNA 链。细胞毒性 T 淋巴细胞（CD4 和 CD8）通过免疫反应损伤心肌细胞,一方面,细胞毒性 T 淋巴细胞分泌穿孔素和颗粒酶(丝氨酸酯酶),以 Ca^{2+} 依赖的方式作用于心肌细胞膜,杀伤心肌细胞;另一方面,在 T 细胞识别心肌细胞后,T 细胞表面表达高水平 FasL 与心肌细胞表面的 Fas 相互识别,通过 Fas 触发靶细胞内部的凋亡程序,使靶细胞发生程序性细胞死亡。心肌炎和扩张型心肌病患者的细胞因子水平升高,在动物实验模型中,使用细胞因子抗体可以减轻扩张型心肌病的严重程度。

第一阶段病毒诱导引起体液免疫反应,杀伤 T 细胞因子被激活,在第二阶段进一步诱发自身免疫性心肌炎。在扩张型心肌病患者中检测到多种心脏自身抗体,包括心肌成分抗体(如抗肌膜抗体和抗肌球蛋白与重链抗体)、抗线粒体蛋白抗体(如腺嘌呤核苷酸易位蛋白抗体)。扩张型心肌病患者无症状亲属中存在特异性心脏抗体,可以预测疾病进展。

持续性病毒感染在心力衰竭 B 期和 C 期的发病机制中非常重要(心力衰竭分期见表 6-1)。潜伏体内的病毒通过低水平或间歇性复制诱发慢性、直接和自身免疫损伤。在动物实验小鼠心脏中证实持续存在的巨细胞病毒可以诱发小鼠心肌慢性炎症。病毒通过促进第三阶段的心肌纤维化重构而加重心力衰竭。

表 6-1　心力衰竭分期

心力衰竭分期	定义及表现
A 期(前心力衰竭阶段)	心力衰竭高危期,仅存在心力衰竭发生高度危险因素而心脏的结构属正常,尚无器质性心脏(心肌)病或心力衰竭症状,如患者有高血压、心绞痛、代谢综合征,使用心肌毒性药物等,可发展为心脏病的高危因素
B 期(前临床心力衰竭阶段)	出现了心脏结构的异常但尚无功能异常,已有器质性心脏病变,如左心室肥厚,LVEF 降低,但无心力衰竭症状
C 期(临床心力衰竭阶段)	已有器质性心脏病,既往或目前有心力衰竭的症状,有气短、乏力、运动耐量下降等
D 期(难治性终末期心力衰竭阶段)	患者有进行性结构性心脏病,虽经积极的内科治疗,休息时仍有症状,且需要特殊干预。包括因心力衰竭反复住院,且不能安全出院者;需要长期静脉用药者;等待心脏移植者;使用心脏机械辅助装置者

病毒在扩张型心肌病致病中起关键作用。从扩张型心肌病患者血浆中去除免疫球蛋白可改善心室功能。大多数扩张型心肌病患者存在心脏特异性肌球蛋白抗体,病毒感染诱导抗体与肌球蛋白抗原表位之间存在交叉反应,从而诱发自身免疫性心肌炎,导致扩张型心肌病。

二、扩张型心肌病的抗炎免疫调节治疗

感染性免疫反应是扩张型心肌病的发病机制之一。病毒感染和(或)自身免疫抗体等外界因素引起心肌过度免疫反应而造成持续炎症,最终出现心脏重构、心室扩张和收缩功能障碍,从而出现扩张型心肌病。在心肌炎症阶段适当调节过度免疫反应和抗炎治疗是防治扩张型心肌病的关键措施。

扩张型心肌病患者最终结局是心力衰竭。目前已证实β受体阻滞剂如美托洛尔通过降低心肌促炎细胞因子(如 TNF-α、IL-1b)的基因表达来改善左心室重构和收缩功能。血管紧张素是一种有效的促炎症和促氧化剂，ACEI 具有普遍的抗炎特性。ACEI 或β受体阻滞剂在心力衰竭治疗中的关键机制是其抗炎作用。

醛固酮是导致心肌受损的另一主要促炎因子，通过促进间质纤维化导致心室重构。醛固酮拮抗剂的使用可以显著减少心肌炎症信号激活后的心脏损伤，而 ACEI 或 ARB 不能完全抑制醛固酮的产生，除血管紧张素Ⅱ(angiotensinⅡ，AngⅡ)外，其他因素对醛固酮产生也很重要。醛固酮受体拮抗剂如螺内酯或依普利酮能完全抑制醛固酮的作用，抑制 RAS，延缓、阻止慢性心力衰竭进行性左心室重构，降低心力衰竭患者的全因死亡率。

肠道病毒和腺病毒共同受体的存在为治疗扩张型心肌病提供了可能。通过阻止病毒与细胞受体的相互作用及其引起的细胞内信号转导，保护心肌不受感染。更昔洛韦是一种成熟的治疗巨细胞病毒感染的药物，为扩张型心肌病患者带来希望。

褪黑素是一种内源性多功能吲哚胺，有抗氧化、抗炎、抗高血压、抗血栓、调脂等作用，具有心血管保护作用。血褪黑素偏低与急性心肌梗死心室重构显著相关。扩张型心肌病患者的褪黑素水平也较低，这与心肌损伤和低心输出量有关。褪黑素受体具有一氧化氮合酶和鸟苷酸环化酶介导的抗肾上腺素能作用，激活促进 JAK-STAT 通路抵抗细胞凋亡。褪黑素抑制线粒体通透性转换孔的开放敏感性，改善心肌细胞肌质网的钙处理，其强大的抗氧化、调节炎症因子水平和抗纤维化能力，有助于改善扩张型心肌病患者左心室重构和心输出量。目前褪黑素是扩张型心肌病患者预防进行性左心室重构的新治疗靶点。需要进一步的研究来证实补充外源性褪黑素对扩张型心肌病患者心室重构的作用。

目前发现一些天然分子(如芹菜素、小檗碱和槲皮素)和植物提取物能有效缓解实验性自身免疫性心肌炎。机制为上调 Th1 细胞因子、Th2 细胞因子，减轻氧化应激，调节丝裂原活化蛋白激酶信号通路和提高心肌肌浆网 Ca^{2+}-ATP 酶(SERCA)水平。

由于心肌炎的病理生理阶段相互重叠，扩张型心肌病的治疗仍具有挑战性。一个阶段的针对性治疗(如第二阶段的免疫抑制)在另一个阶段可能是有害的(如在第一阶段的主动感染期间)。利用 cDNA 阵列技术测定心脏基因表达，识别患者不同致病机制，为制订个体化治疗方案提供了希望。

此外，接种心脏病毒疫苗也是一种预防扩张型心肌病的方式，但需要更有力的证据来证明病毒感染和扩张型心肌病之间的关系，并且疫苗接种计划成本高昂，需要社会和政府的支持。

第二节 模式识别受体与扩张型心肌病治疗

一、模式识别受体在扩张型心肌病发生发展中的作用

模式识别受体家族，包括跨膜受体[如 Toll 样受体(Toll-like receptor，TLR)和 C 型凝集

素受体(C-type lectin receptor,CLR)],以及细胞质受体[如视黄酸诱导基因蛋白(RLR)I样受体(retinoic acid inducible gene-I kuje receotirs,RLR)和NOD样受体(nucleotide oligomerization domain like receptor,NLR)]。病毒引起自身免疫介导的心脏组织损伤是扩张型心肌病的主要因素之一。模式识别受体在免疫哨点细胞中表达,包括肥大细胞、巨噬细胞、树突状细胞、先天淋巴细胞(固有免疫细胞)和嗜碱性粒细胞等,导致促炎细胞因子、血管活性胺、一氧化氮、活性氧、神经肽和花生四烯酸代谢物产生。模式识别受体诱导天然免疫细胞活化导致自身免疫。模式识别受体的主要生物学功能包括调节补体激活、吞噬、细胞激活、炎症信号转导和凋亡诱导。宿主对病毒最早的反应是通过先天免疫系统的模式识别受体激活核因子κB(nuclear facotr-κB,NF-κB)信号通路产生炎症因子,促进T细胞和B细胞的激活和扩增,进而识别病毒特定的肽序列产生特异性免疫。

模式识别受体通过微生物病原体相关分子模式和损伤相关分子模式激活先天免疫。这些模式识别受体不仅在免疫细胞中表达,也在包括心肌细胞在内的各种非免疫细胞中表达。模式识别受体在心肌细胞中表达使心肌细胞通过主动机制和被动过程产生先天免疫反应,血清中TNF、IL-6等炎症细胞因子升高,这与扩张型心肌病后期心力衰竭的发生和发展有关。在心脏表达的模式识别受体中,TLR是研究最多的。本书重点综述先天免疫反应和TLR介导的心肌细胞表型效应。心脏的CLR、NLR将在下文中讨论。其他模式识别受体包括RLR和AIM2(Absent in melanoma 2),到目前为止很少被研究。

(一)TLR在扩张型心肌病发生发展中的作用

TLR是一类跨膜糖蛋白,是免疫系统的一部分,与模式识别受体家族有关。模式识别受体可识别入侵微生物病原体的不同分子模式,即病原体相关分子模式,如脂质、蛋白质、脂蛋白和核酸。TLR有两个主要的结构域,胞内结构域称为Toll/IL-1受体(Toll/IL-1 receptor,TIR)结构域,胞外结构域内存在富含亮氨酸重复序列(leucine rich repeat,LRR)的结构域。人体中已发现11种TLR(TLR1~TLR11),可识别细胞质和细胞外病原体相关分子模式。它们有的位于细胞表面,有的存在于细胞内的溶酶体、内体或内质网中。其中,TLR1、TLR2、TLR4、TLR5、TLR6、TLR10、TLR11、TLR12在细胞膜上表达,TLR3、TLR7、TLR8于细胞器中表达。所有TLR都是I型跨膜蛋白,由存在LRR的胞外结构域、单个跨膜结构域和类似于IL-1受体的细胞质结构域组成,称为Toll/IL-1受体(TLR)。激活后,TLR招募了一组含有TIR结构域的特定衔接子,包括髓样分化初级反应基因88(MyD88)、MyD88接头样蛋白、接头蛋白诱导的含有TIR结构域的干扰素和TIR结构域的干扰素相关接头分子。TLR信号可以大致分为两条通路:MyD88和Trif依赖通路。TLR3和TLR4通过Trif途径致干扰素调节因子3和NF-κB的激活,从而诱导I型干扰素和炎症因子的产生。除TLR3外,其余TLR通过MyD88途径促进NF-κB的激活以诱导炎症因子的产生。

TLR家族的发现和特征使人们对先天免疫系统有了更深入的了解。天然免疫的识别策略基于检测微生物的结构和保守产物,在心肌损伤期间释放的宿主分子也能激活TLR。TLR通过微生物或宿主来源的分子诱导促炎细胞因子对宿主来说是把双刃剑。除了在免疫细胞中表达,TLR还在心血管系统等其他组织中表达。虽然不同TLR在人心肌细胞中的表达尚未得到证实，但在成人心脏组织中检测到 10 个 TLR 相对水平：TLR4>TLR2>TLR3>TLR5>TLR1>TLR6>TLR7>TLR8>TLR9>TLR10。TLR2 和 TLR4 蛋白在心肌细胞中的表达已经通过免疫学方法（包括免疫组织化学和蛋白印迹）和基因敲除小鼠的功能研究得到证实。心肌细胞中的 TLR2 和 TLR4 具有直接影响相应病原体相关分子模式和损伤相关分子模式的能力。最近的研究表明，TLR 参与动脉粥样硬化过程，影响卒中、心肌梗死、缺血再灌注损伤、心肌重构和心力衰竭。

缺血性和原发性扩张型心肌病的 TLR 表达不同。经历缺血 4 小时的大鼠心脏组织中观察到 TLR2、TLR4 mRNA 上调及蛋白表达增加。在远离缺血区的大鼠心肌和原发性扩张型心肌病患者的心脏组织中发现仅 TLR4 蛋白表达增加。与轻症心力衰竭患者相比，病情恶化需要左心室辅助装置的患者心肌组织中 TLR4 mRNA 的表达也增强。此外，病原体相关分子模式和损伤相关分子模式可能改变心肌细胞中 TLR 的表达。病原体相关分子模式配体脂多糖可增加新生大鼠心室肌细胞 TLR4 mRNA 的表达，但 TLR4 蛋白的含量不增加。损伤相关分子模式配体热激蛋白（heat shock protein，HSP）60 可提高 H9c2 细胞中 TLR2 和 TLR4 的 mRNA 和蛋白水平。

在心肌细胞中，TLR 的激活诱导先天免疫反应，表现为 NF-κB 的激活和炎症反应，以及心功能的改变。在 HL-1 细胞系中，转染 NF-κB 荧光素酶报告质粒后，NF-κB 的转录活性增加，这是对病原体相关分子模式配体单独激活 TLR2、TLR4 和 TLR5 的反应。TLR2、TLR4 和 TLR5 的激活增加了 IL-6、角质形成细胞衍生趋化因子、巨噬细胞炎症蛋白-2 和细胞间黏附分子-1 的表达，降低了心肌细胞的收缩力。TLR9 介导了 NF-κB 活性的增加和炎症因子的产生，在心脏炎症和收缩功能障碍中起作用。TLR2 的病原体相关分子模式配体（肽聚糖相关脂蛋白）诱导 MyD88 依赖性炎症因子（包括 TNF）的产生，然后抑制细胞动作电位和 Ca^{2+} 瞬变。HSP72 可通过 TLR2-MyD88 途径诱导 IL-6、角质形成细胞衍生趋化因子和细胞间黏附分子-1 的表达，降低心肌细胞的收缩力，HSP60 通过 TLR4-MyD8 而非 TLR2-Trif 途径诱导心脏炎症。

体外研究表明心肌细胞的 TLR 对病原体相关分子模式和损伤相关分子模式有直接反应。TLR 在心肌细胞中介导对病原体相关分子模式和损伤相关分子模式的反应。在离体灌注心脏中，观察到脂多糖和 70 kDa 热休克同源蛋白（HSP70）通过 TLR4 途径抑制心肌收缩力。在离体小鼠心脏缺血/再灌注模型中，注入中性粒细胞，TLR4 正常心脏的炎性浸润大于 TLR4 缺乏心脏；输注缺乏 TLR4 的中性粒细胞并不影响正常心脏的浸润，故心肌缺血后中性粒细胞浸润的决定性因素是心肌细胞 TLR4，而不是中性粒细胞 TLR4。但有研究显示白细胞 TLR4 对心肌细胞损伤至关重要，白细胞 TLR4 缺乏小鼠可免于脂多糖诱导的心肌损伤，心肌细胞 TLR4 缺乏小鼠则会发生损伤。TLR 信号除了引起炎症和功能改变外，还能调节心肌细胞凋亡。TLR2 和 TLR4 与促进细胞凋亡和存活的途径有关。TLR2 介导了心室肌细胞的抗凋亡和促炎途径。用特异性抗体阻断 TLR2 可增强过氧化氢诱导的细胞毒性。TLR2 敲除可以减少多柔比星治疗小鼠的心脏凋亡、炎症和功能障碍。实验证明脂多糖预处理可通过激活磷脂酰肌醇 3-激酶（phosphoinositide 3-kinase），磷脂酰肌醇 3 激酶-蛋白激酶

B(PI3K－Akt)信号通路减少心肌细胞凋亡和梗死面积。脂多糖这一保护作用在TLR4和(或)MyD88缺失心肌细胞中消失。线粒体和细胞质中的HSP60通过抗凋亡保护心肌,外源性低内毒素重组HSP60通过TLR4诱导心肌细胞凋亡。目前尚不清楚脂多糖、HSP60与TLR4信号通路具体调节细胞凋亡的机制。

TLR对心肌炎症和心脏功能的影响通常表现在炎性心脏病中,包括心肌缺血再灌注损伤、病毒性心肌炎和感染性心肌病。线粒体DNA从自噬细胞中逃逸,导致心肌细胞发生TLR9介导的炎症反应,并可诱发心肌炎和扩张型心肌病。TLR3、TLR4、TLR7、TLR9、MyD88和Trif与病毒性心肌炎有关。

（二）CLR在扩张型心肌病发生发展中的作用

CLR是一种钙依赖性碳水化合物结合受体,含有一个或多个C型凝集素样结构域。它们由一个大家族组成,能识别各种结构不相关的分子。目前对心脏CLR的研究相对较少。在正常心脏中检测到包括Syk、Card－9、Bcl－10、Malt－1、Src和DAP－12在内的CLR信号分子。除了Dec－205和Tim－3外,人体CLR mRNA在心脏中的含量都高于免疫器官脾脏中的含量,尚需更多的研究来进一步阐明这些蛋白质的功能。

（三）NLR在扩张型心肌病发生发展中的作用

NLR是细胞内病原体相关分子模式和损伤相关分子模式的细胞质传感器。人类NLR家族有22个成员,其中大多数都存在一个保守的立体结构。该结构由N末端胱天蛋白酶募集结构域或嘧啶结构域组成,包括一个以RNA核苷三磷酸(RNA nucleoside triphosphatases,NTPase)活性为中心的核苷酸结合结构域和一个介导配体感知的C末端LRR结构域。NLR下游炎症途径主要是炎症小体激活,炎症小体是激活caspase－1的多蛋白平台。一旦被激活,caspase－1可以诱导前细胞因子的成熟,最显著的是IL－1和IL－18,它们可以触发炎症反应。许多类型的NLR,包括含有N末端胱天蛋白酶募集结构域的NLR4(NLRC4)、NLRC5,含有嘧啶结构域的NLR1(NLRP1)、NLRP3和NLRP6,可以形成炎性小体。NLR炎性小体在梗死区的成纤维细胞和白细胞中形成,炎性小体通过一系列信号转导刺激心肌炎症反应,参与心肌缺血再灌注损伤,从而促进扩张型心肌病的发生和发展。除了在炎性小体信号转导中的显著活性外,NLR还调节NF－κB信号转导、RLR信号转导、自噬、主要组织相容性复合体(major histocompatibility complex,MHC)的基因调节、生殖和发育。心肌细胞都表达NLRC1,心脏NLRC1由NF－κB、TGF通路激活,引起细胞凋亡和成纤维细胞纤维化,并可诱发心功能不全。

（四）损伤相关分子模式

目前我们对内源性损伤相关分子模式的了解局限于与TLR相关的知识,损伤相关分子模式和其他模式识别受体研究甚少。细胞中的每个分子在释放到细胞外时都可能是一个损伤相关分子模式。损伤相关分子模式可以被模式识别受体识别,如TLR和细胞质NLR;也可以被非模式识别受体识别,如晚期糖基化终产物受体、CD44、整合素和CD91。损伤相关分子模式是模式识别受体对损伤做出的炎症免疫反应,在感染性疾病中发挥重要作用。损伤和炎症导致激肽、凝血和补体级联的丝氨酸蛋白酶被损伤相关分子模式激活,产生早期炎症介质。在心肌细胞中的表达模式识别受体使心肌细胞产生先天免疫反应。损伤相关分子模式在扩张型心肌病防治方面具有很好的研究价值和应用前景。

二、模式识别受体靶向与扩张型心肌病治疗

病毒引起的自身免疫介导的心脏组织损伤是扩张型心肌病的主要发病机制。模式识别受体(pattern recognition receptors,PRRs)具有激活补体、调控吞噬、活化免疫细胞、促进炎症信号转导和诱导细胞凋亡等功能,介导自身免疫反应触发炎症因子产生,促进了扩张型心肌病发生发展。在PRRs家族中,TLR是研究最多的,我们重点介绍损伤相关分子对TLR靶向识别和扩张型心肌病的相应治疗。新TLR拮抗剂可能成为心力衰竭治疗的新靶点。

心肌细胞表达多种TLR,通过这些TLR心肌细胞对内源性或外源性信号做出反应,TLR识别病原体相关分子模式诱导促炎细胞因子,上调细胞黏附分子和趋化因子的表达,增加一氧化氮和对入侵微生物有直接毒性的I型和II型干扰素水平,在免疫中发挥关键作用。在TLR活化反应中,吞噬作用和抗原呈递作用增强,抑制TLR信号可降低炎症关键酶髓过氧化物酶的活性,使用TLR拮抗剂可防止炎症期间的组织损伤,可能对扩张型心肌病治疗有很大作用。研究显示TLR2和TLR4参与了扩张型心肌病的发病,TLR2在心脏损伤中起有害作用,阻断TLR2可减轻左心室功能障碍和纤维化;TLR4起保护作用,TLR4失活加重心脏损伤和功能障碍,因此,阻断TLR2保留TLR4活性的治疗策略可能为扩张型心肌病的治疗提供新的选择。

心脏干细胞移植也是近年来扩张型心肌病治疗的热点。干细胞治疗的主要局限性是心脏干细胞的排斥反应,阻断免疫反应被认为是提高移植心脏干细胞存活率的可行方案。TLR1~TLR6和TLR9在间充质干细胞的外表面或胞内细胞器中表达。TLR信号通路可被受损组织分泌的内源性分子激活。目前对TLR4的研究发现,脂多糖是TLR4的配体,阻止干细胞凋亡,释放血管内皮生长因子可以促进血管生成,脂多糖预处理间充质干细胞可以达到更好的移植效果和更高的存活率。激活TLR3可以通过释放免疫抑制因子来提高移植干细胞的免疫抑制能力。TLR的激活导致炎症反应,肠道菌群对各种代谢和心血管疾病的影响已经得到证实,有些人认为选择性地使用不同的菌株可能会与TLR相互作用,抑制炎症因子的产生。

TLR在免疫反应中发挥着重要作用,一些心血管疾病,如缺血再灌注损伤和动脉粥样硬化,与过度免疫反应有关。TLR靶向治疗心血管疾病的想法是合理的,未来的挑战是能否控制内源性激动剂诱导的反应,避免过度或持续免疫激活损伤心肌,预防扩张型心肌病心力衰竭发生发展。

第三节　免疫相关疗法与扩张型心肌病治疗

一、概述

目前没有专门针对扩张型心肌病的循证医学治疗方法,扩张型心肌病的药物治疗与心

力衰竭相同。当今心力衰竭治疗有了较大进展,但心力衰竭预后仍然较差,药物治疗不能完全控制心力衰竭进展,心脏移植是终末期心力衰竭患者的唯一选择。针对免疫系统异常的新型治疗方案对扩张型心肌病所致心力衰竭患者来说是一种有前景的治疗选择。

扩张型心肌病存在多种免疫调节异常,包括对心肌细胞的体液和细胞免疫反应。自身免疫机制作为发病关键因素越来越受到关注,免疫抑制治疗可能为扩张型心肌病患者提供长期益处。扩张型心肌病通常与心脏自身抗体水平升高有关,尤其是抗 β_1 肾上腺素受体抗体。自身抗体可以通过免疫吸附清除,多项免疫吸附治疗特发性扩张型心肌病疗效的研究显示,患者心功能和预后均有明显改善。

二、免疫吸附治疗

在扩张型心肌病发病过程中,除遗传易感因素外,病毒感染和心肌炎症反应起着关键作用。免疫系统激活,循环中心脏自身抗体的产生,在扩张型心肌病患者疾病发生发展中起重要作用。采用非特异性免疫吸附法去除循环抗体已成功用于多种自身免疫性疾病的治疗,如古德帕斯丘(Goodpasture)综合征和红斑狼疮。通过免疫吸附去除循环自身抗体以减少心肌炎症而改善心功能,可作为一种实验性治疗选择。在大多数扩张型心肌病患者血浆中检测到有负性肌力作用的心脏自身抗体,血流动力学改善与自身抗体消除相关,治疗前患者血浆心肌抗体阳性对免疫吸附后血流动力学改善具有预测价值。这类自身抗体主要是 IgG - 3 亚类抗体,扩张型心肌病患者免疫吸附治疗的血流动力学改善效果取决于 IgG - 3 亚类抗体消除程度。在免疫吸附治疗之后再使用 IgG,能防止 B 细胞反弹性再次产生抗体,降低 IgG 耗尽后的感染风险。免疫吸附治疗可缓解症状,增加运动耐量,降低心力衰竭相关临床生化标志物,改善内皮功能,显著提高心功能。免疫吸附治疗具有长期效应,经此治疗扩张型心肌病患者对心室辅助装置需求减少,心脏移植率降低。

总之,体液免疫系统的激活与心脏自身抗体的产生在扩张型心肌病患者心功能的发展中发挥重要的作用。非特异性免疫吸附清除循环心脏抗体是扩张型心肌病患者的一种治疗选择。

三、免疫抑制治疗

心肌炎症在一定程度上是一种免疫紊乱,短期免疫抑制治疗可终止心肌自身免疫反应,为扩张型心肌病患者带来获益。免疫组织化学对确定心肌组织是否存在持续炎症具有重要价值,标本中新出现 HLA 是心肌炎症最合适的免疫组织学标志物。如果免疫组织化学显示 HLA 上调表明有持续炎症,免疫抑制治疗可作为治疗扩张型心肌病的有效措施,改善患者临床症状和预后。目前用于扩张型心肌病治疗的免疫抑制剂包括皮质类固醇、硫唑嘌呤、环孢素、环磷酰胺等。

第七章

肾素血管紧张素受体信号通路与扩张型心肌病

第一节 肾素-血管紧张素系统改变与心血管疾病

肾素-血管紧张素系统的英文简写为 RAS,其功能是通过内分泌、旁分泌等多种分泌方式维持机体血压、血容量及电解质平衡。RAS 主要由血管紧张素原、肾素、ACE、血管紧张素和血管紧张素受体组成,血管紧张素原由肝脏产生,肾素由肾小球球旁细胞合成和分泌,肾素是一种天冬氨酸蛋白酶,其分泌主要受低血压或低容量引起的肾脏低灌注及交感神经活性增强影响,血管紧张素原在肾素的作用下水解血管紧张素 I(angiotensin I,Ang I),这是 RAS 的第一步,也是限速步骤。然后,在 ACE 的作用下,生物活性不强的 Ang I 转化为具有生物活性的 Ang II,而 Ang I 也可在 ACE2 的作用下被进一步代谢为 Ang 1~9,Ang II 可被 ACE2 进一步代谢为 Ang 1~7 等其他物质。其中,Ang II 在 RAS 中是最重要的生物活性物质,能与血管紧张素 1 型受体(angiotensin type 1 receptor,AT1R)、血管紧张素 2 型受体(angiotensin type 2 receptor,AT2R)相结合发挥至关重要的作用,如收缩血管、增加心输出量、促进醛固酮合成等。然而,在病理条件下,RAS 的作用可能会增强,从而引发炎症和结构重构,促进心脏和血管的损伤。

心血管疾病发生发展是一个连续的过程,高盐摄入、糖尿病、脂代谢紊乱等危险因素都可诱导心血管疾病的发生,其中,RAS 的改变起到了至关重要的作用。研究表明,Ang II 可作为一种局部生物活性介质,直接作用于内皮细胞和血管平滑肌细胞,也可通过调节许多与炎症途径有关的分子的表达,如黏附分子、趋化因子和细胞因子,以及许多生长因子,从而促进炎症细胞,如淋巴细胞和单核细胞与内皮细胞的黏附,进而促进动脉粥样硬化斑块的发展。除了直接作用外,Ang II 还能刺激与动脉粥样硬化有关的转录因子的表达,其中,Ang II 上调 NF-κB 的表达,而 NF-κB 调节多种基因的表达,包括细胞因子、趋化因子、黏附分子、环氧合酶-2(cyclooxygenase-2,COX-2)、血管紧张素原(在一种反馈环中)和一氧化氮合酶,这种作用在炎症和 RAS 之间的关系中也很重要。Ang II 还可通过与受体结合导致水钠潴留、抑制肾素分泌、促进内皮素分泌,从而升高血压,增强心肌收缩力,引起心肌肥厚,促进心肌、血管纤维化,诱发心律失常、动脉粥样硬化、冠心病等心血管疾病。另外,还有研究表明,Ang Ⅱ可以通过炎症和细胞外基质破坏和重构、抑制 TGF-β 信号通路,促进胸主动脉及腹主动脉瘤的形成。同时,Ang Ⅱ 也可以影响前列腺素的释放,从而影响肾血管收缩,COX-1 衍生的前列腺素 E 及其受体已被证实在 Ang Ⅱ 依赖性高血压中起关键作用。因此,肾素抑制剂、ACEI、ARB 等可以抑制 Ang Ⅱ 产生和发挥作用,均可以下调包括心力衰竭在内的各种心血管疾病的发病率和死亡率。另外,缓激肽有心脏保护的作用,而 ACE 能使缓激肽、P 物质等生物肽失活,这也是 ACEI 保护心脏的重要机制之一。RAS 中任何一个环节的改变与心血管疾病的发生发展都有着非常紧密的联系,改变 RAS 能防治心血管疾病。

第二节　血管紧张素Ⅱ/AT1R 的多种信号通路

Ang Ⅱ 是一种生物活性物质,可作用于 AT1R 和 AT2R,而其主要是通过 AT1R 发挥收缩血管、促进水和盐的重吸收、兴奋交感神经、诱发炎症及氧化应激的作用,AT1R 是介导心血管疾病发生的主要受体。Ang Ⅱ/AT1R 的信号通路包括丝裂原活化蛋白激酶(mitogen-activated protein kinase,MAPK)信号通路、非受体酪氨酸激酶、受体酪氨酸激酶、还原型烟酰胺腺嘌呤二核苷酸磷酸(reduced nicotinamide adenine dinucleotide phosphate,NADPH)氧化酶和活性氧信号通路。

（一）MAPK 信号通路

MAPK 属于丝氨酸/苏氨酸蛋白激酶,该信号转导是由一系列的蛋白激酶及其磷酸化作用构成的级联反应构成, 在基因表达调控、细胞蛋白合成与代谢、容量调节和细胞生长等方面起着重要作用。Ang Ⅱ 可激活 MAPK[包括细胞外调节蛋白激酶(extracellular regulated protein kinases,ERK)、c-Jun 氨基末端激酶(c-Jun N-terminal kinase,JNK)和 P38 MAPK],参与内皮细胞的分化和增殖。

Ang Ⅱ 与 AT1R 结合可迅速激活 ERK,其作用过程为 Src 和钙依赖的激酶 Pyk2 使表皮生长因子受体的酪氨酸磷酸化, 形成复合物并激活 Raf。小 G 蛋白 Ras 与活化的 Raf 相连,从而激活 MEK,引起 ERK 的丝氨酸/苏氨酸残基磷酸化,磷酸化的 ERK 进入细胞核,磷酸化转录因子 AP-1 和 elk-1,进而诱导 c-fos、c-myc、c-Jun、ET-1 等基因的表达增加,从而使细胞增殖效应得到增强。如在人血管内皮细胞,Ang Ⅱ 就可通过 AT1R 激活 ERK 级联信号, 激活转录因子 AP-1,通过与基因启动子序列结合影响细胞分化、迁移和黏附。进一步的研究发现, Ang Ⅱ 也通过 AT1 受体激活血管内皮细胞 T 型 Ca^{2+} 通道,增加通道 α1G 基因表达, Ras、MEK 信号也参与此过程。

另外,Ang Ⅱ 还可激活凋亡信号调节激酶 1,进而诱导 JNK 和 P38 MAPK 相关的信号,JNK 和 P38 MAPK 的激活可活化相关激酶进而引起细胞凋亡和分化。例如,P38 MAPK 的磷酸化可激活 NF-κB,而 NF-κB 在调控免疫反应基因(如细胞因子、化学激活素和黏附分子)方面起着重要作用,可引起细胞炎症反应。

因此，Ang Ⅱ激活内皮细胞 MAPK 引发的各种反应，与细胞基因表达调控、炎症、内皮功能紊乱和动脉粥样硬化密切相关。

（二）非受体酪氨酸激酶

非受体酪氨酸激酶包括 Src 通路、JAK－STAT 通路和 FAK 通路。Ang Ⅱ 对内皮细胞迁移和运动性的影响，主要通过 Src 通路和 FAK 通路来实现的。C－Src 是一种酪氨酸激酶，以活性氧依赖的方式激活，随后可激活下游通路，如 Ras、FAK、JAK/STAT 和 PLC－γ。Src 可与其底物 FAK（一种黏着斑激酶）及细胞骨架蛋白桩蛋白（paxillin）、踝蛋白（talin）和 P130Cas 形成黏着斑复合物。在病理刺激下，细胞通过细胞骨架相关酪氨酸激酶磷酸化和黏着斑复合物的生成，完成细胞骨架的重组，促进细胞的生存、迁移、黏附和凋亡。Ang Ⅱ 可通过 Src、PI3K 酪氨酸磷酸化激活和表皮生长因子受体反式激活，增加内皮细胞 FAK 和桩蛋白磷酸化，诱导内皮细胞迁移。其中 Ang Ⅱ 对内皮细胞黏着斑信号的磷酸化十分重要，与细胞生长过程中 Ang Ⅱ 生长因子样作用有关。

（三）受体酪氨酸激酶

受体酪氨酸激酶的典型代表为胰岛素受体信号通路。胰岛素受体通过自身磷酸化或磷酸化其他底物，激活信号通路，引起胰岛素代谢、转录及促有丝分裂。激活后的胰岛素受体诱导 IRS－1 酪氨酸磷酸化，与 PI3K 的 P85 亚单位相互作用，激活 PI3K 通路及下游效应因子 Akt，最终引起葡萄糖转运。研究表明，Ang Ⅱ 可激活内皮细胞 PI3K 通路，引起 Akt 磷酸化，从而抑制清道夫受体启动子活性，降低其在内皮细胞的表达。

Ang Ⅱ 不仅可以直接激活信号通路产生效应，还可影响其他激动剂诱导的信号通路。研究发现，大鼠注射 Ang Ⅱ 后表现出胰岛素抵抗，而 RAS 功能亢进的患者，表现出对胰岛素的敏感性下降，用 ACEI 和血管紧张素受体阻断剂阻断 RAS，可改善患者胰岛素抵抗情况和糖尿病并发症。高血压和胰岛素抵抗常常同时发生，提示 Ang Ⅱ 信号通路与胰岛素信号的相互作用，在心血管疾病的发生发展中起着重要角色。

（四）NADPH 氧化酶和活性氧信号

1. NADPH 氧化酶

细胞氧化应激的水平与酪氨酸激酶和磷酸酶调节、炎症基因表达、内皮功能和细胞外基质有关，而 Ang Ⅱ 可激活内皮细胞膜 NADPH 氧化酶产生活性氧。内皮细胞中，细胞质中亚基 p47 phox 丝氨酸的磷酸化，以及 p47 phox 与细胞色素 b558 亚基 p22 phox 的结合，是 Ang Ⅱ 激活 NADPH 氧化酶的关键环节。Ang Ⅱ 通过激活 NADPH 氧化酶，可使内皮细胞线粒体 ATP 敏感的钾通道开放，引起线粒体活性氧生成增加，一氧化氮水平降低，从而导致线粒体功能障碍，而线粒体功能异常可导致高血压、心力衰竭、糖尿病等疾病。最近研究表明，NADPH 氧化酶还可介导 Ang Ⅱ 对内皮细胞黄嘌呤氧化酶的激活，而黄嘌呤氧化酶也可诱导活性氧的生成，增加内皮细胞氧化应激水平。

2. 活性氧信号

活性氧为细胞间和细胞内十分重要的第二信使，Ang Ⅱ 可通过增加内皮细胞活性氧生成介导 NF－κB 的激活，NF－κB 对细胞氧化状态十分敏感，是一个重要的核因子，控制多种炎症因子和整体趋化因子的表达,参与高血压和动脉粥样硬化的发病过程。Ang Ⅱ激活的活性氧还可以降低内皮细胞一氧化氮合酶活性,降低一氧化氮利用率,从而抑制内皮细胞活力。一氧化氮在活性氧作用下生成过氧亚硝基阴离子,过氧亚硝基阴离子可硝化酪氨酸残基生成以 3-硝基酪氨酸为标志的过亚硝酸盐,过氧亚硝基阴离子对氨基酸残基的硝化作用,阻止了一氧化氮介导的信号通路,与心血管疾病的发生有密切关系。

此外,活性氧还可诱导细胞因子和白细胞黏附分子,增加单核细胞向内皮损伤处的募集,引起血管炎症。因此,Ang Ⅱ和活性氧的相互作用引起血管系统结构、功能的改变,在血管病理学方面起着重要作用。

第三节　血管紧张素的 AT1R/AT2R

一、AT1R/AT2R 的研究进展

（一）AT1R

该受体是由 359 个氨基酸构成的 7 次跨膜的 G 蛋白耦联受体,主要分布在血管、心脏、肺、肝脏、肾和脑等,在涉及机体液体平衡及血压调节的组织器官中表达占优势。Ang Ⅱ刺激 AT1R 时,AT1R 细胞质尾区的大量丝氨酸/苏氨酸残基,在 G 蛋白受体激酶或 G 蛋白耦联受体激酶的作用下发生磷酸化,引起受体的改变,从而与磷酸酯酶 A、磷酸酯酶 C、磷酸酯酶 D、磷酸肌醇、钙离子通道及丝氨酸/苏氨酸、酪氨酸激酶等信号转导途径相连,而产生一系列的作用。大多数经典公认的 RAS 功能是由 AT1R 受体介导的,包括血管收缩、肾上腺小球释放醛固酮、血管平滑肌收缩、刺激下丘脑口渴感受器、调节肾小管反馈和刺激肾小管钠重吸收等。

在啮齿动物中,AT1R 有两种亚型:AT1A 受体、AT1B 受体。AT1A 受体在大多数器官中占主导地位,除了肾上腺和中枢神经系统中,AT1B 的表达可能更突出。虽然 AT1B 受体具有介导口渴反应的独特作用,但 AT1A 受体在决定血压水平和介导血管收缩反应中起主导作用。因此,AT1A 受体被广泛认为是与人类 AT1R 功能最接近的同源物。

AT1R 存在于许多组织中,它们协调决定血压水平,包括肾脏、血管系统及中枢和交感神经系统。此外,这些不同系统中 AT1R 在血压控制和高血压发病机制中的相对作用很难区分。一种使用野生型和 AT1A 受体缺陷小鼠的肾交叉移植方法显示,肾脏和全身组织中的 AT1R 对维持正常血压的作用是相等的,这表明这些组织中的 AT1R 被用来维持体液容量,以防止循环衰竭。相比之下,使用这种交叉移植方法的其他研究证实了肾脏中 AT1R 在促进高血压患者钠滞留和血压升高方面的主要作用。近期研究发现,肾脏近端肾小管上皮细胞 AT1A 受体在维持血压稳态和 Ang Ⅱ依赖型高血压的发病机制中发挥了重要作用。这些作用是通过影响近端小管中钠转运蛋白的活性(如 NHE3 钠-质子交换器)来调节液体在近端小管中的重吸收实现的。

AT1R 似乎也调节远端肾单位的溶质和液体重吸收。例如,Ang Ⅱ通过 AT1R 作用,增

加 A 型间质细胞顶膜上的液泡质子 ATP 酶的密度,刺激皮质和外髓集合管的钠氢交换,进而导致碳酸氢盐重吸收的增加。在皮质集合管主细胞的顶膜上腔 Ang Ⅱ 通过 AT1R 依赖的机制增加上皮钠通道的活性,从而刺激阿米洛利敏感的钠转运。由于远端肾单位最终决定尿流和尿液成分,Ang Ⅱ 在这个部位调节钠的作用可能会影响血压稳态,这一假说需要通过有针对性的体内研究进行验证。

（二）AT2R

该受体同样是具有 7 道跨膜结构区的球蛋白,在人类胚胎发育期几乎所有组织均有 AT2R 分布,但在成年组织中,仅在肾上腺髓质、心脏、大脑的特定区域神经元、子宫、血管内皮、卵巢、肾脏和肺脏等部位有着高密度表达。病理情况下,AT2R 在心肌肥厚、心肌梗死、心肌病、心力衰竭等状态下表达增加,特别是在衰竭心脏的间质纤维细胞中含量增高,提示 AT2R 参与并影响了心脏重构进程。

在胎儿发育过程中发现大量的 AT2R,但它们的表达在出生后通常会下降。然而,在包括肾脏、肾上腺和脑在内的几个成人组织中都可以检测到 AT2R 的持续表达,激活大脑中的 AT2R 可以促进轴突再生。AT2R 的绝对表达水平可能受到 Ang Ⅱ 和某些生长因子的调节。

靶向干扰小鼠 Agtr2 基因在基线时没有引起显著的异常表型。然而,这些动物对 Ang Ⅱ 的升压作用和 Ang Ⅱ 诱导地促进主动脉瘤进展的血管损伤表现出更高的敏感性。其中一个 AT2 缺陷系表现为基线血压和心率升高。在 AT2 基因缺陷的小鼠中也观察到了行为变化。他们的自发活动和养育活动减少,对缺水的饮水反应减弱。在心脏特异性启动子控制下过表达 AT2R 基因的转基因小鼠对 AT1 介导的升压和变时性作用的敏感性降低。此外,在这些转基因小鼠中,Ang Ⅱ 的升压作用明显减弱。故这些数据表明 AT2R 的主要功能可能是负向调节 AT1R 的活动。

对 AT2R 激动剂化合物 21 的研究显示,AT2 可阻断 AT1R 激活对靶器官的损害作用。例如,在心肌梗死模型中,使用 AT2R 激动剂化合物 21 治疗可以减小心肌瘢痕的体积,抑制心脏炎症。随后的研究也证实了 AT2R 激动剂化合物 21 治疗脑血管疾病和高血压肾损害的有益效果,而 AT2R 的刺激似乎通过抑制 NF－κB 途径来限制组织损伤,这与其对抗 AT1R 的促炎作用是一致的。

二、αAT1R/AT2R 在扩张型心肌病中的应用进展

血管紧张素Ⅱ通过 AT1R 和 AT2R 发挥作用。1 型受体介导 Ang Ⅱ 的作用,包括促进平滑肌细胞增殖和生长,活化巨噬细胞并发生迁移诱导炎症,以及诱导氧自由基的产生,这些可导致动脉粥样硬化性疾病和急性缺血事件的发生。用 ACEI 或 ARB 阻断 RAS 具有心脏保护作用:可减少血管细胞生长和增殖,抑制单核细胞黏附和跨越内皮细胞迁移,改善内皮功能,抑制低密度脂蛋白的氧化,而 AT2R 的功能尚未较明确。目前已知,AT2R 可通过释放一氧化氮和环磷酸鸟苷来介导血管扩张。激活 AT2R 可以促进细胞分化,诱导细胞凋亡,同时抑制细胞增殖和炎症反应。因此,AT2R 可能抵消了 AT1R 介导的效应。成人血管平滑肌细胞中是否有足够的 AT2R 介导这些效应并有助于改善血管重构目前尚不清楚。

我们知道,扩张型心肌病是心力衰竭的主要原因,表现为病理性心室扩张和心脏收缩功能降低,血浆 RAS 的激活在很大程度上导致心脏功能受损和心室重构。充血性心力衰竭诱导的代偿机制包括 RAAS、交感神经系统和抗利尿激素活性的改变。尽管这些激素系统的激活可能有利于维持重要器官的灌注,但长时间激活被认为是有害的。在扩张型心肌病犬模型中,研究 RAAS 的改变,结果显示与无临床症状和正常对照组犬相比,有扩张型心肌病临床症状犬的血浆肾素活性、血浆醛固酮浓度均显著升高,其 RAAS 的活性增加,并与疾病的严重程度相关,故在使用 ARB 等药物治疗的过程中,对临床有症状的扩张型心肌病患者的疗效可能优于临床无症状的扩张型心肌病患者,且药物的早期干预对扩张型心肌病患者的预后有正面影响。

扩张型心肌病衰竭心脏中局部 RAS 的激活可能与心肌细胞功能异常有关,其中包括细胞耦合性下降。在人类衰竭的心脏中,AT1R 的蛋白质水平和基因表达水平均被证实下调,这一现象可能与在这种情况下出现的血浆高 Ang Ⅱ 水平有关。

ARB 类药物在心力衰竭治疗中具有一定作用。缬沙坦(valsartan)治疗扩张型心肌病试验中,缬沙坦大大降低了扩张型心肌病组心力衰竭患者死亡率,这主要是因心力衰竭疾病加重而住院的人数减少了 24%。此外,在已经接受 ACEI 和 β 受体阻滞剂治疗的患者中,加入缬沙坦会产生有害影响,这表明应该避免使用这三种药物的联合治疗。

第四节　局部组织中的肾素-血管紧张素系统

心肌、血管壁等肾外局部组织也可以合成 Ang Ⅱ。早期研究发现,人动脉粥样硬化斑块、巨噬细胞、血管平滑肌细胞、内皮细胞和成纤维细胞中存在 ACE、Ang Ⅱ 和 Ang Ⅱ 受体,Ang Ⅰ 经局部分泌的 ACE 转化为 Ang Ⅱ。此外,在一些正常和病理的血管组织中,Ang Ⅰ 还可通过糜蛋白酶转化为 Ang Ⅱ。这些肾外局部组织合成的 Ang Ⅱ 在调节血管张力和动脉粥样硬化发病中发挥重要作用。

在病理情况下,心肌组织中 Ang Ⅱ 受体的表达水平会发生改变。采用冠状动脉结扎诱导心肌梗死的大鼠在心肌梗死后第 1 周,心脏 AT1R、AT2R 的水平随着时间的推移而升高。有学者应用单细胞逆转录聚合酶反应方法进行研究表明近 40% 的成年大鼠心肌细胞表达 AT1R,10% 表达 AT2R。在诱发急性心肌梗死后的 1 日这一比例维持不变;而在心肌梗死后第 7 日,AT2R 在心肌细胞的表达占了 50%,但具体意义不明。

第五节　ACE2 – Ang1~7 – Mas 轴

在 RAS 代谢过程中,ACE 水解 Ang Ⅰ 转化成 Ang Ⅱ,Ang Ⅱ 通过作用于 AT1R 在心血管系统发挥促炎、促血管收缩、促氧化应激等作用。ACE2 则作用于 Ang Ⅰ 和 Ang Ⅱ,将其分别降解为 Ang 1~9、Ang 1~7。在人体中，ACE2 是目前已知对 Ang Ⅱ 亲和力最高的酶，其对 Ang Ⅱ 的亲和力约是对 Ang Ⅰ 亲和力的 400 倍，故在 RAS 中，ACE2 的主要作用是酶解 Ang Ⅱ 生成 Ang 1~7。

ACE2 是已知的第一个 ACE 同源物，但它的表达仅限于心、肾动脉的内皮细胞、肾小管上皮细胞、肾内动脉和冠状动脉的血管平滑肌细胞。ACE2 在 Ang Ⅱ 代谢中的作用可能是 Ang Ⅱ 诱导和压力超负荷介导心脏病理性重构的负性调节因子，ACE2 的过表达保护心脏免受 Ang Ⅱ 诱导的心肌肥大和纤维化。重组人 ACE2 还可降低血浆和心肌 Ang Ⅱ 水平，升高血浆 Ang 1~7 水平。Ang 1~7 也有直接的血管扩张作用，这部分是通过对内皮的作用来介导的。Ang 1~7 通过拮抗 AT1R，释放血管舒张因子（如一氧化氮、前列腺素），以及影响其他生物活性肽（如缓激肽）的释放，从而减轻 Ang Ⅱ 所致的血管收缩作用。

Ang 1~7 是具有生物活性的内源性七肽，其氨基酸序列为天冬氨酸—精氨酸—缬氨酸—酪氨酸—异亮氨酸—组氨酸—脯氨酸。它的来源主要有以下 3 种途径：①ACE2 降解八肽 Ang Ⅱ 的第 8 位苯丙氨酸产生 Ang 1~7，为主要途径。②ACE2 竞争性作用于 ACE 底物十肽 Ang Ⅰ，通过裂解 Ang Ⅰ C 端的亮氨酸残基生成无活性的 Ang 1~9，Ang 1~9 再由 ACE 或中性肽链内切酶或羟脯酰肽链内切酶进一步转化生成 Ang 1~7。③中性肽链内切酶或羟脯酰肽链内切酶直接作用于 Ang Ⅰ，使其去掉第 7 位脯氨酸与第 8 位苯丙氨酸肽链上的 3 个氨基酸残基而生成 Ang 1~7。不同系统中影响 Ang Ⅱ 转化为 Ang 1~7 的酶有所不同。在循环系统和肺中，将 Ang Ⅱ 转换为 Ang 1~7 依赖于羟脯酰肽链内切酶，而肾脏中 Ang 1~7 的形成主要依赖 ACE2。它在体内的半衰期很短，很快被 ACE 水解生成 Ang 1~5 和 Ang 3~5，故 ACEI 能显著抑制其降解。Ang 1~7 是 RAS 中一个主要的活性成分，与其特异性受体 Mas 结合发挥与 Ang Ⅱ/AT 系统相对抗的作用，是一种重要的 RAS 自我平衡。

Ang 1~7 具有心脏保护作用。在过表达产生 Ang 1~7 融合蛋白的转基因大鼠中，心脏的缺血再灌注损伤程度减轻。Ang 1~7 能抑制 Ang Ⅱ 诱导的心肌肥厚和重构，保护心肌梗死后的左心室功能。Ang 1~7 还可以减轻醋酸脱氧皮质酮诱导的纤维化和高血压。Ang 1~7 通过与其选择性受体——G 蛋白耦联的 Mas 受体结合，发挥上述作用。Mas 受体分布于脑、肝、肾、肾上腺、心脏、睾丸、乳房、子宫内膜等组织，Ang 1~7 与 Mas 结合后，激活下游通路，负向调节 RAS，不仅具有舒张血管、抗炎、抗增殖、抗纤维化、抗血管和心室重构、改善内皮功能的作用，还具有抗心律失常、抗肿瘤细胞增殖、改善葡萄糖及脂质代谢、改善血管性认知障碍和炎症相关记忆功能障碍等多种作用。

MAS 缺陷小鼠细胞外基质蛋白（Ⅰ型胶原、Ⅲ型胶原和纤维连接蛋白）显著增加，并出现明显的心功能障碍，支持其具有心脏保护作用的特征。由于 Ang 1~7 的心脏保护作用，增强 ACE2 和 Ang 1~7 的作用已成为治疗心脏病的一种新的治疗选择。

ACE－Ang Ⅱ－AT1R 轴的激活导致包括心脏在内的全身性胰岛素抵抗，它还与增加胰岛纤维化和抑制胰岛素原的生物生成有关，导致胰岛素分泌障碍。相反，ACE2－Ang 1~7－Mas 受体轴抵消了 ACE－Ang Ⅱ－AT1R 轴对胰岛素分泌的影响。ACE2 过表达可增加胰岛素含量和 β 细胞增殖，从而改善糖耐量；ACE2 过表达改善了链脲佐菌素诱导的糖尿病大鼠的左心室纤维化和功能,而 ACE2 的缺失加剧了饮食诱导的胰岛素抵抗和糖尿病小鼠的心血管并发症,而 ACE2 过表达介导的有益效应可被 Ang 1~7 受体阻断剂阻断。

第六节　肾素原与肾素

肾脏的功能单位是肾小球,每个肾小球的入球小动脉都含有被称为球旁细胞的特化细胞,这些细胞合成肾素原,它被裂解成活性蛋白水解酶肾素。肾素原在肾上腺、集合管、视网膜、卵巢、睾丸和胎盘等组织中合成。

肾素原的激活可以以蛋白水解或非蛋白水解的方式进行:①蛋白水解方式的激活主要发生在肾小球旁结构,其特征是前段被移除,前段的切割可以通过组织蛋白酶-B、转化酶来实现。这一机制导致肾小球旁结构产生活性肾素。②在体外的低 pH 和低温条件下,证实了肾素原的可逆性激活,其潜在的机制是构象变化,导致序段的展开,并没有被蛋白酶裂解。循环中的肾素原水平比肾素高 10 倍,在心肌肥大和肾损伤的情况下,循环中肾素原水平可以增加 100 倍,而 RAS 阻滞剂可以降低循环中的肾素原水平。

肾素原被裂解成活性蛋白水解酶肾素(也称为血管紧张素原酶),活性肾素通过胞吐作用储存在分泌颗粒中并从中释放出来,以执行其裂解特定底物的功能。

肾素在肾小球旁细胞的分泌主要由两条途径控制:一条途径作用于肾脏内部,又分为致密斑途径和压力感受器途径;另一条途径通过中枢神经系统,由去甲肾上腺素介导。

一、控制肾素释放的第一种肾内机制是致密斑途径

致密斑感应到氯化钠流量的改变,向附近的肾小球旁细胞传递化学信号,从而改变肾素的释放。致密斑区氯化钠流量的增加抑制肾素的释放(由腺苷通过 A1 腺苷受体介导的);而氯化钠流量的减少则刺激肾素的释放(由前列腺素介导)。

二、控制肾素释放的第二种肾内机制是肾内压力感受器途径

肾小球前血管血压的升高和降低分别抑制和刺激肾素的释放,而对肾素分泌最直接的刺激是降低入球小动脉血管壁的张力。另外,肾灌注压的升高和降低也可抑制和刺激肾脏前列腺素的释放,这可能在一定程度上介导了肾内压力感受器途径。

三、控制肾素释放的第三种机制是 β 肾上腺素能受体途径

由节后交感神经释放去甲肾上腺素介导,激活肾小球旁细胞上的 $β_1$ 受体可促进肾素的分泌。

最近的研究证实,COX-2 产生前列腺素 E 也参与致密斑触发肾素释放。该途径的活性不受两种微粒体前列腺素 E 合成酶缺乏的影响,提示前列腺素 E_2 合成的非典型或非酶途径可能起到了作用。有研究表明,肾素也可能产生于肾单位近端、连接部和(或)集合管的上

皮细胞,关于远端肾单位产生的肾素相关生理意义存在一些争议。

在肾素分泌导致 Ang Ⅱ 产生后,Ang Ⅱ 刺激球旁细胞上的 AT1R 以抑制肾素的释放,这种抑制机制代表了短环负反馈调节。此外,Ang Ⅱ 增加动脉血压,从而激活压力感受器,增加肾小球前动脉的压力,减少近端小管对氯化钠的重吸收,这些效应抑制了肾素的释放,代表了长环负反馈调节。

与肾素原和肾素结合的受体分布于肾小球和血管系统中。体外研究发现,此类受体的激活可刺激纤维化和促炎途径,并且不依赖于 Ang Ⅱ 的产生。此外,针对肾素原分子的假定拮抗肽的研究表明,肾素原受体在促进糖尿病肾病等肾脏疾病方面发挥了作用。

第七节　肾素抑制剂

一、肾素抑制剂的研究进展

肾素是一种糖蛋白,分子量大约为 42 000 kDa,主要由肾小球球旁器中的颗粒细胞所合成。刺激肾素分泌的关键有 4 个方面:①入球小动脉压力变化;②交感神经兴奋(通过在肾小球球旁器上的 β_1 受体);③流经肾小管致密斑细胞上的钠离子浓度下降;④Ang Ⅱ 对肾小球球旁器上 AT1R 刺激的负反馈。

在 RAS 的血管紧张素原的酶解过程中,肾素是 RAS 的限速步骤,是调控 RAS 的关键物质,故肾素抑制剂可有效抑制 RAS 系统在机体中的作用。目前肾素抑制剂可分为直接抑制剂和间接抑制剂,直接抑制肾素释放的主要有:阿利吉仑、肾素(原)受体抑制剂;间接抑制肾素释放的主要有:活性维生素 D、优洛可定(urocortins,Ucn)、GPR 91 抑制剂和 COX－2 抑制剂。

（一）直接抑制肾素释放的药物

直接抑制肾素释放的药物是一种新型的 RAAS 阻断剂,它主要通过抑制肾素的催化活性中心,从源头上阻断了 RAAS 的激活。由于直接抑制肾素释放药物的使用不会增加 Ang Ⅰ 的浓度,避免了"Ang Ⅱ 逃逸"发生。正是由于其能有效抑制 RAAS,同时又有着较少的不良反应,直接抑制肾素释放的药物研究和应用得到了快速的发展。最近有研究表明,直接抑制肾素释放的药物不仅对心脏本身的病变有保护和治疗作用,而且在防治动脉粥样硬化和粥样硬化血栓形成方面有着极大的潜力。

阿利吉仑是由诺华制药公司首创的新型口服低分子量非肽类肾素抑制剂。具有强效、平稳、持久的降压疗效,可进一步保护靶器官。动物实验证实,阿利吉仑（以不影响血压的剂量使用）能改善心肌梗死后左心室功能障碍,与改善心脏重构、心室肥厚与细胞凋亡有关。ALOFT(aliskiren observation of heart failure treatmenttrial) 研究数据显示:合并高血压的慢性心力衰竭患者在最佳治疗方案的基础上加用阿利吉仑可降低血浆肾素活性、BNP、NT－proBNP 和醛固酮水平。ALLAY 研究(the aliskiren left ventricular assessment of hypertrophy trial)的结果表明：阿利吉仑逆转高血压患者左心室肥厚的作用与氯沙坦相同。阿利吉仑一系列大规模前瞻性的硬终点事件临床试验，总称为 ASPIRE HIGHER，正在进行之中。这些研究将充分展示全面强化阻断 RAAS 对心力衰竭、冠心病、糖尿病、慢性肾病及老年心血管高危患者等的治疗结果。

（二）间接抑制肾素释放的药物

1. 活性维生素 D

近年来研究发现维生素 D 类似物，其生物学活性与活性维生素 D 非常相似，具有调控肾素释放的作用。相关实验证实 $1,25(OH)_2D_3$ 能抑制肾素，且减少蛋白尿，延缓肾衰竭进展。

2. Ucn

Ucn 是一种小分子肽，是促肾上腺皮质激素释放因子（corticotropin-releasing factor，CRF）肽类家族的新成员。Ucn 主要通过与相应的 G 蛋白耦联的 CRF 受体（CRFR1、CRFR2）相结合而发挥作用。Ucn 能够降低动脉血压，增加动脉血流量，增强心肌抵抗力，起到心血管保护作用。最近研究发现在心力衰竭的羊中，Ucn 联合运用 ACEI 能够显著改善心功能及肾功能，降低外周阻力及心室舒张压；应用 ACEI 后可能诱导血浆肾素活性反馈性上调，联合运用 Ucn 可以下调血浆肾素活性。在最近的一项研究中，雷德梅克（Rademaker）等通过对心力衰竭的羊进行实验，发现运用 Ucn 能够有效改善血流动力学、保护肾脏，这主要是通过抑制血浆肾素活性和醛固酮起作用的。

3. GPR91 抑制剂

GPR91 在糖尿病肾病的发病机制中起着重要的作用，故在糖尿病早期有效抑制 GPR91 能够起到保护肾脏的作用。过去对 GPR91 的研究主要是通过遗传学方法，最近出现了一个新兴药物，即选择性小分子 hGPR91 拮抗剂。研究发现琥珀酸引起大鼠血压升高，通过使用 hGPR91 拮抗剂可以降低血压。GPR91 抑制剂作为一个工具药，能更有效、简单对 GPR91 进行干预，从而抑制 RAS，保护肾脏。然而，GPR91 抑制剂对肾素合成和分泌的影响及其潜在的肾脏保护作用有待进一步研究。

4. COX－2 抑制剂

COX 包括两种亚型：COX－1、COX－2，两者都可在肾脏中表达。其中 COX－2 表达在致密斑细胞和邻近的髓袢升支粗段细胞中，COX－2 是肾脏局部合成前列腺素 E_2 的主要限速酶，刺激前列腺素 E_2 合成后，通过 cAMP 途径，刺激肾素释放。研究发现，在高肾素实验动物模型中，COX－2 抑制剂或 COX－2 基因敲除都能减少肾素释放。但也有研究证明，COX－2 抑制剂在联合 ACEI 治疗糖尿病模型中，并不能降低肾素的表达，却能减少前列腺素的合成。

二、肾素抑制剂在扩张型心肌病中的应用进展

RAAS 在心血管疾病的病理生理中起着重要作用。RAAS 阻滞剂的应用是慢性心力衰竭等防治的"金三角"之一。其主要包括 ACEI、ARB、盐皮质激素受体拮抗剂和肾素抑制剂。

最近,在血管紧张素受体阻断剂中加入脑啡肽酶抑制剂已被证明比单独使用 ACEI 治疗 HFrEF 更有效,标志着心力衰竭治疗的新里程碑。沙库巴曲缬沙坦是一种新型的 ARNI,具有抑制脑啡肽酶和 RAAS 的双重作用。因其可改善心力衰竭患者的预后,已被纳入临床实践指南。

扩张型心肌病是慢性心力衰竭的主要病因之一。研究证明患有扩张型心肌病雌性小鼠在 C 期(出现水肿等症状)心力衰竭发生之前,血浆肾素活性浓度升高。临床资料显示慢性心力衰竭患者的血浆肾素活性明显升高。肾素是 Ang Ⅱ 激活限速酶,肾素促进醛固酮的分泌,从而促进水钠潴留,并加速扩张型心肌病心力衰竭的进展。

最近研发成功的新型 RAAS 抑制剂阿利吉仑能够抑制 RAAS 上游激素-肾素的活性,在大量的基础研究及临床试验中被证实具有良好的心血管保护作用。虽然活性肾素启动了 Ang Ⅱ 和醛固酮的产生,但目前尚无设计严格的临床研究肯定血浆肾素活性在心力衰竭发病机制中的作用。关于肾素抑制剂的相关研究总结如下。

（一）阿利吉仑改善扩张型心肌病小鼠的生存

一项实验研究显示,患有扩张型心肌病的雌性小鼠在出生 7 周左右开始表现出心脏收缩功能(射血分数)的下降和血浆肾素活性的升高(B 期心力衰竭),而后出现收缩功能进一步下降,进行性水肿,心钠素(ANP)、BNP 进行性升高,最终进展到终末期心力衰竭并死亡。根据这一发病过程,研究者将雌性扩张型心肌病小鼠随机分配到阿利吉仑治疗组和对照组。阿利吉仑治疗组治疗 90 日后将升高的血浆肾素活性浓度显著降低到预期的正常水平,治疗 140 日时阿利吉仑治疗组小鼠的寿命显著高于对照组小鼠。

（二）阿利吉仑改善心肌重构

心肌重构是慢性心力衰竭发生发展的基本病理过程,是许多严重心血管疾病发展为心力衰竭的最后共同通路。一项多中心的前瞻性研究中,共纳入 465 例左心室肥厚的高血压患者,旨在比较阿利吉仑 300 mg 和氯沙坦 100 mg 联合或单独使用对左心室肥厚的逆转作用。研究结果显示,治疗 36 周后,在血压控制相似的条件下,与治疗前相比,三组的左心室容积均有显著降低,联合治疗组降低 5.8 g/m^2,比氯沙坦组(4.8 g/m^2)降低更明显,但三组间无统计学意义。可见,阿利吉仑逆转左心室肥厚的疗效与氯沙坦类似。有研究发现,阿利吉仑能够改善心肌梗死小鼠的心肌肥厚及心功能,其作用与降血压效应无关。

（三）阿利吉仑改善心脏电活动

QT 间期离散度是反映心室肌细胞复极不均一性和电活动不稳定性的电学指标,QT 间期离散度增加易发生折返性室性心动过速,是重要的致心律失常机制之一,已被视为预测冠心病尤其是急性心肌梗死后心源性猝死的独立危险因素。费舍尔(Fischer)等以高表达人类肾素及 Ang Ⅱ 的转基因大鼠为研究对象,阿利吉仑 3 mg/d 微泵维持干预治疗 3 周,阿利吉仑治疗组无死亡,对照组死亡率为 31%。程序性电刺激诱发室性心律失常在对照组、阿利吉仑治疗组分别为 75%、17%。阿利吉仑治疗组的 QRS 波宽度、QT 间期离散度较对照组明显改善。

第八节 中性内肽酶－血管紧张素转换酶
双重抑制剂(血管肽酶抑制剂)

一、血管肽酶抑制剂的研究进展

血管肽酶抑制剂是单一结构的化合物分子,是中性内肽酶(neutral endopeptidase,NEP)和 ACE 的双重抑制剂,即可抑制 ACE 和 NEP 的活性。此抑制剂能降低 RAAS 的活性,减少 Ang Ⅱ及醛固酮的生成;阻止 NEP 降解 ANP、BNP 等利钠肽及缓激肽,从而产生利尿排钠、增加血管舒张性的作用,其作用比单用 ACEI 或 NEP 抑制剂更有效。血管肽酶抑制剂独特的作用机制,使其在降血压、改善心功能和保护靶器官等方面发挥重要的作用。

(一)奥马曲拉

奥马曲拉同时抑制 NEP 和 ACE,是一个强效血管肽酶抑制剂。抑制缩血管物质如 Ang Ⅱ的产生,升高内源性扩张血管的肽类,如 ANP、BNP 及缓激肽。Ang Ⅱ的减少可抑制血管收缩、钠潴留及心肌肥厚,活性肽类物质的增加可扩张血管、增加钠排出量及抗心肌肥厚。其综合作用是降血压、改善心功能和保护靶器官。研究发现,奥马曲拉对自发性高血压大鼠的降血压、改善心肌肥厚和心功能的作用明显优于福辛普利。在大鼠心肌梗死模型研究中,奥马曲拉可抑制心脏肥大和心肌间质性纤维化的发展及减少心肌细胞凋亡。

(二)法西多曲

法西多曲(fasidotril)由法国 Bioproject 公司开发,抑制 ACE 和 NEP 的 IC_{50} 值分别是 9.8 nmol/L、5.1 nmol/L,目前处于Ⅲ期临床试验阶段。在心力衰竭模型中,法西多曲长期治疗,能够改善心肌肥厚和提高存活率,且不降血压,增加血浆 ANP、cGMP 和肾素水平,增强肾脏排尿、钠和 cGMP 的排泄,这些作用呈剂量相关性。

(三)山帕曲拉

山帕曲拉(sampatrilat)是辉瑞和世睿(Shire)公司开发的 ACE 和 NEP 双重抑制剂,正处于高血压和心力衰竭的Ⅱ期临床研究阶段。山帕曲拉抑制 ACE 和 NEP 的 IC_{50} 值分别是 1.2 nmol/L、8.0 nmol/L,是弱的 ACEI,而对 NEP 有显著抑制作用。药理实验结果显示,其可通过抑制心室纤维化,缓解和逆转心室重构,并改善心力衰竭时的血流动力学,而且还能抑制 Ang Ⅰ加压效应,降低平均动脉压,且能产生持久利尿、利钠和排 cGMP 作用。

(四)GW660511X

GW660511X 由赞帮和葛兰素史克公司开发,目前处于高血压和心力衰竭的Ⅱ期临床试验阶段。同时抑制 ACE 和 NEP,增加血浆中 ANP、cGMP 和尿中 cGMP 的浓度,具有良好的安全性和耐受性。

(五)MDL－100240

MDL－100240 由安内特公司开发,是 MDL－100173 的前药,目前正在进行高血压和心力衰竭的Ⅲ期临床试验，其抑制 ACE 和 NEP 的 IC$_{50}$ 值分别是 0.08 nmol/L、0.11 nmol/L。临床研究表明，其能够减少 ACE 的活性及 Ang Ⅱ 的浓度，同时抑制血浆肾素活性和加强 ANP 作用。注射本品后，尿钠排泄量增加，血管收缩压持续降低，能抑制高血压引起的心室重构。

（六）格莫曲拉

格莫曲拉（gemopatrilat）由百时美施贵宝公司开发，目前处于高血压和心力衰竭的Ⅱ期临床研究阶段。体外试验表明其能够强效且持久的抑制 ACE 和 NEP 的活性，降血压效果良好。

总结，血管肽酶抑制剂是同时具有抑制 NEP 和 ACE 活性的一类新型心力衰竭及高血压治疗药物，通过减少 Ang Ⅱ，增加体内利钠肽及缓激肽浓度，发挥血管扩张、防止和逆转心肌肥厚及心室重构的作用，改善心功能。其独特的作用机制及良好的临床效果将使其成为治疗心力衰竭和高血压的重要药物。

二、血管肽酶抑制剂在扩张型心肌病中的应用进展

血管肽酶抑制剂是 NEP 和 ACE 双重抑制剂。奥马曲拉（omapatrilat）是一种新的血管肽酶抑制剂，为单分子物质，能高效、高选择性地同时抑制 NEP 和 ACE，抑制 Ang Ⅱ 形成的同时，减少利钠肽的分解，使血浆利钠肽浓度升高。因此，与当前临床应用的 ACEI 相比，奥马曲拉具有更强的血流动力学和靶器官保护作用，它能有效保护心、肾和脑等重要的靶器官，减少并发症和提高患者的生存率。

在仓鼠和犬的心力衰竭模型中发现：奥马曲拉降低左心室收缩压和舒张压，增加心输出量，降低总外周血管阻力，作用比无 ACE 抑制作用的 NEP 抑制剂或单纯的 ACEI 类更强。一个临床研究应用奥马曲拉治疗心功能在Ⅱ～Ⅳ级的心力衰竭患者 48 例，3 个月后患者心肌壁张力降低，心率减慢后负荷降低，LVEF 从 24% 增加到 28%，心功能改善，临床状态好转。一个包括 369 例心力衰竭患者的随机、双盲研究中，奥马曲拉（40 mg/d）在降低血压的同时增加左心室功能，降低肺毛细血管楔压，并使患者死亡率和住院率下降。

沙库巴曲缬沙坦钠（诺欣妥）是近二十年来全球慢性心力衰竭治疗领域的突破性创新药物。沙库巴曲缬沙坦钠含有脑啡肽酶抑制剂沙库巴曲和血管紧张素受体拮抗剂缬沙坦，上述两种成分以 1∶1 摩尔比例结合形成的盐复合物晶体。沙库巴曲缬沙坦钠通过 LBQ657（前药沙库巴曲的活性代谢产物）抑制脑啡肽酶（NEP），增加脑啡肽酶所降解的肽类水平（如利钠肽），同时通过缬沙坦阻断 AT1R，还可抑制血管紧张素Ⅱ依赖性醛固酮释放。这与上述血管肽酶抑制剂有所不同。欧洲心脏病学会上正式公布了沙库巴曲缬沙坦钠（Entresto，LCZ696）在 HFrEF 中的疗效。该试验纳入 8 442 名 NYHA Ⅱ～Ⅳ级的 HFrEF 患者，结果显示 Entresto 与依那普利相比可显著降低死亡率和心力衰竭再入院风险。2014 年 10 月，加拿大更新心力衰竭指南，首次推荐了 ARNI。2015 年 7 月，Entresto 获得美国食品药品监督管理局批准。2016 年 5 月，欧洲和美国分别更新心力衰竭指南，均将 ARNI 作为 HFrEF 的Ⅰ类推荐。《2022ACC/AHA/HFSA 心力衰竭管理指南》：病情稳定但血压控制不佳,且对常规治疗耐受良好的轻中度心力衰竭患者,应使用 ARNI 替代 ACEI 或 ARB(Ⅰ类推荐)。《2021ESC 急慢性心力衰竭诊断和治疗指南》:若 HFrEF 患者经过 ACEI、β 受体阻滞剂和醛固酮拮抗剂充分治疗后患者仍有症状,应使用 ARNI 替代 ACEI,以进一步降低心力衰竭住院与死亡风险(Ⅰ类推荐)。

第九节　醛固酮抑制剂与扩张型心肌病

一、醛固酮抑制剂的研究进展

醛固酮是由肾上腺皮质球状带分泌的盐皮质激素,能促进肾远曲小管对钠离子、氯离子的重吸收和增加钾离子、氢离子的排出,具有明显的保钠排钾作用。醛固酮可以通过增加肾远曲小管对钠离子的重吸收来调控血压。另外,心血管系统独立存在的醛固酮形成系统也可以使醛固酮以自分泌和旁分泌的形式在局部发挥作用。在正常生理条件下,醛固酮的分泌受肾素-血管紧张素调节。

醛固酮水平过高会造成心肌及血管间质纤维化,导致心室重构,血管壁增厚,大动脉顺应性降低,心脏功能恶化,使组织传导不均一,引发心律失常。醛固酮还可以阻断心肌细胞对儿茶酚胺的摄取,使细胞外儿茶酚胺增加,加重心肌缺血。另有研究表明,醛固酮含量过高时会诱发白细胞浸润并会造成冠状动脉损伤及心肌缺血性坏死。

（一）醛固酮受体拮抗剂

能竞争性阻断醛固酮与受体结合,即拮抗醛固酮对钠离子的重吸收和钾离子的排出,使钠离子、水排出增多,尿量增加,钾离子排出减少,起到保钾利尿的作用。目前,已有临床试验证实 ACEI 或 ARB 与醛固酮受体阻断剂联合治疗的降血压效果更明显,特别是针对顽固性高血压的治疗。此外,长期使用 ACEI 或 ARB 之后,会出现醛固酮水平升高甚至超过治疗前水平的情况(醛固酮逃逸),此时醛固酮受体拮抗剂可以拮抗醛固酮水平过高而对心脏结构和功能的不良作用,故目前更提倡 ACEI 或 ARB 联合醛固酮受体拮抗剂治疗高血压与心力衰竭。

1. 甾体类

（1）螺内酯:该药物于 1960 年上市批准作为利尿剂用于水肿、原发性醛固酮症和原发性高血压患者的治疗。随后又有临床试验数据显示螺内酯治疗严重心力衰竭患者可以显著降低总死亡率、心脏病死亡率、心力衰竭恶化致死率、猝死率及心力衰竭恶化住院率。由于其会在一定程度上结合雄激素受体、黄体酮受体,从而分别导致男性乳房发育和女性月经不调。另外其对肾功能不全患者会引发致命性高钾血症。

（2）依普利酮:与螺内酯不同的是,依普利酮的 9、11 位为环氧基,7 位则为甲氧甲酰基,是一类全新的醛固酮受体拮抗剂,这种环氧结构的修饰使得这个化合物呈现凹面的立体结构,因而它能选择性地阻滞盐皮质激素受体而对糖皮质激素受体和孕酮或雄激素受体无明显影响。该药物半衰期较长,每日口服一次就可有效地控制高血压,减轻心、脑和肾等靶器官的损害,改善 2 型糖尿病患者微量蛋白尿,而且除了血钾水平升高外,其副作用发生率与安慰剂相似,耐受良好。另外,依普利酮还可以提高左心功能障碍(射血分数 ≤ 40%)患者的生存质量。临床试验数据显示,急性心肌梗死后心力衰竭的治疗中,在标准治疗药物的基础上联合使用可以使总死亡率降低 15%。

2. 非甾体类

应用甾体类醛固酮受体拮抗剂存在一个潜在危害就是会诱发致命性高钾血症,联合 ACEI 或 ARB 时更为明显,肾功能损伤或者存在高钾血症的患者不适合使用螺内酯和依普利酮。另外,螺内酯对盐皮质激素受体活性较高但是选择性太低,而依普利酮选择性较高但是对盐皮质激素受体的活性太低,故需要开发同时具有高选择性、高活性并且更高安全性的醛固酮受体拮抗剂。目前已经有三个在研化合物:阿帕利酮、非奈利酮、艾沙利酮。

(1)阿帕利酮(MT-3995):阿帕利酮是由日本田边三菱制药开发的非甾体类选择性拮抗盐皮质激素的药物。目前其正在东欧和日本进行用于治疗糖尿病肾病的 Ⅱ 期临床试验,以及在日本进行用于治疗非酒精性脂肪肝的 Ⅱ 期临床试验,前期开发用于高血压适应证的治疗已经终止。

(2)非奈利酮(BAY 94-8862):钙通道阻滞剂二氢吡啶类化合物在体外具有抗盐皮质激素受体的良好活性,对其结构修饰可得到类似物二氢萘啶化合物非奈利酮。体外细胞培养中进行的甾体激素受体转录活性试验中表明,非奈利酮拮抗盐皮质激素受体活性要强于螺内酯和依普利酮,选择性要高于螺内酯。在去氧皮质酮醋酸盐大鼠高血压模型中,非奈利酮在 10 mg/kg 的剂量下表现出降低收缩压的活性,并且收缩压要低于依普利酮组(100 mg/kg)。在高血压诱导的心力衰竭模型中,采用非奈利酮治疗抑制心肌肥厚的活性大于依普利酮。与螺内酯和依普利酮相比,非奈利酮的组织分布均衡,大鼠模型中显示其在心脏、肾分布几乎相等。在慢性心力衰竭和轻度或中度慢性肾病的患者中开展的安全性和耐受性临床试验中,同螺内酯组相比非奈利酮组高钾血症和肾功能损伤发生率更低;非奈利酮降低 BNP 和蛋白尿水平与螺内酯相当。在慢性心力衰竭恶化患者中,非奈利酮组降低 BNP 水平与依普利酮组相当,但全因死亡率、心血管住院率及紧急住院率更低。

(3)艾沙利酮(CS-3150):放射性配体结合试验提示,艾沙利酮与盐皮质激素受体的亲和性是螺内酯的 4 倍,是依普利酮的 76 倍;对盐皮质激素受体的亲和性要比其他三种受体包括糖皮质醇激素受体、雄性激素受体高出 1 000 倍。在去氧皮质酮诱发的小鼠高血压模型中,艾沙利酮在 3 mg/kg 的剂量下就可以显著降低心脏收缩压。另有研究表明,艾沙利酮可以抑制左心室肥大及降低 BNP 水平。

(二)醛固酮合酶抑制剂

非甾体芳香化酶抑制剂法曲唑的立体异构体 FAD-286 可以抑制醛固酮合酶基因 CYP11B2,减少醛固酮合成表达,不影响皮质醇的合成。在高表达人类肾素和血管紧张素原基因的大鼠模型中,FAD-286 减少循环系统和心脏组织醛固酮水平并改善内皮细胞功能,减少心脏和肾靶器官损害;FAD-286 进行结构改造得到 LCI-699,在高血压大鼠模型中其阻断醛固酮呈现剂量依赖性,阻止与血压变化无关的心脏和肾功能恶化,从而延长寿命。在 14 例原发性醛固酮增多症患者中开展的概念验证研究中,LCI-699 可以显著降低患者仰卧位血浆醛固酮浓度。

二、醛固酮抑制剂在扩张型心肌病中的应用

(一)醛固酮受体拮抗剂

过去 20 年的研究结果提示,心力衰竭发生后,交感神经系统和 RAAS 激活,醛固酮水平升高,引起水钠潴留,血容量增加,使心力衰竭患者心功能进一步恶化;另外,醛固酮参与心肌纤维化,诱导左心室重构,最终导致心肌细胞坏死及心律失常产生,抑制醛固酮的生成是防治心血管疾病的一个重要管理目标。使用 ACEI 或 ARB 初期可抑制醛固酮生成,然而后期醛固酮又显著升高的现象,即"醛固酮逃逸"。联合应用醛固酮受体拮抗剂,能有效抑制"醛固酮逃逸"。螺内酯是醛固酮受体拮抗剂的经典代表,可降低充血性心力衰竭患者死亡率,但有男性乳房发育等与性激素相关的不良反应。依普利酮是高选择性醛固酮受体拮抗剂,与黄体酮受体、雄激素受体的亲和力仅为螺内酯的 1/500。目前,该药已在美国与日本等地区广泛使用。

1. 螺内酯

一项醛固酮受体拮抗剂大型、随机、双盲、对照、多中心研究,评价小剂量螺内酯治疗重度心力衰竭患者对住院率和死亡率影响。入选患者随机分螺内酯组和安慰剂组。两组患者病情和用药情况相同,主要终点为所有原因的死亡率,复合终点包括心源性死亡率、住院率及 NYHA 变化。平均随访 2 年,螺内酯组总死亡率下降 30%,心源性死亡率下降 31%,由于心力衰竭恶化死亡和住院复合终点降低 34%。亚组分析结果显示,年龄、性别、LVEF、不同原发病的心力衰竭均未影响螺内酯的疗效。未使用 β 受体阻滞剂的患者,螺内酯治疗可以获益;而同时使用 β 受体阻滞剂和螺内酯者,获益更大。

为确定螺内酯治疗慢性心力衰竭最佳剂量,一项研究将 214 例常规治疗心力衰竭患者随机分成 5 组,分别给予安慰剂和螺内酯 12.5 mg/d、25 mg/d、50 mg/d、75 mg/d,治疗 3 个月。结果显示,12.5 mg/d 螺内酯和安慰剂均不能明显改善病情,25 mg/d 螺内酯可使心力衰竭患者的病死率和猝死率明显下降而不良反应发生率最小,50 mg/d 组和 75 mg/d 组的不良反应如高钾血症和氮质血症的发生率大大增加。荟萃分析结果显示,心力衰竭患者应用盐皮质激素受体拮抗剂临床获益与舒张压、收缩压的降低无关。

在扩张型心肌病心力衰竭患者的一项研究中,与口服酒石酸美托洛尔缓释片患者相比,酒石酸美托洛尔缓释片联合螺内酯治疗扩张型心肌病心力衰竭效果显著,能有效改善患者心功能,增强运动耐力,提高生活质量。研究显示,TGF-β1 在扩张型心肌病心力衰竭患者心肌细胞肥大、间质纤维化中发挥关键作用,螺内酯联合酒石酸美托洛尔缓释片治疗,能降低 TGF-β1、BNP 水平,抑制心室重构。两组不良反应发生率无明显差异,提示螺内酯联合酒石酸美托洛尔缓释片治疗扩张型心肌病心力衰竭安全性高。

高钾血症是螺内酯最常见的不良反应,尤其是单独用药、进食高钾饮食、与钾剂或含钾药

物如青霉素钾等合用,以及存在肾功能损害时易发生。螺内酯和醛固酮有竞争性作用,醛固酮保钠排钾,螺内酯与其作用相反,故可导致高钾血症。常以心律失常为首发表现,故用药期间必须密切监测血钾和心电图。当血肌酐>2.5 mg,血钾>5.0 mmol/L 时,不宜使用螺内酯。螺内酯易导致男性乳房增生,影响男性青少年发育。有研究发现,螺内酯组男性乳房增生和乳腺疼痛的发生率达 10%,而安慰剂组仅为 1%。胃肠道反应有恶心、呕吐、胃痉挛、腹泻和消化性溃疡。目前尚不清楚螺内酯对轻度心功能不全患者的疗效。从理论上推测,螺内酯通过改善心血管系统纤维化和重构,对轻度心功能不全患者应有益处,但需大样本循证医学研究证实。目前对螺内酯治疗心力衰竭有了较多认识,但仍有大量问题有待解决,如螺内酯与 RAS 系统是如何相互作用的? 自主神经系统与螺内酯相互作用机制是什么? 需进一步研究。

2. 依普利酮

依普利酮是在螺内酯基础上研发的一种选择性醛固酮受体拮抗剂。它对醛固酮受体有高度选择性,且有减轻抗雌激素和雄激素副作用的优点。其作用机制与螺内酯基本一致,其与盐皮质激素受体结合,阻止醛固酮与盐皮质激素受体结合,从而抑制醛固酮受体复合物形成及由此所诱导的一系列生理生化反应。它在多种疾病(如高血压、心力衰竭、肾病等)的治疗中具有重要作用。

同螺内酯一样,依普利酮能改善 HFrEF 患者临床转归,降低心力衰竭患者死亡率或心力衰竭住院率,具有良好的安全性及耐受性。依普利酮对重大临床事件的治疗效果尚不确定,但对心肌梗死后心力衰竭治疗具有更好的成本效益比,且其长期生存和心血管获益独立于利尿和保钾作用。

依普利酮主要不良反应有高钾血症、咳嗽、腹痛、腹泻、蛋白尿、疲劳、头痛、眩晕、流行性感冒样症状等,几乎无螺内酯性激素相关副作用。依普利酮高钾血症的发生率与螺内酯相似,考虑高钾血症严重程度和发生频率与糖尿病、微量蛋白尿及肾功能不全有关,故血清钾离子浓度>5.5 mmol/L 或者肌酐清除率≤30 mL/min 的患者,不宜使用依普利酮。对补钾或使用保钾利尿药(如螺内酯、阿米洛利、氨苯蝶啶)的患者应避免使用依普利酮。此外,依普利酮不宜与较强的 CYP3A4 抑制剂合用。

总之,依普利酮与螺内酯相比,提高了对盐皮质激素受体的选择性。多项基础及临床试验结果显示,依普利酮可降血压、逆转心肌重构、改善心功能、改善肾功能及减缓肾脏纤维化等,耐受性好,与性激素相关的副作用小。随着研究的深入,依普利酮有望在心力衰竭、心肌梗死、高血压,甚至其他系统疾病治疗方面广泛应用,也为新的醛固酮受体拮抗剂的临床研究提供思路。

(二)醛固酮合酶抑制剂

醛固酮合酶抑制剂特异性阻断醛固酮合酶,直接减少醛固酮生成。用醛固酮受体拮抗剂治疗可反射性诱导血浆肾素和醛固酮水平增高,可能限制醛固酮受体拮抗剂的疗效,刺激醛固酮的非盐皮质激素受体外的作用,削弱该药治疗的有益作用。瑞士诺华制药公司开发的醛固酮合酶抑制剂 LCI699 抑制 11β-羟化酶,改善血压,可治疗皮质醇增多症和原发性高血压,但在扩张型心肌病中的应用效果缺乏相应的临床研究。

第八章

肾上腺素能受体信号通路与扩张型心肌病治疗

第一节 概　述

扩张型心肌病的主要表现为心力衰竭,扩张型心肌病的现行治疗方法也与心力衰竭相似。心力衰竭是一个病理生理综合征,是由心脏充盈或射血能力缺陷导致的与肾上腺素能受体(adrenergic receptor,AR)信号通路息息相关。肾上腺素能受体信号通路激活的增加有助于维持心脏功能,但慢性过多的肾上腺素刺激也会导致心肌功能障碍和心室重构。人体自然衰老过程也会诱发结构和功能的变化,包括心肌细胞肥大,随后心肌纤维化、心肌壁厚度增加,以及细胞外基质重构,导致舒张功能障碍。

第二节　肾上腺受体的结构

肾上腺素能受体,最初分为 α、β 受体。基于药理学和分子特性,肾上腺素能受体被进一步细分:α_1 肾上腺素能受体、α_2 肾上腺素能受体和 β_1 肾上腺素能受体、β_2 肾上腺素能受体、β_3 肾上腺素能受体。α_1 肾上腺素能受体主要触发 $G_{\alpha q}/G_{\beta \gamma}$ 型复合物的解离,而 β 肾上腺素能受体和 α_2 肾上腺素能受体主要分别通过"$G_{\alpha s}$-刺激"(G_s)和"$G_{\alpha i}$-抑制"(G_i)蛋白起作用。迄今,至少已经鉴定出 20 个 G_α、6 个 G_β 和 12 个 G_γ 蛋白,它们提供了近 1 500 种组合信号转导选择。

儿茶酚胺通过与两大类肾上腺素能受体(α 受体和 β 受体)结合而发挥各种作用。在心脏中,β 肾上腺素能受体约占心脏 AR 总数的 90%,α 肾上腺素能受体约占 10%。

α 肾上腺素能受体主要有两种亚型,分别是 α_1、α_2。α_1 受体位于血管平滑肌肌膜,而 α_2 受体位于前突触末端,其反馈抑制去甲肾上腺素的释放。在药理学上,α_2 受体介导的作用类似于药物苯肾上腺素。对于 α_1 受体,儿茶酚胺的相对效力为去甲肾上腺素>肾上腺素>异丙肾上腺素。生理学上,从神经末梢释放的去甲肾上腺素是血管 α_1 肾上腺素能受体的主要刺激物。α_1、α_2 受体也存在于心肌细胞中，它们的激活可以精确调节钙离子瞬变、离子电流和肌丝特性，被认为是心脏重构的重要调节因子。

β 肾上腺素能受体有三种亚型，分别是 β_1、β_2 和 β_3。心脏 β 肾上腺素能受体主要是 β_1 亚型，β_1 受体约占左心室 β 受体总数的 80%。β_1 受体与刺激性 G 蛋白 G_s（G 蛋白腺苷酸环化酶系统的一个组成部分）结合，而 β_2 受体主要与 G_s 和抑制性蛋白 G_i 结合，这是它们的信号通路在受体后的区别。心肌细胞中也存在少量 β_3 受体，β_3 受体产生 G_i 介导的负性肌力信号，部分由一氧化氮介导，但这一途径尚不清楚。β 肾上腺素能受体位点具有高度立体特异性，在儿茶酚胺中效力最高的是合成剂异丙肾上腺素，而不是天然儿茶酚胺去甲肾上腺素和肾上腺素。对于 β_1 受体，激动剂相对效力的顺序是异丙肾上腺素>肾上腺素＝去甲肾上腺素，而对于 β_2 受体，激动剂相对效力的顺序是异丙肾上腺素>肾上腺素>去甲肾上腺素。人 β_1、β_2 受体已经被广泛克隆和研究。跨膜结构域是激动剂和拮抗剂结合的位点，而细胞质结构域与 G 蛋白相互作用。一般来说，心脏 β_1 肾上腺素能受体（主要的 β 肾上腺素能受体亚型）的激活（占心脏总 β 肾上腺素能受体的 80%或更多）诱导正性变力和变时反应。在心力衰竭中，儿茶酚胺的增加和 β 肾上腺素能受体的长期激活加剧了心肌的病理性重构。

第三节　α_1 肾上腺素能受体

一、α_1 肾上腺素能受体的研究进展

（一）α_1 受体

心脏中的 α_1 受体约占肾上腺素能受体总数的 10%。通过配体结合实验发现它们的表达量在包括小鼠和人类在内的几个物种中表达量相当低（12～15 fmol/mg 蛋白质），在大鼠中高出 10 倍。根据配体结合和分子证据，α_1 受体包括三个亚型：α_1A、α_1B 和 α_1D。由于缺乏亚型特异性的 α_1 受体抗体，现无法精准确定三种类型 α_1 受体的细胞特异性分布模式。

虽然在动物和人类心脏中可以检测到所有 α_1 受体亚型的 mRNA，但是结合研究表明，只有 α_1A 和 α_1B 亚型受体存在，而没有 α_1D 受体。人类心肌细胞只表达 α_1A 和 α_1B 亚型，而 α_1D 亚型则几乎只发现于冠状动脉中。α_1B 受体几乎在每个心室肌细胞上普遍表达，α_1A 受体在大约 60%的分离的心室肌细胞上表达。心肌细胞中 α_1A 亚型的表达与 β_1 受体的表达水平呈正相关，表明这两种受体之间可能存在潜在相互作用。

三种亚型在心脏中介导不同作用。早期研究表明在离体心肌细胞和灌注心脏中，$\alpha1$ 受体引起正性肌力作用。通过左冠状动脉主干注入苯肾上腺素刺激人的心肌会产生浓度相关的正性肌力作用，与 α_1 受体阻滞剂酚妥拉明共同注入时能拮抗这种效果。研究发现，α_1A 受体在人类扩张型心肌病患者中减少。这些数据证明 α_1 受体在心肌损伤时代偿性增强心肌收缩功能，α_1 受体在衰竭心脏中可能具有保护作用。

现证据表明很大一部分有功能的 α_1 受体实际上定位在心肌细胞核、细胞质中。一项研究显示,80%的放射性核素标记的去甲肾上腺素存在于离体新生大鼠心室肌细胞的核部分(包括核质和核包膜)。使用荧光标记 α_1 受体阻滞剂发现,α_1A、α_1B 受体主要定位在离体成年小鼠心肌细胞的核膜上。

（二）α_1 受体的信号通路

α_1 受体的典型信号转导途径:α_1 受体与 $G_{q/11}$ 家族的 G 蛋白(三磷酸鸟苷结合蛋白)耦联,导致 G 蛋白 α 和 $\beta\gamma$ 亚基的解离,随后刺激磷脂酶 C。激活磷脂酶 C 产生第二信使,三磷酸肌醇(inositol triphosphate,IP_3)和二酰甘油,最终细胞内钙的释放并激活蛋白激酶 C(protein kinase C,PKC)。心脏 α1 受体也可以与 G_i、$G_{12/13}$,甚至 G_s 蛋白和 G_h 蛋白耦联。G_h 蛋白是一种具有转谷氨酰胺酶活性的三磷酸鸟苷结合蛋白,并与一些通路相联系,如抑制腺苷酸环化酶、调节 Ca^{2+}、K^+ 和 Cl^- 通道活性、RAS 活性或激活各种 MAPK。大部分通路也已经在人类慢性心力衰竭或慢性心力衰竭动物模型中进行了研究。

G_q 信号通路在心肌细胞肥大和心力衰竭中有重要作用。G_q 的过表达会导致明显的心肌肥大和心力衰竭,而抑制 G_q 介导的信号转导可以改善心脏功能障碍。在人类心力衰竭心肌中发现 $G_{\alpha h}$ 的三磷酸鸟苷结合和转谷氨酰胺酶活性降低。α_1 受体与三磷酸鸟苷结合蛋白的耦联只在病变心肌中检测到,而在健康人中没有发现。α_1 受体激活了核包膜上的 $PLC\beta_1$,导致 IP_3 依赖的核 Ca^{2+} 释放和钙调蛋白依赖性蛋白激酶 II(CaMK II)诱导的组蛋白去乙酰化酶 5 的核输出,这是诱导心肌细胞肥大的核心事件。相反,血管紧张素 II 受体只定位在心肌膜上,不能诱导核组蛋白去乙酰化酶 5 的输出。有研究认为这样定位的差异说明了 α_1 受体诱导生理性肥大,而血管紧张素 II 受体诱导病理性肥大,但这一假设目前还具有争议。

（三）心脏中 α_1 受体的表达

在人类衰竭心脏中,费舍尔(Fischer)等研究发现,左心室中的 α_1A 受体和 α_1B 受体的 mRNA 增加,而其他心脏区域的 mRNA 水平没有变化。延森(Jensen)等报道,α_1A 受体 mRNA 在衰竭的左心室中增加,在衰竭右心室中有增加趋势,α_1B 受体和 α_1D 受体 mRNA 在心脏各区域都没有变化。有研究者认为,α_1A 受体在左心室的表达与 LVEF 相关,表明 α_1A 受体可能有助于维持衰竭心脏的肌力。α_1 受体长时间暴露于血浆高浓度儿茶酚胺的情况下,表达量并没有持续下降,在某些情况下甚至可能上调。两种肾上腺素受体亚家族的相对作用发生了变化,这本身就可能对心脏功能调节产生影响。

也有大量研究使用不同动物模型来调查心脏 α_1 受体的变化。心肌病仓鼠和犬的心脏 α_1 受体浓度下降。在主动脉收缩引起豚鼠心力衰竭模型中,心脏 α_1 受体密度增加。在猫和豚鼠冠状动脉结扎后的缺血模型中 α_1 受体密度增加。对大鼠的研究发现,心肌梗死后 α_1 受体的密度保持不变,也有 α_1 受体密度增加的报道。去甲肾上腺素输注导致大鼠的 α_1 受体密度下降,表明心脏 α_1 受体受激动剂诱导而下调。

（四）α_1 受体与心肌细胞存活

目前研究认为,慢性 β_1 受体激活具有心脏毒性作用,刺激 α_1 受体促进心肌细胞存活。

在离体成人心肌细胞中，β受体介导去甲肾上腺素诱导的细胞死亡，α₁受体则具有抗凋亡作用，其信号传递涉及多种途径，包括 Bcl－2 家族的磷酸化、ERK1/2 信号途径的激活和关键转录因子（GATA4、NFAT）的调节。达布扎隆（Ro 115~1 240）作为口服选择性 α₁A 受体部分激动剂，用于治疗尿失禁。最近发现，达布扎隆可以减轻多柔比星引起的心脏功能障碍和纤维化。研究进一步表明达布扎隆通过增强心脏生存信号 ERK1/2 和线粒体功能相关基因的转录来保护心肌细胞。

（五）α 受体与心力衰竭

交感神经系统的激活是心力衰竭的一个标志。与明显下调的 β₁ 受体不同，α₁ 亚型的 mRNA 表达和结合力在人类衰竭心肌上得以保留甚至增加，显示 α₁ 受体在心力衰竭中保护性作用。重要的是在心力衰竭情况下，去甲肾上腺素仅占据作用于不到10%的 α₁A 受体，外源性刺激 α₁A 受体有很大上行空间。目前实验证据表明，激活 α₁A 受体可以增强心肌收缩力，促进心肌生理性肥大，诱导缺血预处理，并防止心肌细胞死亡，α₁A 受体可能是心力衰竭治疗的一个新目标。

鉴于激活血管平滑肌 α₁ 受体诱导血管收缩反应，非选择性的 α₁ 受体激动剂有可能通过增加后负荷而加重心力衰竭，目前在各种动物模型中使用选择性 α₁A 受体激动剂，在不影响血压下研究对心力衰竭的保护作用。在多柔比星诱导的心肌病模型中，发现低剂量的 α₁A 受体激动剂 A61603 改善了心功能和生存率。主动脉弓缩窄后第 2~4 周 A61603 治疗可以改善小鼠心脏收缩功能。在缺血性心肌病小鼠中，A61603 治疗 4 周逆转了心脏收缩功能的恶化。在治疗尿失禁临床试验中，口服选择性 α₁A 受体部分激动剂达布扎隆的耐受性良好，没有任何血压影响。这些数据为进一步研究使用选择性 α₁A 受体部分激动剂作为新的心力衰竭治疗方法提供了初步依据。

二、α₁ 肾上腺素能受体在扩张型心肌病中的应用进展

α₁ 受体阻滞剂最初是用来治疗良性前列腺肥大的，后来其使用范围扩大到高血压和创伤后应激障碍。卡维地洛是一种混合的 β₁/β₂/α₁ 受体阻滞剂，在卡维地洛或美托洛尔欧洲试验（Carredild or Metoprolol European trial，COMET）研究中，它比选择性 β₁ 受体阻滞剂酒石酸美托洛尔更有优势。最初将这些发现归因于 β₂ 和（或）α₁ 受体受阻，但由于美托洛尔和卡维地洛的剂量不对等，以及选择使用酒石酸美托洛尔而不是琥珀酸美托洛尔，这一试验的结果被很多人质疑。随后有研究表明，长期的卡维地洛治疗不是抑制而是实际上增强了人类血管 α₁ 受体介导的血管收缩，并反过来调节外周 α₁ 受体介导的代谢作用。此外，卡维地洛更侧重于偏向性阻断 β₁ 受体配体，与 α₁A 受体相比，对 α₁B 受体的亲和力相对较高，卡维地洛药理学特点表明 α₁ 受体阻断对其临床疗效并非必不可少。研究发现，口服 α₁ 受体激动剂米多君（midodrine），可以改善晚期心力衰竭患者低血压，除了激活外周血管 α₁ 受体外，直接刺激心脏的 α₁ 受体也可能是其主要机制。

综上所述，心力衰竭 β₁ 受体激活对心脏有害，刺激 α₁A 受体有潜在心脏保护作用，这些作用包括正性肌力（特别是在衰竭的心肌中）、生理性肥大、保护缺血性损伤和促进心肌细胞生存。临床前研究证明,在不影响血压情况下选择性激活心肌 α_1A 受体亚型具有可行性和益处。有望将心力衰竭治疗模式从单纯肾上腺素能阻断转向全面的肾上腺素能调节。目前需要进一步研究工作来阐明 α_1 受体亚型的心脏保护作用机制,以及它们潜在的心外效应。

第四节　α_2 肾上腺素能受体

一、α_2 肾上腺素能受体的研究进展

（一）心室肌细胞的 α_2 肾上腺素能受体

到目前为止,已经确定了四种不同的 α_2 受体亚型,分别为无内含子基因 adra2A、adra2B 和 adra2C 编码的 α_2A、α_2B 和 α_2C,以及由两个重复的基因 adra2Da 和 adra2Db 编码的 α_2D。在哺乳动物中,α_2A、α_2B 和 α_2C 受体广泛分布于外周器官,中枢神经系统主要是 α_2A、α_2C 受体亚型。α_2A 受体缺失导致血浆中去甲肾上腺素水平增加,α_2C 受体主要以 Ca^{2+} 依赖方式抑制胆碱能递质分泌。α_2C 受体在交感神经低水平活动下抑制递质释放,而 α_2A 受体在较高水平下调节释放。

既往认为 α_2 受体在心脏中调节作用有限。通过编码 α_2A 受体亚型基因缺失或微小突变（D79N）证实,α_2 受体激动剂（氯尼丁、右美托咪定）通过 α_2A 受体介导抗高血压和心动过缓效应。选择性 α_2 受体激动剂右美托咪定在离体全心和心乳头肌细胞中没有直接效应。研究发现,α_2 受体在小鼠心脏胚胎发育过程中一直表达,也在胚胎干细胞体外分化的心肌细胞中表达。这表明 α_2 受体参与心脏发育,可作为潜在细胞疗法的操作目标,揭示了其未被认识的心脏保护潜力。这与 α_2 受体在心肌细胞中作用较小的传统认识不同。

（二）心室肌细胞 α_2 肾上腺素能受体相关通路

激活突触前 α_2 受体导致解离 G_i 蛋白,致使 cAMP 水平降低,开放内向 K^+ 通道和抑制电压门控 Ca^{2+} 通道,直接影响外分泌机制。α_2 受体被认为是交感神经和肾上腺儿茶酚胺释放的短环反馈抑制物,通常对交感神经的驱动力有抑制作用,α_2 受体主要参与特定激动剂的抗痛、镇静、中枢降压、降温和行为作用。

一氧化氮和 cGMP 是介导心室肌细胞 α_2 受体信号的核心细胞内信使。激动剂 guanabenz 作用于 α_2 受体,通过 α_2 受体-PI3K-Akt（PKB）途径刺激内皮型一氧化氮合酶（endothelial nitric oxide synthase,eNOS）。Akt/PKB 和 eNOS 的激活导致 SERCA 磷酸化,促进肌质网 Ca^{2+} 再摄取增强 Ca^{2+} 释放。因此,激活心肌细胞 α_2 受体通过促进 SERCA 活动增强心功能。此外,激活心肌细胞中的 PKB-NO-sGC-cGMP-PKG 途径可抑制 L 型 Ca^{2+} 电流（I_{CaL}）,优化细胞内 Ca^{2+} 利用,抑制儿茶酚胺诱导 Ca^{2+} 过载而引发心肌肥大和心力衰竭。除了突触前 α_2 受体介导的对交感神经和肾上腺儿茶酚胺释放的反馈抑制外,心肌细胞中突触后 α_2 受体还可以拮抗 α_1 和 β 受体刺激。

（三）α₂ 肾上腺素能受体通路对心室肌细胞病理性刺激信号的影响

儿茶酚胺持续激动 α₁ 和 β 受体，激活质膜上磷脂酶 C，导致 Ca^{2+} 依赖性和 Ca^{2+} 非依赖性 PKC 异构体的激活，增加肌质网 Ca^{2+} 释放，促进 Ca^{2+}/CaM 复合物形成，G_q -磷脂酶 C - PKC - eNOS 途径激活会抑制一氧化氮的产生并降低 SERCA 的活性，直接影响 PI3K 和 Akt 的活动，最终导致心脏病理性重构。α₂ 受体通路可作用于 G -蛋白信号的调节器，抑制 G_q 蛋白耦联受体激活有关的肥大效应。α₂ 受体在心肌细胞中激活能够抑制 G_q -磷脂酶 C - PKC 信号通路，减少心肌肥大标志物（如 TGF - β、p38、NF - κB 等）表达，其心脏保护功能有一定应用前景。最近在携带人类血管紧张素原基因［TGR（hAGT）L1623］的转基因大鼠中进行的一项预实验表明，通过口服胍乙啶激活 α₂ 受体能抑制心脏肥大发展。

（四）α₂ 受体信号转导与心功能不全

在人类一些 α₂ 受体亚型的基因序列变异，对心脏疾病有潜在的影响。α₂C 受体（α2CDel322~325）第三细胞内环的 4 个氨基酸缺失，削弱了抑制去甲肾上腺素释放的能力，携带这种突变个体可能易发生心力衰竭。人群研究显示，α2CDel322~325 多态性与疾病发病率之间仅有微弱的相关性。α2CDel322~325 患者缺乏明显心脏表现，可能是由于突触前 α₂ 受体对儿茶酚胺抑制增强，也不排除在 α₂C 受体功能不足的情况下，心室肌细胞中的其他 α₂ 受体代偿高水平儿茶酚胺对心脏有害刺激。

（五）α₂ 受体信号转导与心肌肥大

自发性高血压大鼠是一种遗传性高血压模型，随着年龄增长会出现左心室肥大和心力衰竭。研究表明，与对照组相比，高血压大鼠左心室的交感神经活动水平较高。交感神经活动增强（包括全身和局部心脏组织）可能是高血压大鼠心脏重构的主要机制。在高血压大鼠心肌细胞中，α₂ 受体存在过表达，这可能是一种适应性细胞程序，旨在补偿交感神经激活导致的心脏过载。高血压大鼠心肌细胞 α₂ 受体信号转导的效力减弱。原因可能是 α₂ 受体遗传变异，心脏超负荷 β -抑制蛋白（β - arrestin）表达增加诱发受体脱敏。在心肌细胞中 α₂ 受体脱敏/内化的机制知之甚少，在其他组织中，α₂ 受体异构体的脱敏是通过 G 蛋白耦联受体激酶（G protein-coupled receptor kinases，GRKs）诱导的受体磷酸化发生的。α₂ 受体脱敏在心脏病理生理学中起着有害作用，故有人提议直接或间接地抑制 β - arrestin 的作用，如通过调节心肌细胞中 GRK2 的表达，以预防病理性心脏重构和心力衰竭。

二、α₂ 肾上腺素能受体在扩张型心肌病中的应用进展

尽管 ACEI、醛固酮拮抗剂、β 受体阻滞剂、再同步疗法和心脏移植在治疗慢性心力衰竭方面取得了很大进展，但心力衰竭的死亡率依然很高。例如，阻滞 β 受体并不能消除心力衰竭中观察到的交感神经递质溢出产生有害影响。通过激动 α₂ 受体减少有害的全身性神经递质溢出是一个研究方向。在对照组受试者中观察到 α₂ 受体激动剂氯尼丁诱导去甲肾上腺素水平大幅下降，但在心力衰竭患者中，由于 α₂ 受体的明显脱敏和下调，这种给药仅导致部分区域去甲肾上腺素溢出轻微减少。激活 α₂ 受体易诱发一系列的不良反应，利用基因或

细胞疗法对心肌细胞中的 α_2 受体进行组织特异性靶向治疗修复和(或)增强 α_2 受体的效应,以增强目前 RAS 和 β 阻断治疗心力衰竭标准方案疗效,可以为预防和治疗心脏肥大和心力衰竭提供前景。

第五节　β 肾上腺素能受体

一、β 肾上腺素能受体的研究进展

(一)β 肾上腺素能受体与信号转导

β 肾上腺素能受体是调节心脏功能的主要肾上腺素能受体。人类心脏表达所有三种 β 受体亚型,其中 β_1 受体占主导地位。β 受体是 G 蛋白耦联受体家族成员,属于跨膜糖蛋白,决定与配体结合特性的部位在跨膜区域内,而决定与 G 蛋白耦联进而引起信号传递的部位主要存在于第三细胞内环。G 蛋白耦联受体配体通过细胞膜中 7 个螺旋中心的氢键结合到靶点。G 蛋白是 G_α、G_β 和 G_γ 的 α、β 和 γ 亚基的异源三聚体,与三磷酸鸟苷结合时活化。与配体结合的 G 蛋白耦联受体发生构象变化,从而表现出鸟苷酸交换因子的特性,通过以三磷酸鸟苷交换 G 蛋白上结合着的二磷酸鸟苷,使 G 蛋白的 α 亚基与 β、γ 亚基分离。这一过程使得 G 蛋白的 α 亚基变为激活状态,并参与下一步的信号传递过程。具体的传递通路取决于 α 亚基的种类($G_{\alpha s}$、$G_{\alpha i/o}$、$G_{\alpha q/11}$、$G_{\alpha 12/13}$)。β 肾上腺素能受体通过刺激 G 蛋白起作用,发挥去甲肾上腺素和肾上腺素的生理反应,β 受体与肾上腺素结合的亲和力是与去甲肾上腺素的 30 倍。

β 受体与经典的 G 蛋白的兴奋性亚单位(G_s)-腺苷酸环化酶(adenylyl cyclase, AC)-cAMP-蛋白激酶 A(protein kinase A,PKA)信号通路相耦联,导致一系列功能蛋白的磷酸化。当应激或运动时,心脏的 β 受体兴奋使心肌收缩力加强、心输出量增加。

儿茶酚胺刺激 β_1 受体可通过上述 β_1-G_s-AC-cAMP-PKA 促使刺激性 G 蛋白 α 亚基($G_{\alpha s}$)与 $G_{\beta\gamma}$ 解离,而 $G_{\alpha s}$ 则负责刺激 AC 产生 cAMP,cAMP 激活 PKA,而使 L 型钙通道等功能蛋白磷酸化,介导正性肌力作用,$G_{\beta\gamma}$ 激活心脏信号调节中的下游效应器。β_1 受体可提高心率,增强心肌细胞收缩。β_1 受体还有一条 PKA 非依赖性的信号转导途径,也开始于 β_1 与 G_s 的结合,然后由 Ca^{2+} 介导激活 CaMK II,从而介导心肌细胞凋亡。

β_2 受体是第一个被克隆的 G 蛋白耦联受体,由于其信号转导和调控潜能而成为研究最多的 G 蛋白耦联受体,被称为原型 G 蛋白耦联受体。β_2 受体与 β_1 受体一样,能够与 G_s 耦联,G_s 有助于信号转导通路,在 β_2 受体信号转导过程中,AC 介导 ATP 水解成 cAMP,激活 PKA,进而磷酸化各种细胞内底物以实现有效功能。此外,β_2 受体可以与抑制性 G(G_i)蛋白耦联,通过 $G_{i\beta\gamma}$-PI3K-PKB 途径发挥心肌保护和抗凋亡作用。

β_3 受体主要存在于心肌和内皮细胞,通过 β_3-G_i-eNOS-cGMP 的 cGMP 依赖性和 cGMP 非依赖性途径,产生负性肌力作用,调节心脏和血管功能。β_3 受体信号对肾上腺素

能过度刺激起着平衡"刹车"的作用，它通过增强迷走神经张力来维持心脏交感神经平衡。β_3受体还具有冠状动脉和外周血管扩张作用，可能对心脏系统具有多效性，可预防动脉硬化。β_3受体具有舒张血管、代谢、舒张心肌收缩等多种作用，为心脏病的治疗提供了可能。因此，β_3受体与$G_{\alpha i}$耦联，这可能是防止β_1受体和β_2受体过度激活的原因。

β受体亚型在调节心肌收缩力方面发挥着重要作用，不同的信号转导特性，在心脏中有不同的功能作用。β_1受体只与G_s蛋白耦联，而β_2受体则与G_s和抑制性G蛋白（G_i）都耦联。β_2受体刺激后所产生效应比β_1受体要小。部分原因是同时激活的G_i蛋白抵消了激活的G_s蛋白对cAMP合成的影响。

G蛋白耦联受体激酶超家族（GRKs）是一组丝氨酸/苏氨酸激酶，由7个异构体组成，在识别和活化G蛋白耦联受体方面有作用。哺乳动物GRKs被分为三个主要亚家族：①GRK1和GRK7；②GRK2和GRK3；③GRK4、GRK5和GRK6。GRK2在哺乳动物组织中分布广泛，主要表达在心脏组织、血管内皮、大脑、肾近端小管、肺、肝和骨骼肌等。当激动剂激活G蛋白耦联受体时，异源三聚体G蛋白被分离成两个功能性单体G_α和$G_{\beta\gamma}$，诱发GRK2转移到膜结合$G_{\beta\gamma}$。然后GRK2将G蛋白耦联受体受体磷酸化，招募β-arrestin阻碍受体与G蛋白的相互作用，这一过程导致G蛋白耦联受体活性迅速下降。

心脏特异性敲除GRK2不改变心脏的形态和基础功能，但会导致心室心肌发育不良，并造成胚胎死亡，GRK2是唯一在心脏发育中具有重要作用的GRK。科赫（Koch）等在1995年《科学》杂志上的一项研究证明，心脏特异性GRK2过表达导致β受体的功能耦联减少，对异丙肾上腺素的反应减弱，腺苷酸环化酶活性减弱，心肌收缩力随之降低。洛克曼（Rockman）等发现，GRK2的上调和活性增加与扩张型心肌病的发生相关，这种影响在GRK2抑制剂β-肾上腺素能受体激酶抑制剂（β-ARKct）的存在下可被逆转。上述这些发现提示GRK2是心力衰竭发展的核心，导致β受体反应性下降，可作为治疗新靶点及心力衰竭患者预后生物标志物。

（二）β受体和心力衰竭

1. β受体过度激活与慢性心力衰竭

β受体过度激活在慢性心力衰竭的发生发展过程中起着重要的作用，并且与心力衰竭病情恶化密切相关。心力衰竭发生早期，颈动脉窦和主动脉弓压力感受器感受到血压下降，颈动脉化学感受器感受到局部氧分压降低，这些感受器将信号转送至中枢，反射性引起交感神经系统兴奋性增高，β受体激活增加，心肌收缩力代偿性增加，心输出量增加。在这个阶段，交感神经兴奋性增高，β受体激活增加对心功能的代偿和维持是有利的。此时，心脏交感神经末梢释放大量儿茶酚胺，同时对儿茶酚胺的再摄取减少，导致心脏组织内儿茶酚胺含量升高，持续高浓度的儿茶酚胺对心肌有毒性作用，引起心肌细胞凋亡、心脏病理性重构和肾上腺素能受体发生改变等，使心功能恶化。随着心力衰竭的逐渐发展，交感神经系统兴奋性持续性升高，儿茶酚胺长时间分泌增加、生成和重摄取减少，最终导致心脏组织中儿茶酚胺水平降低，心脏对交感神经系统的反应迟钝，交感神经系统的激活和心功能的恶化形成恶性循环，心功能失代偿。

2. β 受体异常表达与慢性心力衰竭

发生心力衰竭时,β₁ 受体选择性下调,β₂ 受体表达不变,故 β 受体亚型比例发生变化,下游信号通路关系随之发生改变。β₁ 受体减少,其产生的心肌收缩效应相应减弱。而 β₁ 受体的持续激活引起心肌细胞内 Ca^{2+} 水平增加,信号通路由原来的 G_s - cAMP - PKA 通路转换为 G_s - Ca^{2+}/CaM 依赖性蛋白激酶通路,引起心肌肥大和心肌细胞凋亡等,加重心力衰竭。与此同时,β₂ 受体磷酸化增加促使 β₂ 受体由亲和 G_s 蛋白的状态转换为亲和 G_i 的状态,并激活下游 PI3K - Akt 信号通路,抑制细胞凋亡,但是这也使正性肌力作用减弱,抑制心肌收缩,在心力衰竭晚期加重心脏舒缩功能障碍。

3. β 受体自身抗体与慢性心力衰竭

部分慢性心力衰竭患者血清中存在 β₁ 受体抗体,而且干预 β₁ 受体抗体有助于控制慢性心力衰竭的发展。β₁ 受体抗体在扩张型心肌病中检出率为 26%～95%,β₁ 受体抗体阳性患者的左心室功能明显降低。β₁ 受体抗体介导扩张型心肌病的病理过程已被证实。β₁ 受体抗体可能激活受体门控 Ca^{2+} 通道,引起心肌细胞内 Ca^{2+} 水平增高和钙超载,导致心肌细胞损伤。一项纳入 2 062 名扩张型心肌病或缺血性心肌病患者的多中心研究显示,相较于对照组,心力衰竭患者血清 β₁ 受体抗体明显升高。β₁ 受体抗体可引起心肌病和心力衰竭,是慢性心衰患者发生心源性猝死的独立预测因子。β₁ 受体抗体具有类肾上腺素能激素样效应,升高心肌细胞 PKA,在小鼠体内激活半胱氨酸蛋白酶-3 并产生心肌细胞毒性。β₁ 受体抗体也可干扰心脏线粒体代谢,高浓度 β₁ 受体抗体可以直接降低细胞线粒体功能而导致细胞死亡。β₁ 受体抗体的致病作用可被抗原肽和 β 受体阻滞剂美托洛尔阻断。有实验表明 β 受体抗体可对心肌间质细胞产生作用,使心肌间质胶原沉积,心肌纤维化水平增加。

二、β 肾上腺素能受体阻滞剂在扩张型心肌病中的应用

目前研究认为,病毒感染、基因突变、遗传、免疫等因素与扩张型心肌病密切相关,在临床上扩张型心肌病不可逆转,如果不及时治疗将不可避免导致慢性心力衰竭,甚至死亡,但尚无确切有效的治疗方法,治疗目标主要为有效控制心力衰竭和心律失常,改善症状、预防并发症、延缓病情发展及提高患者生活质量,并且明显降低猝死发生风险。主要治疗方式与心力衰竭相同,内科治疗常规使用 β 受体阻滞剂、ACEI 和利尿剂等。交感神经活动持续增强和 β 受体过度激活是心力衰竭发生发展的重要原因,降低 β 受体激活程度成为心力衰竭治疗焦点。β 受体阻滞剂可减轻儿茶酚胺的心脏毒性作用,减少心肌摄氧量,控制心律失常,预防并逆转肾上腺素能信号介导的心室重构,提高心功能,防止水钠潴留,改善左心室舒张与收缩功能。临床研究证明,β 受体阻滞剂可有效降低心力衰竭患者的住院率和病死率,提高患者生存质量。

β 肾上腺受体阻滞剂根据 β₁、β₂ 受体选择性和是否阻断 α 受体分为三类:①非选择性 β 受体阻滞剂,同时阻断 β₁ 和 β₂ 受体,如普萘洛尔,因阻断 β₂ 受体诱发加重哮喘的不良反应发生率较高,限制了其应用。②选择性 β₁ 受体阻滞剂:阻断 β₁ 受体,对 β₂ 受体影响较

小,不会引起支气管平滑肌和血管平滑肌收缩,无内源性拟交感活性,如美托洛尔、比索洛尔、阿替洛尔。③α、β受体阻滞剂:同时阻断β_1受体和α_1受体,具有扩张外周血管的作用,如卡维地洛、拉贝洛尔。从药物代谢动力学特征,又可分为脂溶性,如普萘洛尔、美托洛尔;水溶性,如阿替洛尔、艾司洛尔;水脂双溶性,如比索洛尔、阿罗尔,兼具脂溶性口服吸收率高和水溶性首关效应低的优势,半衰期长,中枢不良反应发生率低。AHA/ACC推荐使用比索洛尔、缓释酒石酸美托洛尔(竞争性抑制β_1受体)和卡维地洛(竞争性抑制α_1、β_1和β_2受体)以有效降低心力衰竭患者的死亡风险。目前,无禁忌证的稳定的左心室收缩功能障碍伴射血分数降低的心力衰竭患者可常规使用此药。因为治疗慢性心力衰竭生物学效应需要2~3个月才逐渐产生,所以推荐从小剂量开始服用,每隔2~4周可加倍剂量,逐渐加至最大耐受剂量并长期维持以发挥其保护心脏的作用。以平静状态下心率降低至60次/分左右时,其β受体阻滞剂剂量为最大剂量。在用药过程中,应该对心率、心律、血压等进行随访。

在酒石酸美托洛尔充血性心力衰竭随机干预试验(metoprolol randomized intervention trial in congestive heart failure,MERITHF)中,酒石酸美托洛尔使充血性心力衰竭患者的相对风险显著降低。轻度至中度心力衰竭和中度至重度收缩功能障碍患者的死亡率减少34%。重要的是,酒石酸美托洛尔降低了猝死率和进行性泵衰竭的死亡率。

比索洛尔是第二代β_1受体选择性阻断剂,研究表明具有降低全因死亡率,心力衰竭住院率及心源性猝死发生率。

在被批准用于治疗心力衰竭的三种β受体阻滞剂中,卡维地洛被研究得最为广泛。第一项关于卡维地洛的研究由于出现了显著性的死亡率降低(65%),所以试验提前停止。随后澳大利亚-新西兰心力衰竭研究协作组卡维地洛试验显示,卡维地洛治疗可以明显改善LVEF($P<0.0001$),左心室舒张末期容积指数显著减少($P=0.0015$)。与酒石酸美托洛尔相比,卡维地洛的全因死亡率降低了33%。基于COMET试验的结果,短效酒石酸美托洛尔不被推荐用于心力衰竭的治疗。目前还没有试验验证,当两种药物都以适当的目标剂量使用时,使用卡维地洛的存活率是否比使用酒石酸美托洛尔CR/XL的存活率高。

目前,β受体阻滞剂治疗心力衰竭的机制仍然不完全明晰,但是随着我们对心力衰竭发生发展病理生理机制研究的不断深入,对其也会也来越清楚。

第九章

Ca²⁺信号通路与扩张型心肌病治疗

第一节 概 述

心肌收缩是由细胞质钙离子(Ca^{2+})浓度升高所引发的生理过程,当细胞质内Ca^{2+}浓度升高时,Ca^{2+}和肌钙蛋白结合,触发粗肌丝上的横桥和细肌丝结合并发生摆动,使心肌细胞收缩。这种机制被称为兴奋-收缩耦联。钙元素具有独特的理化性质,容易被细胞分子表面的不规则结构位点接纳,且静息状态下在细胞质内维持低浓度水平,利于信号转导,在生物进化中逐渐成为生物信息的普遍载体。Ca^{2+}主要以三种形式参与生理活动的调控:首先,Ca^{2+}作为重要的第二信使,可在第一信使即细胞外信号分子与细胞膜受体的相互作用下在细胞质内释放,触发下游级联反应;其次,Ca^{2+}可不需要第一或第二信使中介,直接渗透进细胞内传递信息;再次,Ca^{2+}也可作为第一信使,通过与质膜受体的相互作用启动细胞内信号通路。在肌细胞中,细胞质内Ca^{2+}浓度低于细胞外的Ca^{2+}浓度,而细胞内的Ca^{2+}储藏在肌质网中,导致细胞质与肌质网、细胞质与胞外均形成Ca^{2+}浓度梯度,这种Ca^{2+}浓度梯度对Ca^{2+}的信使作用非常重要。当心肌细胞受到电信号刺激时,嵌入在胞外膜和肌质网中的各种类型的离子通道和离子泵激活,细胞质、细胞外环境和肌质网之间的Ca^{2+}发生交换,进而驱动细胞质内Ca^{2+}浓度的变化,触发包括心肌细胞收缩在内的各种生理过程。心肌细胞的收缩和舒张对应了细胞质内Ca^{2+}高浓度状态和低浓度状态。与其他肌细胞不同的是,心肌细胞的肌质网上存在雷诺丁2型受体,开放的雷诺丁通道在称为钙致钙释放(calcium induced calcium release,CICR)的过程中将储存在肌质网中的Ca^{2+}释放到细胞质中。由此可见,Ca^{2+}与心肌的收缩紧密相关。

除此以外,Ca^{2+}与心肌线粒体的功能也存在关联。心脏组织需要持续产生能量才能发挥其泵功能,这一功能的维持依赖于线粒体,故线粒体是所有心脏活动的"动力源"。线粒体通过融合-裂变事件调节自身数量,适应细胞的能量需求,并存在复制校对的能力,在异常情况下还会发生线粒体自噬。Ca^{2+}的流动在调节线粒体的功能,包括ATP的产生、代谢、氧化应激平衡和细胞凋亡等方面也起着关键作用。

　　研究者们在许多研究中都发现,心肌细胞内 Ca^{2+} 稳态的异常往往会导致心肌电活动和收缩功能障碍,并可能进一步导致扩张型心肌病和心力衰竭的发生。此章节将重点介绍 Ca^{2+} 在心肌生理活动中参与主要信号通路及其与扩张型心肌病的联系。

第二节　Ca^{2+} 信号通路与扩张型心肌病治疗

一、Ca^{2+} 与钙调蛋白

（一）钙调蛋白的理化性质

　　钙调蛋白(calmodulin,CaM)是由 148 个氨基酸残基组成的高度保守的单链多肽,分子质量为 16.7 kDa。等电点为 4.0 左右,是一种酸性水溶性热稳定蛋白,在外界温度较高的情况下仍可保持良好的生物活性。

（二）CaM 的结构

　　CaM 的外形酷似哑铃,有 N 端和 C 端 2 个球形末端,均由 2 个 EF 手型(EF-Hand)模体组成,中间被 1 个长而富有弹性的螺旋结构相连。CaM 长度为 6.5 nm,每个末端有 2 个 Ca^{2+} 结构域,每个结构域拥有 1 个 Ca^{2+} 结合位点,故 1 个 CaM 可以结合 4 个 Ca^{2+}。每个 Ca^{2+} 结合位点都是由 12 个氨基酸残基组成的套环结构,其中门冬氨酸和谷氨酸侧链提供 Ca^{2+} 结合基团。CaM 的 C 端 Ca^{2+} 结合位点比 N 端位点的 Ca^{2+} 亲和力更强。当 C 端位点与 Ca^{2+} 结合后,CaM 分子通过自身构象的改变,可以增加 N 端位点的亲和力,使结合型 CaM 的含量与 Ca^{2+} 浓度呈抛物线关系,利用协同效应有助于 Ca^{2+} 在体内发挥生物学效应。

（三）CaM 的作用及机制

　　CaM 普遍存在于真核细胞内,对 Ca^{2+} 亲和力很强,是一种多功能的 Ca^{2+} 浓度感受器。在真核细胞内,CaM 时刻处于动态变化中,当细胞内的 Ca^{2+} 浓度不同时,CaM 会据此形成不同的结构状态,从而对于细胞信号的转导做出不同的反应。在非刺激细胞中 CaM 与 Ca^{2+} 的亲和力很低,主要以无 Ca^{2+} 结合 CaM 的形式存在,而当刺激因素使细胞中 Ca^{2+} 浓度升高时,CaM 迅速与 Ca^{2+} 结合,改变其蛋白空间结构,从而与靶蛋白形成不同形式的复合物,介导 Ca^{2+} 依赖的信号转导。

　　CaM 是细胞内 Ca^{2+} 信号转导途径中的主要信号转导分子,介导调控由 Ca^{2+} 引起的一系列生理生化反应,参与并调节细胞的增生、分化、运动等基本代谢过程。CaM 与 Ca^{2+} 可逆性结合后,可活化 Ca^{2+}/CaM 依赖的蛋白激酶,从而使多种靶酶磷酸化,间接影响靶酶活性。CaM 的功能主要有:①调节各种酶的活性;②调节肌肉收缩和舒张;③调节神经系统功能;④参与刺激-分泌耦联及糖代谢调节;⑤调节前列腺素、胰岛素的合成与释放。在心血管领域的研究中,CaM 与 CaMK Ⅱ 的相互作用正在得到广泛而深入的研究。

　　CaM 还参与了依赖 Ca^{2+} 调节的多种离子通道的活性。瞬时型感受器电位通道(transient receptor potential channels,TRPC)蛋白质上存在多个 CaM 连接位点。例如,在 TRPC4 上有 3

个 CaM 的连接位点,Ca^{2+}/CaM 连接到 TRPC 上从而调节 TRPC 通道的活性。此外,肌质网上的三磷酸肌醇受体(inositol triphosphate receptor, IP_3R)是胞内的一个四聚体 Ca^{2+} 通道,它受 Ca^{2+}/CaM 和 IP_3 的双重调控,IP_3 可与 IP_3R 结合并激活,而 Ca^{2+}/CaM 可抑制 IP_3R 活性。

二、钙调蛋白依赖性蛋白激酶(CaMK)

(一)概述

CaMK 属于丝氨酸/苏氨酸蛋白激酶家族,激活后可以将 ATP 上的磷酸基团转移到靶蛋白的丝氨酸或苏氨酸残基上,是诱导或调控细胞对 Ca^{2+} 信号转导的重要介质,对心血管系统有着重要的调控作用。

CaMK 有两种常见的类型:一种为底物特异性 CaM 激酶,如肌球蛋白轻链激酶,只催化某一种靶分子的反应,这组蛋白质主要为 CaMKⅢ;另一种为多功能 CaM 激酶,具有多种可以磷酸化的靶标,并且存在于多种生理生化过程中,包括神经递质的分泌、糖原的代谢及各种转录因子的调节,CaMKⅡ是该组中的主要类型。

(二)CaMKⅡ的结构

CaMKⅡ有多种亚型,由 4 个基因(α、β、γ、δ)编码,各亚型的氨基酸序列相似,心肌中的主要形式是 CaMKⅡδ,可分为 CaMKⅡδB、CaMKⅡδC 两种不同剪接体,其中 CaMKⅡδB 主要参与基因的表达调控,而 CaMKⅡδC 主要参与 Ca^{2+} 依赖的信号转导途径。CaMKⅡ的结构为十二聚体蛋白,通常呈现为 2 个六聚体环状的同心环结构。每个 CaMKⅡ单体由 1 个 N 端的催化域、C 端的结合域及具有调控作用的调节域组成,调节域含自我抑制位点和 Ca^{2+}/CaM 结合位点,C 端结合域有助于 CaMKⅡ单体结合成多聚体。

(三)CaMKⅡ活性的调控

CaMKⅡ的激活方式可分为 Ca^{2+}/CaM 依赖性激活和非 Ca^{2+}/CaM 依赖性 CaMKⅡ激活。后者主要包括磷酸化、氧化、糖基化、S-亚硝基化、S-巯基化修饰等。

1. Ca^{2+}/CaM 依赖性 CaMKⅡ激活

在静息状态下,CaMKⅡ的催化域与调节域的假底物区结合,阻止底物和 Mg^{2+}/ATP 与催化域结合,使 CaMKⅡ处于自身抑制状态而无法活化;收缩期时胞内 Ca^{2+} 浓度增加,大量 Ca^{2+} 与 CaM 结合形成 Ca^{2+}/CaM 复合物,结合到 CaMKⅡ的调节域上,使 CaMKⅡ构象发生改变,调节域对催化域的抑制作用解除,催化域从假底物区释放,激活 CaMKⅡ全酶并依次磷酸化细胞中的靶蛋白,包括雷诺丁受体(ryanodine receptor, RyR)、SERCA 和 L 型钙通道等,从而发挥生物学活性。随着 Ca^{2+}/CaM 解离,CaMKⅡ失活。

2. CaMKⅡ自身磷酸化激活

当 ATP/Mg^{2+} 存在时,若 Ca^{2+}/CaM 升高时间延长或频率增高,CaMKⅡ单体可在第 286/287 位的苏氨酸(threonine 286/287, Thr286/287)位点发生自身磷酸化。Thr286/287 自身磷酸化后可将 CaMKⅡ与 Ca^{2+}/CaM 亲和力提高 1 000 倍,以降低 Ca^{2+}/CaM 的解离,该过程称为 CaM 捕获。同时 CaMKⅡ可产生不依赖 Ca^{2+} 的活性,即在 Ca^{2+}/CaM 解离后仍然可维持激活状态,直到蛋白磷酸酶去除磷酸基团后活性消失。

3. CaMKⅡ氧化激活

CaMKⅡ的调节域中含有 1 对氧化还原敏感的蛋氨酸（methionine,Met）残基 281/282，当体内存在高水平氧化应激时可被氧化激活。当 Ca^{2+}/CaM 结合到 CaMKⅡ调节域后，蛋氨酸氧化激活使 CaMKⅡ活化，且抑制调节域与催化域的再结合，使 CaMKⅡ持续处于活化状态。此外，氧化作用可降低 CaMKⅡ激活所需 Ca^{2+} 的水平，利于 CaMKⅡ在胞内低 Ca^{2+} 的情况下激活。CaMKⅡ的蛋氨酸氧化可以被蛋氨酸亚砜还原酶 A（methionine sulfoxide reductase A，MsrA）逆转。在细胞内活性氧增强的情况下，使胞内许多磷酸酶失活，从而使苏氨酸自身磷酸化增加，苏氨酸自身磷酸化和蛋氨酸氧化可相互作用。与自身磷酸化不同的是，蛋氨酸残基氧化阻止 CaM 捕获，不能促进 Ca^{2+}/CaM 亲和力提高。

4. CaMKⅡ的糖基化激活

研究者发现在糖尿病患者和大鼠的心脏及大脑中 CaMKⅡ的 T286 和 S279 位点羟基末端连接的 O－乙酰氨基葡萄糖（O-Glo/VA cylation，O-GIcNAc）修饰明显提高，从而导致 CaMKⅡ的自主激活。O-GlcNAc 修饰和激活 CaMKⅡ的程度与葡萄糖浓度呈正相关，并可以通过 O－乙酰氨基葡萄糖苷酶（O-GlcNAcase，OGA）水解蛋白质 O-GlcNAc 修饰而逆转。此外，葡萄糖诱导的肌质网 Ca^{2+} 泄漏依赖于 CaMKⅡ和 O-GlcNAc 修饰，提示 O-GlcNAc 介导的 CaMKⅡ活性与糖尿病患者的心律失常存在联系。

5. CaMKⅡδ 的 S－亚硝基化修饰

一氧化氮可调节心肌中的 Ca^{2+} 和细胞信号转导，且具有双重作用。研究者使用 β－肾上腺素通过一氧化氮合酶依赖性途径激活 CaMⅡδ，可导致肌质网中 Ca^{2+} 经 RyR 泄漏，表明一氧化氮可以通过 S－亚硝基化调节 CaMKⅡ使其活化。另外，一氧化氮能通过 CaMKⅡ的第 273 位的半胱氨酸位点 S－亚硝基化，抑制 CaMKⅡδ 活性。

6. CaMKⅡ的 S－巯基化修饰

硫化氢（H_2S）作为继一氧化碳和一氧化氮之后的第三种气体信号分子，具有广泛的生理功能，是维护心血管系统稳定状态的主要因素之一。H_2S 可以巯基化修饰 CaMKⅡ上第 6 位半胱氨酸位点，抑制在异丙肾上腺素诱导的心力衰竭模型小鼠 CaMKⅡ的过度激活，发挥心脏保护作用。

（四）CaMKⅡ在心肌细胞中的作用

CaMKⅡ存在于心肌细胞中，并被 Ca^{2+}/CaM、活性氧或鸟嘌呤核苷酸交换蛋白（exchange protein directly activated by cAMP，Epac）激活。心肌细胞表面 β 肾上腺素能受体激活后，可通过激活腺苷酸环化酶导致 Epac 和 PKA 升高，增加细胞质 Ca^{2+} 浓度，生成大量 Ca^{2+}/CaM 复合物，激活 CaMKⅡ。其他 G 蛋白耦联受体激动剂可以通过激活还原型辅酶Ⅱ氧化酶来增加细胞质活性氧，通过氧化应激途径激活 CaMKⅡ。活化的 CaMKⅡδ 通过使钙稳态蛋白磷酸化来增加 L 型 Ca^{2+} 电流；激活 PLB、RyR 从而增加肌质网对细胞质 Ca^{2+} 的摄取与释放；增强 Na^+/Ca^{2+} 交换产生内向 Na^+ 电流；还可催化电压门控离子通道的磷酸化，使钠电流（I_{Na}）、瞬态外向钾电流（I_{to}）、内向整流钾电流（I_{K1}）增强。

1. 电压门控 Ca^{2+} 通道

Ca^{2+}/CaM 参与 L 型 Ca^{2+} 通道的 Ca^{2+} 依赖性失活,有助于限制 Ca^{2+} 进入心肌细胞。L 型 Ca^{2+} 电流也可被 CaMKⅡ激活,并磷酸化 Ca^{2+} 通道的 α 亚基羧基端和 β2 亚基 Thr498,产生 L 型 Ca^{2+} 电流的正阶梯现象(a positive staircase of I_{CaL}),表现为离子通道失活减慢、QRS 波群振幅渐大。L 型 Ca^{2+} 电流的正阶梯现象可能诱发心律失常,以早后除极最为常见。T 型 Ca^{2+} 电流仅存在于肥大或心力衰竭的心室肌细胞中,也可通过 CaMKⅡ依赖性磷酸化而增强。

2. Na^+ 通道

急性或慢性 CaMKⅡδC 过表达使细胞膜电位超极化,增加中间失活态 Na^+ 通道的积累,并且减慢 Na^+ 通道复活速度,导致部分 Na^+ 通道功能丧失,产生类似 Brugada 综合征的效应。CaMKⅡ还可以磷酸化钠通道 Nav1.5,增加晚钠电流(I_{NaL}),使胞质 Na^+ 浓度升高,限制钠钙交换体(Na^+/Ca^{2+} exchanger,NCX)对 Ca^{2+} 的转运,引起继发于 Na^+ 超载的钙超载。Ca^{2+} 浓度升高诱发肌质网 Ca^{2+} 泄漏,再次激活 NCX,引发迟后除极(delayed after depolarization,DAD)。

3. 电压门控 K^+ 通道

急性 CaMKⅡ过表达导致 I_{K1} 下调,增加细胞兴奋性,而慢性 CaMKⅡ抑制则会导致 I_{K1} 上调。此外,CaMKⅡ可以减缓 I_{to} 失活,加速复活,均可以缩短动作电位时长和不应期。

4. 调节肌质网 Ca^{2+} 摄取和释放

PLB 是一种可结合并抑制 SERCA 的小肌质网跨膜蛋白。CaMKⅡ可使 PLB 磷酸化,减轻抑制作用,并增强 SERCA 活性,故 CaMKⅡ介导 PLB 在 Thr17 位点磷酸化可以产生前松弛效应,并随着心率增加和交感神经兴奋增强肌质网对 Ca^{2+} 的摄取和释放。CaMKⅡ过度激活使舒张期 RyR 过磷酸化造成 Ca^{2+} 渗漏(肌质网中 Ca^{2+} 外流至细胞质),细胞质中 Ca^{2+} 浓度过高激活 NCX,产生瞬时内向电流(I_{TI}),诱发迟后除极。

5. 调节基因转录

IP_3R 是一种细胞内 Ca^{2+} 释放通道,参与了心肌肥厚信号转导。核膜附近的 CaMKⅡ可磷酸化 IP_3R2,抑制通道开放,为 IP_3R 通道提供负反馈机制,产生抗心律失常和抗心肌肥厚效应。

6. 影响心肌细胞凋亡

在一项小鼠实验中 CaMKⅡ敲除可显著减轻主动脉缩窄引起的心脏重构,包括心室扩张和功能障碍,同时 CaMKⅡ抑制肽可减轻血管紧张素Ⅱ、异丙肾上腺素诱导的心脏重构,均提示 CaMKⅡ可影响心脏重构与心肌凋亡。CaMKⅡδC 磷酸化 RyR 使肌质网 Ca^{2+} 释放,通过线粒体死亡途径介导细胞凋亡,而 CaMKⅡδB 可通过转录因子热休克因子 1 磷酸化和诱导热休克蛋白 70 增加,抑制心肌细胞的凋亡。

(五)CaMKⅡ与心血管疾病

一方面,CaMKⅡ活性对于 Ca^{2+} 介导的生理活动具有重要影响,如兴奋-收缩耦联、兴奋-转录耦联和心率增加。另一方面,在心肌疾病中,Ca^{2+}/CaM 依赖性 CaMKⅡ激活有所增加,可能导致细胞凋亡、心律失常、病理性肥大。

1. CaMK Ⅱ激活诱导心律失常

CaMK Ⅱ对 RyR 的过度磷酸化可导致肌质网 Ca^{2+} 泄漏增加。生理条件下，SERCA 不仅可以将 Ca^{2+} 转运回肌质网，还可以通过 CaMK Ⅱ介导的 PLB 磷酸化来增强 SERCA 的功能。然而在病理条件下，由于肌质网的 Ca^{2+} 过量泄漏，舒张期细胞质中 Ca^{2+} 浓度增加，激活 NCX，产生内向电流，从而导致迟后除极。同时，CaMK Ⅱ还可以使钠通道 Nav1.5 磷酸化，增加晚期钠电流，增加细胞质 Na^+ 浓度，限制 Ca^{2+} 通过 NCX 流出，引起继发于 Na^+ 超载的钙超载。增加的 Ca^{2+} 还可诱导肌质网 Ca^{2+} 泄漏，激活 NCX，导致迟后除极。迟后除极是房性和室性心律失常的已知触发因素。

2. CaMK Ⅱ的过度激活引发心肌梗死

CaMK Ⅱ可通过多种途径介导心肌梗死，如调控线粒体 Ca^{2+} 浓度，过量的 CaMK Ⅱ激活后可促进线粒体 Ca^{2+} 增加，导致线粒体膜通透性转换孔（mitochondrial permeability transition pore，mPTP）异常开放、线粒体断裂及心肌细胞凋亡。另有研究发现，在心肌梗死和细菌内毒素暴露过程中，心肌细胞中 CaMK Ⅱ可以激活核因子激活的 B 细胞的 κ－轻链增强（nuclear factor-kappa B，NF－κB）通路，进而上调心肌细胞补体因子 B 表达，在心肌梗死期间诱导肌纤维膜损伤。CaMK Ⅱ抑制剂在体内外均能抑制 NF－κB 的活性，减少补体因子 B 的表达和肌膜损伤，提示 CaMK Ⅱ可能会成为心肌梗死治疗中的新靶点。

3. CaMK Ⅱ的过表达是病理性心脏重构的确定因素

在一种心肌特异性 CaMK Ⅱ过表达的小鼠模型中，小鼠的心肌细胞中与心肌肥大相关的基因表达量上升，激活了细胞死亡、纤维化的过程，导致心室腔的扩大，甚至使小鼠过早死亡。CaMK Ⅱ通过组蛋白去乙酰化酶（histone deacetylase，HDAC）参与肥大信号的转导。HDAC 含 2 个 CaMK Ⅱ磷酸化位点，当其去磷酸化时通常与肌细胞增强因子 2（myocyte enhancer factor－2，MEF2）结合，从而抑制转录。当 HDAC 被磷酸化时，MEF2 解离并激活，与活化 T 细胞转录因子、红系特异核蛋白转录因子相互作用导致肥大基因表达。

4. CaMK Ⅱ δC 过表达可诱导心力衰竭的发生

在人类衰竭心肌中，观察到 CaMK Ⅱ活性代偿性增加 2～3 倍，CaMK Ⅱ δC 的表达、磷酸化和信使 RNA 水平均增加，且与心指数和射血分数的受损程度呈正相关。CaMK Ⅱ δC 过表达可引起激发-收缩耦联的急性调节，使心肌细胞 RyR 过磷酸化，RyR 开放增加，使舒张期 Ca^{2+} 泄露增多、肌质网 Ca^{2+} 含量降低，同时 NCX 表达增加、SERCA2 表达减少，造成心肌细胞收缩能力降低，最终导致心力衰竭。

5. CaMK Ⅱ促进扩张型心肌病的发生

在卢察克（Luczak）等的研究中发现，在线粒体中过表达 CaMK Ⅱ可以通过扰乱细胞的正常氧化磷酸化代谢过程直接导致扩张型心肌病的发生，而不依赖于心肌细胞的肥大和细胞死亡。在扩张型心肌病模型小鼠中可发现 SERCA2、RyR2 和磷酸化的 PLB 减少，也提示扩张型心肌病与 CaMK Ⅱ有关。

（六）CaMK Ⅱ作为治疗的靶点

针对 CaMK Ⅱ这一治疗靶点，科学家在实验动物上开展了诸多研究。

（1）敲除 PLB 抑制 CaMKⅡ。

（2）通过敲除 PLB 可以缓解 CaMKⅡ转基因小鼠的内质网的钙调控失调，但是却会加剧小鼠的心力衰竭。

（3）CaMKⅡ抑制剂

1）全反式维甲酸：是体内维生素 A 的代谢中间产物，主要影响骨的生长和促进上皮细胞增生、分化、角质溶解等代谢作用。研究发现，全反式维甲酸与细胞维甲酸结合蛋白的特异性位点结合，从而减少 CaMKⅡ的自身磷酸化，减少心肌细胞的凋亡和心功能的失调。

2）人参皂苷 Rb1：在扩张型心肌病的小鼠模型中可以降低 CaMKⅡ的表达量，进而改善小鼠的扩张型心肌病症状。

3）RA306：是一种经过化学最优化筛选获得的选择性 CaMKⅡ抑制剂。在一种 α 肌动蛋白突变导致扩张型心肌病的小鼠模型中，RA306 组与对照组相比，RA306 抑制了 CaMKⅡ活性，降低 PLB 的 17 位苏氨酸的磷酸化程度，显著提高了小鼠的射血分数和心输出量。

4）rimacalib（SMP-114）：是一种口服小分子 ATP 竞争性 CaMKⅡ抑制剂，目前已经进入治疗类风湿关节炎的Ⅱ期临床试验。最近有研究表明 rimacalib 可以抑制人心房心肌细胞及小鼠心室心肌细胞中 RyR2 通道，减少肌质网内 Ca²⁺泄漏，且在有效剂量内对心肌细胞收缩期 Ca²⁺释放没有影响，钙瞬变和收缩性没有改变，在实验浓度内，rimacalib 并不影响心肌细胞的兴奋-收缩耦联。

5）GS-680：也是一种 ATP 竞争性 CaMKⅡ抑制剂，对 CaMKⅡ具有良好的选择性，目前仍处于临床前研究。GS-680 可通过抑制 CaMKⅡ介导的肌质网内 Ca²⁺泄漏，降低房性期前收缩和心肌细胞膜电位的去极化及迟后除极。

6）AS105：是近年来发现的一种新型 ATP 竞争性 CaMKⅡ抑制剂，可急剧降低程序电刺激诱导 CaMKⅡδC 小鼠的房性和室性心律失常。AS105 抗心律失常作用部分来源于其抑制了肌质网内 Ca²⁺泄露，而这一重要作用在人类衰竭的左心室心肌细胞中也可观察到。

7）KN-93/KN-62：是化学合成的竞争性抑制剂，其中 KN-93 在实验中应用较多。KN-93 不仅能和 Ca²⁺/CaM 结合位点结合，竞争性抑制 CaMKⅡ活性，还能直接抑制 L 型钙通道（L-type calcium channel，LTCC）、快速激活延迟整流钾电流（I$_{kr}$）通道和电压门控 K⁺通道。急性心肌梗死患者心律失常与心肌细胞酸中毒密切相关，在小鼠实验中，KN-93 能减少心肌细胞酸中毒后室性心动过速的发生、阻断老龄心房颤动小鼠 JNK-CaMKⅡ信号通路的过度激活、减少心房颤动的发作，以及抑制慢性心房颤动患者心房细胞的钙渗漏。但 KN-93 尚不能口服给药，且阻断作用特异性差，副作用较多。

8）AIP 和 AC3-1：是人工合成的多肽，为基于底物的 CaMKⅡ抑制剂，其对 CaMKⅡ的抑制作用不受 Ca²⁺/CaM 的影响，对钙依赖的或非钙依赖途径均有抑制作用。AIP 能减弱主动脉缩窄法心力衰竭模型小鼠 I$_{NaL}$、动作电流（AP）时程和 Ca²⁺渗漏，减少迟后除极；还能减少老龄心房颤动小鼠 JNK-CaMKⅡ过度激活，减少心房颤动的发作。然而，AIP 在体内易被降解，且 AIP 不能口服给药，临床应用有一定的局限性。

三、钙调神经磷酸酶

（一）概述

钙调神经磷酸酶（calcineurin，CaN）是一种异源二聚体，由 CaNA 和 CaNB 组成。CaNA 包含 N 端催化域、B 亚基结合螺旋、CaM 结合域、C 端自抑制区。CaNB 包含 4 个 EF 结构域，可与 Ca^{2+} 结合。EF3、EF4 对 Ca^{2+} 的亲和力较高，负责细胞内与 Ca^{2+} 结合；EF1、EF2 与 Ca^{2+} 亲和力较低，在细胞受刺激的情况下可结合 Ca^{2+}，充当 Ca^{2+} 传感器。当 CaNB 4 个位点均被结合时可促进 Ca^{2+}/CaM 与 CaNA 的结合，并使自抑制区与催化核心分离，使磷酸酶活性增加。CaN 的底物通常具有 PxIxIT 或 LxVP 结构序列之一，不直接与 CaN 活性中心结合，而是结合于在 CaN 表面的两个底物结合位点——PxIxIT 和 LxVP 位点。PxIxIT 与 CaN 的亲和力较低，可以防止底物非选择性去磷酸化，而 LxVP 序列只能与已被 Ca^{2+} 激活的 CaN 相互作用。

CaNA 有 3 种亚型 α、β、γ，其中 α、β 亚型在心脏中表达，且两者在正常心脏中表达水平相似，但在注射 Ang II 或苯肾上腺素时，只有 CaNAβ 表达增多，提示 β 亚型在心肌肥厚中起更重要的作用。

（二）CaN 的激活机制

CaN 是目前唯一已知的依赖 Ca^{2+} 和 CaM 的蛋白磷酸酶，可随着细胞内 Ca^{2+} 浓度的增加而被激活。

当 Ca^{2+} 浓度增加而 CaM 缺乏时，CaN 处于部分激活状态。Ca^{2+} 浓度增加使 CaNB 结合 Ca^{2+}，调控结构无序展开，暴露部分 LxVP 位点，允许底物结合，并且部分解除了催化区与自抑制结构域之间的结合，使 CaN 具有部分活性。

CaN 的完全激活需要 Ca^{2+} 和 Ca^{2+}/CaM 的参与。当 CaN 与 Ca^{2+} 结合后，调节亚基 CaNB 构象发生变化，导致催化亚基 CaNA 中 CaM 结合位点暴露，Ca^{2+}/CaM 与 CaNA 的 CaM 结合域结合，完全暴露 PxIxIT 和 LxVP 位点，并将自抑制结构域从 CaN 的活性位点中完全移出，从而导致其完全激活。

（三）CaN 的调节蛋白

钙调磷酸结合蛋白 1（Cabin-1/Cain）、钙调磷酸酶调节蛋白是 CaN 的调节蛋白，可以与 CaN 结合抑制其磷酸酶活性。心肌细胞 Cabin-1 高表达可以阻断心肌肥厚，提示这类蛋白可降低 CaN 功能而起到保护心脏结构与功能的作用。

A 型激酶锚定蛋白（A-kinase anchoring proteins，AKAP）也是心脏 CaN 的关键调节因子，AKAP1 促进了 PKA、CaNA 和线粒体动力相关蛋白（dynamin-related protein 1，DRP1）的结合。CaNA 和 DRP1 结合后，DRP1 去磷酸化而活化，促进线粒体的裂变，参与心肌细胞肥大，而 PKA 与 DRP1 结合，则可以促进线粒体融合。这表明 AKAP1 复合体可能是一个影响心肌重构的治疗靶点。

（四）CaN 与转录因子

活化 T 细胞核因子家族（nuclear factor of activated T cell，NFAT）是 CaN 的重要底物。细胞质中 NFAT 与 CaN 结合后去磷酸化使核定位信号暴露，NFAT 进入细胞核并激活多种转录程序,导致免疫系统内 T 细胞激活。NFAT 去磷酸化也可以激活其他细胞转录程序,如神经元、星形胶质细胞、心肌和骨骼肌,导致多种病理改变如心肌肥大、自身免疫性疾病、骨质疏松症和神经退行性疾病。

其他转录因子如叉头框转录因子、转录因子 EB、肌细胞特异性增强因子 2 也受 CaN 调控。因此,CaN 间接参与心脏功能、神经功能和自噬的调节。

（五）CaN 与受体、离子通道

CaN 与几种受体和离子通道相互作用并调节其活性,间接控制多种信号通路。CaN 使 α-氨基-3-羟基-5-甲基-4-异噁唑丙酸受体(α-amino-3-hydroxy-5-methyl-4-isoxazole-propionicacid receptor,AMPAR) 和 N-甲基-D-天冬氨酸受体去磷酸化,在突触长时程增强和长时程抑制中发挥重要作用。它还参与调节中枢神经系统中双孔钾离子通道的活性及免疫反应。此外,CaN 也是 Na⁺/H⁺ 交换体 1(Na⁺/H⁺ exchanger-1,NHE1)的重要调节蛋白,通过 NHE-1-CaN-NFAT3 信号通路,使心肌细胞肥大基因表达,参与心肌肥厚过程。

（六）Ca²⁺-CaN-NFATc 信号通路

（1）Ca²⁺-CaN-NFATc 信号通路激活:静息细胞的细胞质中大部分为无活性的磷酸化 NFAT 蛋白。细胞表面的受体与配体结合可诱导磷脂酶 C 活化,并水解二磷酸磷脂酰肌醇(phatidylinositol 4,5-bisphosphate,PIP2) 为二酰甘油和 IP₃。IP₃ 与内质网膜上的 IP₃ 受体结合,触发 Ca²⁺ 从钙库释放到细胞质中,导致 Ca²⁺ 浓度升高活化 CaN,使 NFAT 去磷酸化从细胞质转移至细胞核,并具有转录活性,激活多种转录程序。

（2）Ca²⁺-CaN-NFATc 信号通路与原发性高血压:NFAT 信号通路可导致淋巴细胞激活,活化的淋巴细胞产生大量炎症因子(如 IL-17),并促进血管紧张素 I 释放。这些细胞因子将导致钠在血管中的滞留,导致血管收缩和血管重构,最终导致原发性高血压。

（3）Ca²⁺-CaN-NFATc 信号通路与冠心病:血管钙化是动脉粥样硬化的主要特征,许多因素参与其中,氧化低密度脂蛋白(oxidized low density lipoprotein,oxLDL)升高是最主要的因素,其既可以促进动脉粥样斑块的形成,又可促进血管钙化。在一项研究成骨细胞分化机制的试验中发现 oxLDL 通过诱导成熟成骨细胞 NFATc1 和 NFATc2 mRNA 表达,激活 NFATc 信号通路,增强 β-甘油磷酸酯激活 Smad 1、Smad 5、Smad 8 信号分子,使 Runt 相关转录因子 2、成骨细胞特异性转录因子过表达,驱动血管钙化的形成,而抑制 NDAT 活性可完全阻断 oxLDL 诱导的成骨转化。

（4）Ca²⁺-CaN-NFATc 信号通路与心肌肥大:CaN-NFAT 信号通路可与其他信号转导效应因子协同作用,介导多种形式病理性心肌肥大。NFAT 去磷酸化可激活 MAPK 通路,使 p38 MAPK 蛋白、JNK 和 ERK 活化,磷酸化一系列细胞内靶标,导致心脏肥大基因表达。此外有研究显示,Ras 蛋白直接激活 Raf 蛋白激酶,激活 MAPK1-ERK1/2 信号,增强 NFAT 转录活性。

（七）CaN 的下游通路

（1）丝裂原活化蛋白激酶通路:Ca²⁺ 浓度升高活化 CaN,使 NFAT 去磷酸化,激活多条细胞内信号转导通路,包括 MAPK 通路。MAPK 是胞外信号转导至胞内的重要通路,包括 p38

MAPK 通路、ERK 通路等。CaN 使 NFAT 去磷酸化,使 p38、MAPK 磷酸化程度增加,从而使凋亡信号向下游传递,参与细胞死亡过程。MAPK 和 CaN－NFAT 是调节心肌肥厚信号网络的中枢调节因子,但具体机制有待进一步研究。

（2）调节性钙调磷酸酶相互作用蛋白通路:调节性钙调磷酸酶相互作用蛋白(modulatory calcineurin interacting protein,MCIP)可以与 CaN 的 CaNA 亚基的 CaM 结合域结合,抑制 CaN 的活性。CaN 使 NFAT 去磷酸化而激活,在核内达到一定浓度阈值时,NFAT 可以通过与 MCIP1 基因启动子上面的 NFAT 结合位点结合诱导 MCIP1 的表达,进而限制 CaN 的活性,形成负反馈过程,降低肥大基因的表达,而当 NFAT 在浓度阈值以下时,MCIP 对 CaN 的负反馈作用极弱,反而激活蛋白激酶,增加 CaN/MCIP 复合物的解离率,导致 CaN 的活性增加,促进肥大过程。

（八）CaN 与心血管疾病

大量研究证实,CaN 参与调节外界刺激诱导的心肌细胞肥大基因活化。在幼年系统性肉毒碱缺乏而内脏皮脂腺病变小鼠模型观察到,CaN 参与内脏皮脂腺病变小鼠心脏肥大的发生,CaN 抑制剂可抑制心脏肥大进展,表明 CaN 在因能量代谢异常而致心脏肥大机制中起着重要作用。同时,CaN 在压力超负荷性心肌肥大中发挥着关键作用,是超负荷性心肌肥大的重要上游调节机制。在盐皮质激素诱导的肥大心肌细胞中也观察到 CaN 活性及其 mRNA 表达均增高。

体外培养心肌细胞及转基因鼠活体研究表明,$Ca^{2+}－CaM－CaN$ 依赖的信号通路在不同刺激因素介导的心肌肥大中起到中心枢纽作用,是它们的共同信号机制。

（九）CaN 与临床治疗

（1）敲除锚定位点:$CaNA\beta$ 的锚定需要 CDC－42 相互作用蛋白 4(CDC42 interacting protein 4,CIP4)的参与,研究人员发现在压力超负手术后,心肌特异性 CIP4 敲除小鼠模型的心肌重构、心功能指标均有好转,提示 CaN 的作用部分依赖于蛋白-蛋白相互作用,这也可能成为临床治疗中的一个潜在的靶点。

（2）药物治疗

1）醋柳黄酮:可以在腹主动脉缩窄的小鼠中起到治疗作用,具有显著降血压功效,能有效防止心肌肥厚的发生与发展。其抑制心肌肥厚机制可能与 CaN 信号通路相关。醋柳黄酮的心脏保护作用与卡托普利相当,两者联合具有协同作用。

2）川芎嗪:作用于离体培养的原代心肌细胞,通过血管紧张素 II 制作心肌细胞肥大模型后,能明显抑制心肌细胞肥大,作用机制与其明显抑制肥大心肌内 Ca^{2+} 浓度、CaN 蛋白表达有关,即与川芎嗪能干扰 Ca^{2+}/CaN 依赖的信号转导通路有关。

3）环孢素 A、他克莫司:临床常用钙信号特异性阻断药免疫抑制剂环孢素 A(cyclosporin A,CsA)和他克莫司(FK506),可形成 CsA－亲环蛋白或 FK506－FK506 结合蛋白 12 复合物,破坏 CaN 活性,阻断心肌肥厚的进展。尽管临床效果显著,但因选择性差同时影响 CaN 其他下游信号通路转导,对机体产生不可避免的副作用和毒性。

4）VIVIT:CaN 下游信号 NFAT 免疫抑制剂 VIVIT,是一种细胞渗透性肽抑制剂,可通过阻止 CaN 和 NFAT 相互作用选择性抑制 NFAT 去磷酸化激活且不会影响 CaN 其他下游信号通路的转导,从而阻断 NFAT 信号通路激活导致的原发性高血压、冠心病、心肌肥大等多种疾病的病理过程。

四、细胞质 Ca²⁺ 水平上调与钙结合蛋白

(一)细胞质 Ca²⁺ 稳态

在生理条件下,细胞质内 Ca²⁺ 浓度非常低,约为 100 nmol/L,可降低信号转导中调节信使浓度的能量消耗,而细胞外液中 Ca²⁺ 浓度高达 1 mmol/L,肌质网/内质网 Ca²⁺ 浓度为 0.1 ~ 1 mmol/L,这样的浓度梯度是 Ca²⁺ 发挥细胞信使作用的必要条件。细胞内存在一套缓冲系统,以维持正常细胞 Ca²⁺ 稳态,由 Ca²⁺ 结合蛋白和 Ca²⁺ 跨膜转运组成。Ca²⁺ 结合蛋白分为 Ca²⁺ 转运/缓冲蛋白和 Ca²⁺ 信号蛋白,Ca²⁺ 转运/缓冲蛋白通过与 Ca²⁺ 可逆性结合维持胞内游离 Ca²⁺ 浓度稳定。Ca²⁺ 跨膜转运是调节 Ca²⁺ 浓度的最终途径,通过离子通道、ATP 酶、离子交换体、线粒体膜单向转运蛋白等不同形式实现细胞质 Ca²⁺ 浓度的调节。当细胞受到刺激时,细胞质内 Ca²⁺ 浓度的升高主要来自外钙内流和内质网/肌质网内的钙库释放。

(二)外钙内流

胞外 Ca²⁺ 进入途径主要有电压门控 Ca²⁺ 通道、配体门控 Ca²⁺ 通道、钙库操纵 Ca²⁺ 通道、瞬时受体电位通道。此外,NCX 反向转运模式也可导致大量 Ca²⁺ 内流,触发钙超载。

1. 电压门控 Ca²⁺ 通道

电压门控 Ca²⁺ 通道(voltage-gated calcium channel,VGCC)主要分布于可兴奋细胞,如神经细胞、肌细胞和内分泌细胞。心肌细胞主要表达 L 型 Ca²⁺ 通道(Cav1.1 ~ Cav1.4)。其中 Cav1.2 通道是最重要的 Ca²⁺ 通道,其开放时间短、Ca²⁺ 内流量少,主要功能为通过钙致钙释放的过程激活内质网/肌质网 RyR,使内质网内 Ca²⁺ 释放,完成信号传递。

2. 配体门控 Ca²⁺ 通道

配体门控 Ca²⁺ 通道(ligand-gated cacium channel,LGCC)根据配体种类可分为 N-甲基-D-天冬氨酸受体、烟碱型乙酰胆碱受体、P2X 受体等。LGCC 主要分布于神经细胞,当 LGCC 与相应配体结合后,开放使 Ca²⁺ 内流,可提高突触末端 Ca²⁺ 浓度,促进神经递质释放,在突触可塑性中发挥重要作用。在最近的研究中发现,阿尔茨海默病患者海马星型胶质细胞中 LGCC 表达上调,提示 LGCC 与神经或精神类疾病也有密切的关联性。

3. 钙库操纵 Ca²⁺ 通道

钙库操纵 Ca²⁺ 通道(store operated Ca²⁺ channel,SOCC),由基质互相作用分子(stromal interaction molecule,STIM1)和钙释放激活调节分子 1(calcium release-activated calcium channel modulator 1,Orai1)组成,STIM1 发挥内质网 Ca²⁺ 感受器作用,当 IP₃R 和 RyR 激活,内质网 Ca²⁺ 外流导致内质网钙库耗竭时,STIM1 与 Orai1 结合,激活 SOCC,使细胞膜外的 Ca²⁺ 进入到细胞内,以补充钙库维持稳态,并发挥广泛的信号作用。

4. 瞬时受体电位通道

瞬时受体电位（transient receptor potential，TRP）通道属于非选择性阳离子通道，分布广泛在除核膜和线粒体膜外的所有细胞膜上，有 7 个亚家族即 TRPC、TRPM、TRPV、TRPA、TRPML、TRPP 和 TRPN。TRP 通道感受细胞环境中的各种变化而发生活化，可转导 Ca^{2+}、Na^+、Mg^{2+} 等。不同 TRP 通道亚家族对 Ca^{2+} 的通透性不同，TRPV5、TRPV6 亚型对 Ca^{2+} 通透性最高。TRP 通道活化后还可促进细胞膜去极化，激活 VGCC，导致胞内 Ca^{2+} 浓度进一步变化。有研究者发现若对体外心肌细胞施加牵引力，扩张型心肌病细胞的细胞质 Ca^{2+} 浓度比正常心肌细胞显著上升，这种效应在 TRPV4 被抑制后显著减轻。

5. 钠钙交换体

钠钙交换体（Na^+/Ca^{2+} exchanger，NCX）属于钙/阳离子转运体超家族，其转运模式完全可逆，随膜电势和离子浓度梯度变化有正向转运和反向转运两种模式。NCX 正向转运模式为交换 3 个 Na^+ 进细胞及 1 个 Ca^{2+} 出细胞，是胞内 Ca^{2+} 外排的重要途径，而当缺血/再灌注发生后，胞内 Na^+ 浓度升高，激活 NCX 反向转运模式，即交换 3 个 Na^+ 出细胞及 1 个 Ca^{2+} 进胞，导致大量 Ca^{2+} 内流，触发钙超载，导致细胞损伤。

（三）内质网钙转运

内质网膜上存在两种 Ca^{2+} 释放通道，即 IP_3R 和 RyR 通道，可将 Ca^{2+} 从内质网钙库中释放入细胞质，细胞质内 Ca^{2+} 短暂上升，实现 Ca^{2+} 的信号传递作用。

1. 三磷酸肌醇受体（IP_3R）

IP_3R 属于内质网/肌质网的钙释放通道家族，是细胞中最普遍的 Ca^{2+} 通道。IP_3R 受 Ca^{2+} 和 IP_3 双重调控。当质膜 VGCC 开放，导致胞内 Ca^{2+} 浓度升高，通过钙致钙释放（calcium induced calcium release，CICR）的方式激活内质网上 IP_3R，触发 Ca^{2+} 释放，而当 Ca^{2+} 浓度升高至一定程度后，将反过来抑制 IP_3R 活性，有助于防止细胞损伤及钙库过度损耗。这种细胞质 Ca^{2+} 低浓度时提高 IP_3R 活性，高浓度时抑制 IP_3R 活性的现象被称为 Ca^{2+} 对 IP_3R 的双向调节作用。此外，当质膜受到外界刺激时，可释放 IP_3 与 IP_3R 结合并激活，导致 Ca^{2+} 从内质网中释放，释放出的 Ca^{2+} 进而促进 IP_3R 激活，实现正反馈提高通道打开率，使细胞质内 Ca^{2+} 浓度迅速上升。

2. 雷诺丁受体（RyR）

RyR 属于内质网/肌质网的钙释放通道家族，有 RyR1、RyR2、RyR3 三种亚型，其中 RyR1 分布于骨骼肌，RyR2 分布于心肌，RyR3 分布在大脑、平滑肌和慢肌纤维骨骼肌。RyR 活性受许多小分子物质（如 Ca^{2+}、Mg^{2+}、ATP、咖啡因）和蛋白质调控。心肌细胞 RyR 通道的开关控制与 IP_3R 通道十分类似，也由质膜上 VGCC 开放触发 CICR 而激活，产生细胞质 Ca^{2+} 的短暂上升，实现 Ca^{2+} 信号作用。

（四）钙结合蛋白

钙结合蛋白（calcium-binding protein，CBP）是 Ca^{2+} 作为第二信使发挥重要作用的关键蛋白。CBP 结合特定区域的 Ca^{2+}，有助于调节其在细胞质和钙库中的浓度。部分 CBP 还可充当跨膜 Ca²⁺ 转运体或作为 Ca²⁺ 传感器,参与许多细胞功能。由于 CBP 是正常生理过程中不可或缺的一部分,近年来 CBP 在多种疾病中发挥的作用引起了越来越多的关注。CBP 可根据有无 EF-hand 模体被分为两组:EF-hand 蛋白(小白蛋白、钙调素、S100 蛋白、CaN)和非 EF-hand 蛋白(膜联蛋白、钙网蛋白)。

1. 小白蛋白

小白蛋白(parvalbumin,PV)是一种酸性(PI 为 4.1~5.2)、低分子量蛋白,具有 EF-hand 模体,可结合 Ca²⁺ 有效地调控细胞内 Ca²⁺ 交换。小白蛋白分为 α、β 两个亚型,α 小白蛋白在 13~14 位残基为赖氨酸-丙氨酸序列,而 β 小白蛋白为丙氨酸-丙氨酸序列。两种亚型对阳离子的亲和力也有所区别,α 亚型对 Mg²⁺ 亲和力强,而 β 亚型对 Ca²⁺ 的亲和力更强。在肌细胞中,小白蛋白结合 Ca²⁺ 能力高于肌钙蛋白 C,可与肌钙蛋白 C 竞争肌质中 Ca²⁺,缩短肌细胞收缩-舒张周期,还可防止细胞质钙超载。此外,小白蛋白在非兴奋细胞中也广泛表达,如在肾脏的远曲小管细胞小白蛋白作为胞内 Ca²⁺ 载体,通过影响线粒体 Ca²⁺ 缓冲,促进跨细胞的 Ca²⁺ 吸收。

2. Ca²⁺ 感受器

部分 EF-hand 蛋白在胞内作为 Ca²⁺ 感受器,如 CaM、S100、STIM、突触素、CaN,详见本节 Ca²⁺ 感受器相关内容。

3. 膜联蛋白

膜联蛋白是一类 Ca²⁺ 依赖的膜磷脂结合蛋白超家族,广泛分布于各种真核细胞的细胞质、细胞膜和细胞外,可分为 A、B、C、D、E 5 个家族。膜联蛋白 A 为人类和其他脊柱动物共有,包含 12 个成员(膜联蛋白 A1~A11、A13),它们由一个高度保守的 C 端核心结构域和一个承担其特异功能 N 端结构域组成。N 端结构域可与膜结合,且与蛋白质配体相互作用。膜联蛋白与 Ca²⁺ 结合后发生构象变化,使其与带负电荷的膜磷脂结合,形成 Ca²⁺、膜联蛋白、膜磷脂的三元络合物。膜联蛋白参与了大量的生理过程,包括抗凝、抗炎、胞吞和胞吐、膜聚集和融合、信号转导、细胞分裂、细胞增殖、分化、生长调节和凋亡。它们与不同疾病的关联已经得到了广泛的研究。膜联蛋白 A1 是内源性炎症反应的关键调节蛋白、体内重要的抗炎物质,可以其为基础治疗心肌缺血/再灌注损伤,减少中性粒细胞浸润,保护心肌细胞活性和左心室收缩功能。

4. 钙网蛋白

钙网蛋白广泛存在于高等生物除红细胞以外的所有细胞中,包含 N-、P-、C-三个结构域,其中 N 端结构域高度折叠成球状,具有分子伴侣功能,与错误折叠蛋白、糖蛋白发生相互作用,还可与 ATP、Zn²⁺ 和 Ca²⁺ 高亲和力低容量结合;P 端结构域富含脯氨酸,存在与分子伴侣的结合位点;C 端结构域与肌质网的钙贮藏蛋白结构相似,可靶向性引导钙网蛋白定位于内质网,与 Ca²⁺ 呈高容量性结合,参与内质网内 Ca²⁺ 的储存。钙网蛋白主要存在于内质网内,作为 Ca²⁺ 结合的分子伴侣调控细胞 Ca²⁺ 稳态、蛋白质合成与修饰、细胞凋亡和心脏发育。

5. 蛋白激酶 C(PKC)

PKC 是丝氨酸/苏氨酸激酶家族,可通过丝氨酸/苏氨酸残基磷酸化来调节其他蛋白质功能。PKC 含 C2 结构域,可与 Ca^{2+}、磷脂、肌醇多磷酸结合。PKC 可分为三组:典型 PKC、新型 PKC、非典型 PKC。典型 PKC 可被 Ca^{2+}、磷脂、二酰甘油激活;新型 PKC 因缺乏 Ca^{2+} 结合基团,可被磷脂和二酰甘油激活;非典型 PKC 活化需要磷脂,但不依赖 Ca^{2+} 和二酰甘油。研究表明,血管平滑肌中 PKC 激活后,可通过调节离子通道、离子泵改变细胞内 Ca^{2+} 浓度及收缩蛋白的 Ca^{2+} 依赖和 Ca^{2+} 非依赖收缩途径的活化来影响血管平滑肌收缩,进而诱发高血压。

五、依赖 Ca^{2+} 通道的囊泡释放和非 Ca^{2+} 依赖的囊泡释放

细胞内待分泌的生物分子包裹在脂质双层膜组成的囊泡中,移动到细胞膜附近,通过囊泡膜与细胞膜融合而排出细胞外的过程叫作胞吐。细胞胞吐分为组成型和调节型两种。组成型胞吐存在于所有真核细胞,其分泌不受外界刺激的调节,主要作用是更新质膜脂质和蛋白的组成,调节细胞外基质,释放信号分子等。调节型胞吐存在于神经元、内分泌细胞和外分泌细胞及免疫细胞等特化细胞中。

（一）依赖 Ca^{2+} 的囊泡释放

胞吐发生的过程可以分为四步:细胞膜上的突触融合蛋白（syntaxin）分别与 SNAP25 或 Munc18-1 发生 1:1 的结合,形成 syntaxin/SNAP-25/Munc18-1 复合物;囊泡到达细胞膜下发生锚定时,囊泡上的囊泡膜相关蛋白 2（vesicle-associated membrane protein 2,VAMP2）插入 syntaxin/SNAP-25/Munc18-1 复合物中,来自于囊泡膜的囊泡膜相关蛋白 1（vesicle-associated membrane protein 1,VAMP1）与 syntaxin/SNAP-25/ Munc18-1 复合物形成 SNARE 复合体,协助囊泡的锚定;囊泡膜和细胞膜之间形成的松散的 SNARE 复合体,将囊泡与细胞膜进一步拉近,并由 complexin（cpx）蛋白协调参与复合体的组装,这个过程称为启动;当动作电位到达神经末梢时,VGCC 开放,随着 Ca^{2+} 的流入,Munc18-1 脱离,松散的 SNARE 复合体继续折叠,直到跨膜区将能量传递给囊泡膜和细胞膜,发生膜融合,打开融合孔。

突触前膜中 VGCC 和释放位点距离很近时,Ca^{2+} 介导的囊泡分泌快速发生。当通道与释放位点距离较远时,如激素和肽类物质的释放,囊泡分泌也依赖于胞内钙库的动员,但较易受胞内缓冲体系影响,且过程相对缓慢而持久。

根据 Ca^{2+} 信号的空间分布及 Ca^{2+} 浓度的关系,触发分泌的局部 Ca^{2+} 信号可分为三种区域:钙纳区、钙微区、径向梯度。钙纳区位于单个 Ca^{2+} 通道附近,距离 Ca^{2+} 通道开口 20nm 以内,局部 Ca^{2+} 浓度随距离延长而急剧下降;钙微区指多个 Ca^{2+} 通道簇状聚集成大约 $1~\mu m^2$ 的膜面积,位于其中心的 Ca^{2+} 结合蛋白可感受 Ca^{2+} 浓度变化;径向梯度指与目标 Ca^{2+} 结合蛋白距离 $1~\mu m$ 以上的区域。

（二）非 Ca^{2+} 依赖的囊泡释放

非 Ca^{2+} 依赖性电压依赖囊泡分泌（Ca^{2+}-independent but voltage-dependent quantal catecholamine secretion,CIVDS）。研究人员发现大鼠背根神经节细胞中同时存在 Ca^{2+} 依赖性分泌和非 Ca^{2+} 依赖性电压依赖囊泡分泌,由此产生 Ca^{2+}-电压假说:Ca^{2+} 对于细胞分泌来说是充分条件但不是必要条件,膜电压的改变可以使分泌装置从失活状态转变为待激活状态。细胞分泌是由去

极化引起的胞内 Ca^{2+} 升高与待激活状态的分泌装置共同作用的结果。电压门控 N 型 Ca^{2+} 通道（Cav2.2）是触发 CIVDS 的电压传感器，SNARE 复合体（由囊泡膜蛋白和突触前膜上的 SNAP-25 和突触融合蛋白 1 组成）参与囊泡融合机制，Cav2.2 的 synprint 位点在上述两者间起连接作用。Cav2.2 通过 synprint 位点与 SNARE 复合体结合，当动作电位到达时，Cav2.2 感受电压变化，并驱动 Cav2.2-SNARE 复合体构象变化，触发 CIVDS-囊泡融合，ATP 释放，即使阻断 Ca^{2+} 内流，该过程依然存在。

六、Ca²⁺感受器

（一）Ca²⁺感受器概述

Ca^{2+} 信号转导是细胞中最广泛存在的信号转导机制之一。在生物体内，钙以三种形式存在：游离 Ca^{2+}、与有机化合物结合的络合钙、与无机小分子结合的不解离钙。发挥生理作用的主要是游离 Ca^{2+}。当靶酶含有 Ca^{2+} 结合位点时，Ca^{2+} 可直接传递信号。然而在大多数情况下，Ca^{2+} 必须先与相应的感受器结合，并使其发生构象变化，然后将信号进一步传递。

1973 年，克里琴格（Kretsinger）和诺科尔斯（Nockolds）在用 X 衍射分析小白蛋白时发现了一种螺旋-环-螺旋的结构区域。该结构与 Ca^{2+} 高度亲和，Kretsinger 将这种特殊的结构称为 EF-hand 模体，而拥有 EF-hand 模体的蛋白称为 EF-hand 蛋白。EF-hand 蛋白在 CBP 中非常普遍，按照功能可被分为两类：仅参与 Ca^{2+} 转运/缓冲的 Ca^{2+} 转运/缓冲蛋白和具有调控、信号转导功能的 Ca^{2+} 信号蛋白。Ca^{2+} 信号蛋白是 EF-hand 蛋白家族中最大的一类，其中 CaM、肌钙蛋白 C、S100、STIM、突触素均在相关的信号通路中发挥 Ca^{2+} 感受器作用。

（二）钙调蛋白（CaM）

CaM 是分布最广、功能最重要的 Ca^{2+} 结合蛋白，外形似哑铃，有 2 个相似的球形末端，包括 N-末端和 C-末端，中间是一个长而富有弹性的螺旋结构。每个末端的圆形结构由 2 个螺旋-环-螺旋区域组成，被定义为 EF-hand 结构。EF-hand 结构是 Ca^{2+} 的结合区，1 个 CaM 可以结合 4 个 Ca^{2+}。目前发现 CaM 的 4 个 Ca^{2+} 结合位点与 Ca^{2+}/CaM 复合物相互之间有正向的协同作用。很多这一家族的蛋白有 2、4、6 个 EF-hand 结构，配对的 EF-hand 结构之间也显示出正向协同效应。

CaM 本身无酶活性，与 Ca^{2+} 结合后调节细胞内靶蛋白活性，发挥信号转导的作用，介导调控由 Ca^{2+} 引起的一系列生理生化反应。在非刺激细胞中 CaM 与 Ca^{2+} 结合的亲和力很低。然而，如果刺激因素使细胞中 Ca^{2+} 浓度升高时，Ca^{2+} 和 CaM 就会结合形成 Ca^{2+}/CaM 复合物，引起 CaM 构型的变化，增强 CaM 与许多效应物结合的亲和力使其能够连接到靶蛋白引起特定反应，激活其下游的多个信号转导途径，如 CaMKⅡ、环磷腺苷和 ERK 等。

（三）突触素

胞吐作用是由胞内 Ca^{2+} 升高触发的，突触素（synaptophysin，Syp）蛋白家族成员充当 Ca^{2+} 感受器，触发囊泡与质膜融合。突触素家族有共同的分子结构，包括 1 个 N-末端跨膜结构域（将蛋白质锚定到脂质双层）、1 个连接区，以及串联的 Ca^{2+} 结合域（C2a 和 C2b）。

突触素的 Ca^{2+} 感受器能力来源于 C2a 和 C2b 结构域，Ca^{2+} 与 C2 结构域的结合促使其插入脂质双层。每个 C2 结构域由一个 8 链 β-三明治结构组成，其末端有 3 个 Ca^{2+} 结合环，包含 5 个与 Ca^{2+} 配位的天冬氨酸残基。Ca^{2+} 中和天冬氨酸残基的负电荷，并促进 Ca^{2+} 结合环渗透到阴离子脂质双层中。突触素、Ca^{2+} 和脂质双层中阴离子磷脂[磷脂酰丝氨酸和磷脂酰肌醇-(4,5)-二磷酸盐]的相互作用在刺激-分泌耦联中起关键作用。

此外，研究人员在一项研究中比较野生型小鼠、Syp-7 基因敲除小鼠（Syp-7 KO）和 Ca^{2+} 与 Syp-7 C2b 结合受损的突变体小鼠（Syp-7 KI）的胞吐作用发现，Syp-7 KO 的胞吐减少，而 Syp-7 KI 胞吐正常，但囊泡-质膜融合孔容易闭合。因此，C2a 活性被认为是融合孔打开的必要条件，而 C2b 是稳定融合孔和促进其扩张的关键。

在已知的突触素亚型中，Syp-7 的 Ca^{2+} 敏感性最高，并且在穿透脂质双层后 C2 结构域解离缓慢，这两种特性在胞吐作用的控制中发挥作用。Syp-7 是溶酶体胞吐、成骨细胞分泌骨基质蛋白、胰腺 β 细胞分泌胰岛素、胰腺 α 细胞分泌胰高血糖素、心脏交感神经末梢释放去甲肾上腺素的主要 Ca^{2+} 传感器，但在大多数情况下，Syp-7 与其他突触素亚型协同感受 Ca^{2+} 变化并调节胞吐作用。

（四）基质互相作用分子（STIM）

STIM 是一种由 600~700 个氨基酸残基组成的、广泛分布于人体细胞中的单次跨膜蛋白。人源 STIM 家族蛋白主要包括 STIM1 和 STIM2 两种亚型，STIM1 在大部分组织中的表达和功能均较 STIM2 强，在人体生理功能中起主要作用。

STIM1 由 1 个位于内质网或肌质网内的 N 端、1 个单跨膜片段和 1 个游离于细胞质中的 C 端所构成。N 端又可分为 EF-hand 结构域和无菌 α 基序结构域，EF-hand 结构域为 Ca^{2+} 的结合位点；C 端可分为 2 个卷曲螺旋结构域（埃兹蛋白/根蛋白/膜突蛋白区、丝氨酸/脯氨酸富集区）和 Ploy-K 结构域尾巴，主要用于维持静息状态时 STIM1 的结构。

STIM1 对 Ca^{2+} 亲和力较 CaM 低 3 个数量级，仅能在 Ca^{2+} 浓度非常高的内质网管腔中发挥感受器作用。内质网内 Ca^{2+} 减少时，STIM1 的构象变化导致其寡聚化，并重新分布于质膜和内质网连接处，进而与质膜 Orai1 蛋白作用并形成 Ca^{2+} 通道，引起胞外 Ca^{2+} 内流。

（五）S100 蛋白

S100 蛋白家族包含至少 25 个成员，分子质量很小仅 9~14 kDa。S100 蛋白家族成员的结构和功能各不相同，但都包含一个 EF-hand 结构域可结合 Ca^{2+}，其中 N 端与 Ca^{2+} 亲和力低，C 端与 Ca^{2+} 亲和力高。

目前发现的 S100 蛋白家族中除 S100G 以外都是 Ca^{2+} 感受器蛋白，部分 S100 蛋白与 Ca^{2+} 结合后，构象发生改变，通过与靶蛋白相互作用从而改变其活性来参与 Ca^{2+} 信号转导。

S100A8 和 S100A9 是 S100 家族的重要成员，主要由免疫细胞分泌，如中性粒细胞、单核细胞和巨噬细胞。S100A8/A9 是由 S100A8 和 S100A9 构成的异源二聚体，是 S100 钙结合蛋白家族的警报蛋白，主要参与炎症过程。S100A9 与 Ca^{2+} 结合后，构象变化激活丝裂原活化蛋白激酶信号通路，逆转微管形成并导致细胞骨架重排，从而引起白细胞迁移。临床研究发现，粥样斑块的颈动脉中膜及外膜有大量巨噬细胞源 S100A8/A9 表达。此外，冠状动脉疾病患者血清 S100A8/A9 水平升高促使动脉粥样硬化病变加重并介导不稳定斑块的破裂。若 S100A8/A9 水平越高,斑块越不稳定。

（六）钙调神经磷酸酶（CaN）

CaN 是一种钙调素依赖的丝氨酸/苏氨酸磷酸酶,在低等和高等真核生物中广泛表达,从转导局部或整体钙信号到控制细胞即时反应和改变基因转录中起着关键作用。CaN 是一种异源二聚体蛋白,由一个催化 A 亚基（CaNA）和一个调节 B 亚基（CaNB）组成。CaNA 与蛋白磷酸酶 1 和 2 高度同源;CaNB 含有四个 EF-Hand 模体可结合 Ca^{2+},即使在没有 Ca^{2+} 参与的情况下也能调节 A 亚基磷酸酶活性。CaN - NFAT 信号的异常可导致多种病理改变,如心肌肥大、自身免疫性疾病、骨质疏松症和神经退行性疾病。

（七）钙敏感受体

钙敏感受体（calcium-sensing receptor,CaSR）是 G 蛋白耦联受体 C 家族的成员,由 1078 个氨基酸残基的多肽链组成,分为胞外 N 端亲水性结构域、疏水性 7 螺旋跨膜结构域及胞内 C 端尾部结构域三部分。细胞外结构域可结合 Ca^{2+} 和其他配体,胞内结构域和 C 端尾部存在 PKC 和 PKA 的磷酸化位点,可与相应的蛋白激酶结合发生磷酸化,激活下游信号通路传递 CaSR 的相关信息。

CaSR 与 Ca^{2+} 或其他配体结合后,耦联 G 蛋白激活下游信号级联反应。CaSR 通过 Gq/11 蛋白激活磷脂酶 C,将磷脂酰肌醇二磷酸水解为二酰甘油和 IP_3,IP_3 与内质网表面的 IP_3 特异性受体结合,促使细胞内储存的 Ca^{2+} 释放,并通过质膜上的 SOCC 激活胞外 Ca^{2+} 内流,使胞内 Ca^{2+} 浓度升高。第二信使二酰甘油与 Ca^{2+} 共同作用激活 PKC 调节结构域,使 PKC 变构激活,进而激活 MAPK 信号转导。细胞质内 Ca^{2+} 浓度升高后还可与细胞质内 CaM 结合形成 Ca^{2+}/CaM 复合物,激活 CaM 依赖性蛋白激酶,激活各种效应蛋白参与生理过程。

CaSR 与心血管疾病密切相关。CaSR 激动剂可通过 G 蛋白-磷脂酶 C - IP_3 信号转导途径,引起肌质网内 Ca^{2+} 释放,介导细胞内 Ca^{2+} 浓度升高,参与心肌兴奋-收缩耦联的调控。研究者通过注射维生素 D_3 和高脂饮食建立了大鼠动脉粥样硬化模型,腹腔注射异丙肾上腺素诱导急性心肌梗死发生,发现大鼠心肌 CaSR 表达增多,通过介导内皮细胞凋亡、增强单核细胞趋化性、活化 MEK1 - ERK1/2 信号转导通路诱导血管平滑肌细胞增殖和迁移,参与动脉粥样硬化的发生、发展过程。此外,CaSR 还参与了心肌缺血/再灌注损伤的发生,并通过激活丝裂原活化蛋白激酶细胞色素 C -胱天蛋白酶 3 通路及 Fas 受体死亡通路,诱导心肌细胞凋亡。

七、瞬时受体电位通道

（一）概述

瞬时受体电位通道（TRP）蛋白是 1 个 4 聚体结构,由 S1～S6 的 6 次跨膜结构域组成,其 C 端和 N 端均位于细胞膜内。依据 TRP 序列同源性可将哺乳动物中的 TRP 离子通道分为 7 个亚家族即 TRPC、TRPM、TRPV、TRPA、TRPML、TRPP 和 TRPN。TRP 家族至少有 28 个成员,参与多种细胞功能,包括感知觉和信号转导。

TRP 通道具有调控细胞内 Ca^{2+} 浓度和分布的生理作用,直接影响多种细胞功能,参与调节细胞收缩、舒张、增殖、分化和细胞凋亡等过程,在多种心血管疾病的病理生理学中发挥重要作用。当 TRP 感受细胞环境变化而被激活时可直接作为 Ca^{2+} 进入的途径,也可引起细胞去极化,进而触发电压门控离子通道的激活引起 Ca^{2+} 浓度变化。除 Ca^{2+} 信号转导,TRP 通道还参与许多与动脉粥样硬化有关的机制,如促进脂质积聚、黏附分子释放、巨噬细胞浸润、免疫应答、细胞增殖等。

（二）瞬时受体电位通道 A1 与心血管疾病

越来越多证据表明,TRPA1 也在某些非神经细胞如内皮细胞中表达,有助于调节心血管系统功能。应激代谢产物如活性氧和脂质过氧化的特异性代谢产物是 TRPA1 内源性激动剂。TRPA1 可通过促进 Ca^{2+} 内流,使细胞内 Ca^{2+} 浓度升高,激活 Ca^{2+} 下游 CaMK II 信号,调控肥厚相关基因的转录,促进心肌肥厚。针对 TRPA1 的干预可能通过影响 Ca^{2+} 内流及其相关信号通路,从而逆转心肌肥厚的进展。

（三）瞬时受体电位通道 V1 与心血管疾病

TRPV1 位于心肌细胞线粒体,通过与 CaN 的相互作用调节线粒体膜电位。活化的 TRPV1 通道参与了缺血后处理的心肌保护,运用 TRPV1 受体抑制剂可显著减弱心肌保护作用。TRPV1 基因缺失可以导致过度炎症,左心室重构、心肌梗死后心功能恶化,提示 TRPV1 可能通过抑制炎症反应和异常组织重构来防止心脏损伤和梗死面积扩大。

八、钙库操纵 Ca^{2+} 通道

（一）概述

钙库操纵 Ca^{2+} 通道（SOCC）位于细胞膜上,由 STIM1 和 Orai1 两部分组成。STIM1 的 Ca^{2+} 亲和力较低,在 Ca^{2+} 充足的静息细胞中定位于内质网,发挥内质网 Ca^{2+} 感受器作用。当钙库耗竭时 STIM1 重新分布于内质网和细胞膜之间的结合点;而 Orai1 弥漫分布于质膜,是形成 SOCC 通道的关键成分。SOCC 对于细胞的生存具有十分重大的意义,细胞质内的大部分 Ca^{2+} 内流都通过 SOCC 进入细胞,其功能受到内质网 Ca^{2+} 浓度的调控。

（二）钙库操纵 Ca^{2+} 通道的生理作用及机制

当内质网内的 Ca^{2+} 因为各种原因释放后,使内质网钙库耗竭,可以激活 SOCC,使细胞膜外的 Ca^{2+} 进入到细胞内,以补充钙库维持稳态,并发挥广泛的信号作用推动多种基本生物过程,如分泌、转录、酶活性调节等。这种作用也可被 cAMP 激活。

SOCC 为非电压依赖性通道,可以在膜负电位下介导 Ca^{2+} 进入细胞质,与去极化敏感性通道如 VGCC 或 NMDA-受体通道,发挥互补作用。

钙库衰竭的几秒至几分钟内,内质网上的 Ca^{2+} 感受器 STIM1 寡聚体化并向内质网和细胞膜之间的结合点移动,Orai1 通道蛋白同样向此区域移动,STIM1 与 Orai1 在空间位置上靠近,并且将 Orai1 激活,在质膜上形成钙库耗竭操纵的 Ca^{2+} 通道,引起胞外 Ca^{2+} 内流。此外,有相关研究表明钙库衰竭仅对 STIM1 寡聚化起关键作用,而后续 STIM1 与 Orai1 的运动及

相互作用是自发的,不受钙库衰竭直接调控。当内质网 Ca^{2+} - ATP 酶摄取 Ca^{2+},钙池重新充盈时,STIM1 寡聚体又变成单体,STIM1 与 Orai1 的相互作用中断,钙通道关闭,以维持细胞内部 Ca^{2+} 的动态平衡。介导通道关闭过程的 Ca^{2+} 传感器尚不清楚,可能与钙进入相关调节因子、钙释放激活的钙通道 2A 和 CaM 与 STIM1 结合相关。

（三）钙库操纵 Ca^{2+} 通道与心血管疾病

SOCC 通过 Ca^{2+} 调控作用影响心血管系统内多种细胞,包括血管平滑肌细胞、内皮细胞、巨噬细胞、血小板和心肌细胞等,引发血管平滑肌细胞凋亡、内皮细胞功能紊乱、血栓形成及血管重构、心肌细胞肥厚等,参与了心血管病发病的多种病理生理过程。

STIM1 和 Orai1 是血小板中激动剂介导的 Ca^{2+} 内流的主要途径,STIM1 或 Orai1 缺陷小鼠表现出 SOCC 受损和血栓形成受损,导致损伤后出血时间轻度增加,也可减少动脉血栓形成和缺血性脑梗塞的发生。

尾加压素 II(urotensin-II,U II)是一种内源性血管活性剂,通过动员胞内及胞外 Ca^{2+} 进入细胞质引起强烈的血管收缩。U II 及尾加压素受体在人类心血管系统中高表达,与动脉粥样硬化、心力衰竭、高血压在内的多种心血管疾病相关。在一项大鼠试验中,研究人员发现 U II 在无 Ca^{2+} 溶液中仅可引起短暂收缩,加入 Ca^{2+} 和硝苯地平后可产生持续收缩。该收缩过程被 SOCC 抑制剂 2 - APB、Gd^{3+} 显著拮抗。在敲除 STIM1 和 Orai1 后,U II 诱导的 Ca^{2+} 内流及血管收缩过程显著抑制,提示 SOCC 在 U II 诱导的血管收缩中起重要作用。高盐培养离体冠状动脉,可导致冠状动脉平滑肌层 G 蛋白耦联受体 ET_A、下游 IP_3R 和 SOCC 蛋白上调,SOCC 介导的 Ca^{2+} 内流增强,使高盐环境下冠状动脉收缩增强。

SOCC 与心室重构密切相关。在肥厚心肌细胞中,STIM1 基因被病理应激激活并高表达,触发大量 SOCC 通路活化及 Ca^{2+} 内流。在人类心力衰竭终末期的心脏中也观察到 SOCC 的激活显著提高,可能与心肌肥厚的进展相关。除此以外,在心肌能量代谢的过程中,STIM1 也有一定的作用,敲除 STIM1 后胞内 AKT 磷酸化异常,可导致心肌细胞中的葡萄糖代谢和脂代谢失调。有研究者在果蝇中特异性抑制心脏 STIM1 和 Orai1,导致心脏收缩力下降和扩张型心肌病发生,而敲除了 Orai1 的小鼠会出现显著的心肌细胞凋亡,并很快进展为扩张型心肌病。

（四）以钙库操纵 Ca^{2+} 通道作为治疗的靶点

1. 特异性抑制剂

钙库操纵 Ca^{2+} 通道相关调节因子(store-operated calcium entry associated regulatory factor,SARAF)是 STIM1 和 Orai1 相互作用的抑制剂。通过 SARAF 的过表达可以减少主动脉弓缩窄模型和 Ang II 模型诱导的心肌细胞肥大。

2. 白藜芦醇

在新生小鼠原代心肌细胞的缺氧复氧模型中,白藜芦醇可以下调 STIM1 的表达,抑制心肌细胞内的钙超载,发挥抗凋亡活性,改善心肌缺血再灌注后的功能。

3. 镧系元素

La^{3+} 和 Gd^{3+} 可高亲和力阻断 SOCC,通过与通道外口的酸性碱基相互作用,干扰胞外离子进入选择性滤膜和通道来发挥阻断作用。但 La^{3+} 和 Gd^{3+} 选择性较差,可同时阻断电压依

赖性 Ca^{2+} 通道、TRP 及质膜钙泵,副作用较大,临床使用受限。

4. 2 - APB

2 - APB 的选择性差,可激活或抑制多种离子通道包括 IP_3R、TRP。2 - APB 对 SOCC 具有剂量依赖的双峰效应,即低剂量($< 5\ \mu mol/L$)对 SOCC 有强烈的促进作用;高剂量($> 20\ \mu mol/L$)对 SOCC 产生瞬时增强后抑制作用,具体机制尚不明晰,可能与 STIM1 和 Orai1 之间增加或丧失功能耦联相关。近来,出现了 2 - APB 两个相关的立体异构体 DPB - 162AE 和 DPB - 163AE。两种化合物对 SOCC 的抑制作用是 2 - APB 的 100 倍以上,DPB - 162AE 可引起对 SOCC 的剂量依赖性双峰效应,而 DPB - 163AE 仅产生抑制作用。

5. ML - 9

ML - 9 是一种肌球蛋白轻链激酶抑制剂,也是目前唯一一种干扰 STIM1 移动的 SOCC 抑制剂。其通过抑制 STIM1 移动,减少 STIM1 在内质网和细胞膜之间结合点的积蓄,从而抑制 SOCC。该过程与 MLCK 抑制无关,具体作用靶点和作用机制尚不清楚。但当 STIM1、Orai1 过表达时,STIM1 在质膜-内质网结合点的稳定性增加,ML - 9 的抑制作用消失。

6. BTP2 与 Synta 66

BTP2 通过激活 TRPM4,使细胞膜去极化抑制,减少了 Ca^{2+} 进入细胞的电-化学驱动力,而抑制 SOCC。因此,BTP2 选择性较差,可抑制多种离子进入细胞,干扰细胞正常生理过程。Synta 66 在结构上与 BTP2 相似,不影响 K^+ 通道或 Ca^{2+} 泵,因而具有一定的选择性。相较于 BTP2,Synta 66 抑制速度较慢且过程不可逆。

7. RO2959

RO2959 是一种新合成的化合物,功能性质类似于 BTP2、Synta 66。该化合物对 Orai1 通道的选择性明显强于 Orai2、Orai3 通道,同时对包括 TRPM2、TRPM4、TRPC1、VGCC(Cav1.2)及多种 K^+ 通道在内的离子通道不产生影响。此外,RO2959 能有效抑制 SOCC 多种效应功能,包括基因表达、细胞因子产生和 T 细胞增殖。

8. AnCoA4

AnCoA4 可与 Orai1 的 COOH 末端结合,抑制 STIM1 - Orai1 耦联,并且向 Orai1 传递抑制信号,减少 Orai1 向质膜-内质网连接处的募集,并且直接抑制了 Orai1 通道的活性,使 AnCoA4 在低浓度下即可抑制 SOCC。

此外,SOCC 还受到单克隆抗体、细胞生长和增殖的内源性调节剂(鞘氨醇、神经酰胺)、CM2489、CM3457、己烯雌酚、姜黄素、西罗莫司的抑制,其中 CM2489 已完成治疗中重度斑块型银屑病的 I 期临床试验,是第一个在人体上测试的 SOCC 通道抑制剂。

第十章

扩张型心肌病的中医药治疗

第一节　扩张型心肌病的治法治则

一、治病求本，标本兼顾

本虚标实为本病致病的病机。"邪之所凑，其气必虚"，本虚为气虚、阳虚、阴虚，随病情的发展甚或进展为阴阳两虚；标实为外邪、瘀血、痰浊、水饮等。以上病理因素相互影响，交互为患，最终导致心功能受损，血脉瘀阻，心体胀大。扩张型心肌病辨证总属本虚标实，但有缓急之分。治疗应遵循急则治标、缓则治本的原则，急性发作期以治标为主，稳定期则为标本兼治，补虚养心以培本，化瘀利水以治标。

（一）从本虚治

1. 补益心气

补益心气为治疗扩张型心肌病的基础治疗方法。扩张型心肌病的病位在心，发病的根本原因在于心气不足。"邪之所凑，其气必虚。"气是构成人体的最基本物质；心主血脉，只有心气充沛，才能统帅血液贯行周身。若心气亏虚，六淫邪毒乘虚而入，传入于脉，内舍于心，心气耗散，运血无力，血行不畅乃致血停成瘀，瘀血形成，致脉道不利，心脉瘀阻。久之则心体胀大。《灵枢·本脏》有云："心小则安，邪弗能伤，易伤以忧，心大则忧，不能伤，易伤于邪。"气为阳之渐，病程日久，气损及阳，易致心阳虚衰。阳虚无以化气，不能蒸化水液，生痰成饮，水溢于脉外而成肢体颜面浮肿、胸腔积液、腹水等症；水湿内停，水饮凌心，临床而见咳逆喘息，甚至咯吐泡沫样痰等症状。

因此，本病的治疗应以益气养心为基本治则。以益气为先导，注重宗气的盛衰及心肺两脏在气机及血液运行之间的相互影响与联系。治疗时以补心气、畅肺气、健脾气为主。益气之药，首推黄芪、人参、党参。林钦甫教授认为补气药应当首选黄芪、人参。黄芪性温，能补气升阳、利水消肿。《医学衷中参西录》云："黄芪：性温，味微甘。能补气，兼能升气，善治胸中大气下陷。"人参大补元气、固脱安神；另常加五味子敛肺气、纳肾气、宁心安神，桔梗载药上行,小剂量柴胡、升麻升举阳气。常用方剂有升陷汤、玉屏风散、生脉散等。翁维良教授在补益心气的同时,非常重视健脾温肾。脾胃位于中焦,为气血生化之源。心阳之温煦可助脾运化,气属阳,气虚日久及心阳,心阳不足,火不温土,必致脾阳虚损,水液停聚生湿成痰,而见咳逆喘促、浮肿等症状。故翁维良教授在治疗扩张型心肌病过程中,非常重视后天脾胃的调养,意在通过补益脾气,恢复气血之生化,同时助心行血。常用方药以四君子汤为主,酌情配伍山药、法半夏、佛手、陈皮、薏苡仁等。

2. 益气养阴

益气养阴多适用于扩张型心肌病早期邪伤心阴或属气阴两虚之证。扩张型心肌病早期多为正虚基础上受到邪气所袭,如心气不足、气虚邪恋或邪伤心阴导致气阴两虚之证,表现为心悸气短、胸闷心痛、虚烦不寐等,治当益气养阴,兼清解余邪,基础方用生脉散加减。"气虚则鼓动无力,阴亏则形体不充。"本病中气阴两虚之证亦不少见,气虚无力推动血脉运行,而心气虚损日久,可导致血液生化不足,同时,心血为心阴之源,故最终常致心阴不足。另外,慢性心功能不全患者长期反复大量使用利尿药物,以及温燥(如人参、附子之类)、淡渗(如泽泻、猪苓等)等耗伤津液的中药,使得心阴愈伤。中医理论素有"阴阳互根"之说,临证补阳的同时,也应该重视养阴。诚如朱丹溪所言"阳常有余,阴常不足",张景岳亦有"善补阳者,必于阴中求阳,则阳得阴助而生化无穷"之论述。清代叶天士亦主张治疗心系疾病宜用甘柔养心阴之法,反对妄用辛散走泄之品。

李七一教授认为扩张型心肌病所致的心力衰竭属本虚标实之证,其中本虚以气阴两虚为主,标实责之于水湿痰瘀互结,独创心衰Ⅰ号方以益气养阴、活血利水,李七一教授擅用滋阴养血之品,如麦冬、生地黄、熟地黄、制何首乌、当归、白芍、山茱萸、枸杞子、阿胶等治疗扩张型心肌病,其滋阴意为阴中求阳,养血旨在气血互生,取得了较好疗效。李七一教授认为扶正当在益气温阳的基础上,重视滋阴补血。"心力衰竭"的病情发展,常会导致气滞、痰饮、水湿、瘀血等病理产物,辅以理气之品,即可行气化痰,行气祛瘀,行气利水;常用青皮、陈皮、厚朴、路路通、大腹皮、香附、木香、沉香等行气之品。李长生教授认为扩张型心肌病慢性心功能不全的病机以心之气阴两虚为本,血瘀水泛为标,总结自身多年临床经验研制出了生脉养心颗粒,治疗气阴两虚型心功能不全,在临床实践中显示出了独特的疗效。张培影教授认为本病病机总在正虚邪实,提出"气阴两虚与瘀毒犯心并存"的创新理论,以往大部分医家治疗本病基本从阳虚着手,多以性温热的药物作为治疗主体,而近年研究结果表明,温热药物大部分存在刺激交感神经的作用,寒凉属性的药物则大部分能兴奋副交感神经。因而温阳通阳中亦应助以养阴酸敛之药,以奏阴阳相生之妙,其常以黄芪保心汤治疗本病,方中加五味子及麦冬以发挥其生津养阴益气的作用,并可使阴阳互养,维持机体阴阳平衡。

3. 温阳利水

温阳利水用于扩张型心肌病阳虚水泛证的治疗,此证多见于扩张型心肌病中后期。气为阳之渐,病程日久,气损及阳,易致心阳虚衰。张锡纯在《医学衷中参西录》提出:"心有病可以累肺作喘。"心阳不振,阳失鼓动,血行缓慢,湿聚成饮,阻于心肺而发咳喘。《金匮要略·痰饮咳嗽病脉证并治》指出:"病痰饮者,当以温药和之。"严用和在《济生方·水肿门》

指出，"阴水为病，脉来沉迟，色多青白，不烦不渴，小便涩少而清，大腑多泄"，并开创温脾暖肾法利水消肿。叶天士总结前人经验，提出"外饮治脾，内饮治肾"大法。因此，根据胸闷喘满、肢体浮肿的临床症状，结合中医辨证论治的理念，治疗主要采取振奋心阳、温脾暖肾之法。心阳振奋，心脉鼓动有力，血脉流畅，血行则水行，水肿自消，咳喘亦缓；肾阳充足，精血化生有源，水液运行有道，脏腑升降出入运动协调，瘀血痰饮渐退。

国医大师颜德馨认为本病主要是上焦阳气不足，心阳不振，久则阳虚不能敛阴，导致痰瘀互结而致心脏增大。郭维琴教授认为本病总的病机为气虚血瘀、阳虚水泛、五脏同病，其中以心之阳气（或兼心阴、心血）亏虚为本，瘀血、水湿、痰饮为标。临床常用温阳药为高良姜、荜茇、干姜、桂枝、肉桂等。高良姜祛寒湿、温脾胃；荜茇大辛大热，味类胡椒，入胃、大肠经，与高良姜为对药；干姜辛热，温阳化饮，回阳通脉；桂枝发汗解肌，温通经脉；肉桂引火归元，补火助阳。常用利水药为茯苓、葶苈子、玉米须、大腹皮、车前草、淡竹叶等。茯苓主胸膈逆气，利小便；葶苈子泻肺平喘，利水消肿，其性沉降下行，归肺、膀胱二经；玉米须利水消肿，祛湿退黄；大腹皮性轻浮，散无形之滞气，为"宽中理气之捷药"；车前草清胃热，利水消肿；淡竹叶清心除烦，兼利小便。诸药合用，利水渗湿使水邪从小便而去，又可制约温药之燥。

（二）从标实治

1. 祛邪

部分扩张型心肌病患者为病毒性心肌炎所致，由病毒感染所致的扩张型心肌病早期阶段，通常由外感肺卫之邪，肺温热之毒，乘之入心而致病。温邪犯心，当用温病治法，或用清热解毒之品折其势治其标，或用育阴养心之药护其心；病久深者，实邪内伤，其病多虚，予益气养阴，温通心肾之阳，化痰饮，降肺气，理气滞，通瘀结。具体为外疏内清，以败其毒：治以辛散，佐以甘寒败毒之品，以银翘散合加减葳蕤汤化裁；理滞化瘀，以通心络，用血府逐瘀汤加减；益气养营，调理阴阳，以生脉散合黄连阿胶汤治疗；化痰蠲饮，以培真元，用瓜蒌薤白半夏汤合温胆汤化裁。

2. 活血

活血化瘀是中医药治疗心系疾病的基础治则。"百病多瘀""怪病多瘀""气行则血行"，心气不足，则鼓动无力，血行不畅则留滞为瘀，血脉瘀阻。临证时多以活血化瘀贯穿始终，同时强调化瘀时不仅仅是活血，当知常达变，根据患者个体情况，合理选用活血药。如年轻女性患者，病情尚未处于危重阶段，多予丹参、赤芍等力弱的活血药；处于疾病终末期，瘀血、水饮较重时，多予红花、川芎、三棱、莪术等力强之活血破血药。

3. 化痰利湿

"血不利则为水"，在气不布津的基础上进一步加重水液停滞，形成痰浊、水饮。"病痰饮者当以温药和之"，温补心阳、补益脾气为治疗本病的治则，并根据随证主次变化而灵活变通。在治疗时可以黄芪与桂枝、制附子、炙甘草相配伍，即以芪附子汤与桂枝甘草汤合方为基础治疗本病。另外可加祛痰化湿药物，如瓜蒌、半夏、薤白、陈皮、苍术、厚朴、菖蒲根、枳实、茯苓等。若痰浊从阳化热，加川黄连、竹茹；从阴化寒，加草蔻仁、干姜。痰浊与血瘀往往同时见，故通阳豁痰与活血化瘀亦经常并用，治疗时应根据两者的偏盛而有所侧重。

二、辨病、辨期、辨证结合

中医学将"扩张型心肌病"归属于"心悸""喘证""水肿""胸痹""虚劳"等范畴。因此，在扩张型心肌病的辨治中首要是根据其主要症状辨病。心悸为主者可辨为心悸，气喘为主者可归为喘证，以浮肿为甚者诊为水肿等。其次要辨期，病期不同，病机就有所差异，治疗的侧重点就不同。本病早期无临床症状或症状表现轻微，以邪毒入侵为主，治疗应以清泄毒邪为主，佐以扶正。疾病中期，虚实夹杂，其中可根据心律失常或心悸为主症分别进行辨证论治。到疾病晚期则正气虚衰加重，阴阳不能互相维系致阴竭阳脱，此为重症、危症。再次是辨证，临床上不同的疾病会出现相同的证名，处方用药却各有选择。病名是具体疾病的病理性概括与抽象，是对具体病变的本质认识。病的本质决定了证的表现和变动，徐灵胎云："证者，病之所见也。"但异病同治，同病异治，是以证为核心，是中医诊治原则和优势、特色。虽然扩张型心肌病的病机是本虚标实，然虚有气、血、阴、阳的亏虚，实有血瘀、痰阻、寒凝和气滞及相互胶结所致的因素。诱发因素也在发病致病中起着重要的作用。因此，根据气血阴阳亏虚的主次，痰、瘀、气滞、寒凝的偏重而辨为不同证，这有利于疾病的治疗和预后。故在扩张型心肌病的诊治过程中应将辨病、辨期、辨证有机地结合。

三、见微知著，既病防变

扩张型心肌病的发病是一个慢性、隐匿的过程。随着病程不断延长，患者心功能不断恶化，直至发生心力衰竭，且合并症和变证也随之增多。故扩张型心肌病应当早期诊断、早期干预。

中医药重视治未病和体质调摄在心系疾病中防治作用。可通过调和气血、安五脏、通六腑等法进行防治，并注重调理后天脾胃，以提高机体的抗病能力，所谓"正气内存，邪不可干"。另外，在中医理论的指导下，根据辨证的结果指导患者合理饮食。未病先防、体质调摄与一级预防某些内容相仿，既病防变具备了二、三级预防的作用。中医药工作者应该将治未病的原则与三级预防理念有机地结合。

在本病的发展过程中，患者常因上呼吸道感染等反复发生心力衰竭，最终导致患者死亡，故可加减四君子汤或玉屏风散治之，以益气固表、扶正御邪，并嘱患者适寒温、慎起居、调情志，适当锻炼以增强体质。

四、衷中参西，以中为重

扩张型心肌病的诊疗应重视中医理论的指导，结合现代医疗的科技手段，扩大诊断视野。在治疗扩张型心肌病中，各大医家多用黄芪补气，丹参活血。黄芪味甘，性平、无毒，入脾、肺二经，具有补气升阳、固表止汗、利水消肿等多种功效。"一味丹参，功同四物"，丹参味苦，性微寒，归心、肝二经，具有活血祛瘀、通经止痛、清心除烦、凉血消痈的功效。现代中药药理研究显示，黄芪具有较强的正性肌力作用，可改善血液流变学，降低血黏度，减轻心脏负荷，改善心室重构及提高射血功能，增加心输出量，且可显著降低血浆 BNP 水平。丹参具有抑制血小板聚集、抗心肌缺血、抗动脉粥样硬化、降血压、改善心肌代谢等功效。中药及中药处方具有调节免疫、抗病毒、改善心肌代谢的功效,故在中医理论的指导下,中医药能在扩张型心肌病的治疗中发挥了自身的优势和特色。

第二节　扩张型心肌病的辨证论治

扩张型心肌病以正气亏虚为本,邪毒、瘀血、水湿为标,在疾病的不同阶段证候不同,故宜分期论治。早期多无临床症状或症状表现轻微,以邪毒入侵为主,治疗应以清泄毒邪为主,佐以扶正。中期以正虚邪恋为主,病性多为虚实夹杂,治宜虚实兼顾,其中可根据心律失常或心力衰竭为主症分别进行辨证论治。晚期则正气虚衰加重,阴阳不能互相维系而致阴竭阳脱。

一、早期(无症状期或症状表现轻微)

（一）邪伤心阴

主症:心悸,胸闷,低热,口干,心烦,多梦,失眠,舌尖红,脉细数或迟缓或结、代、促。

治则:疏风清热,益气养阴。

选方:银翘散合生脉散加减(出自《温病条辨》《医学启源》)。

方药:金银花、连翘、黄芪、太子参、丹参、麦冬、生地黄、五味子、板蓝根、薄荷、牛蒡子、桔梗、炙甘草等。风热初起治疗宜透表清热解毒,方选银翘散加味,热伤气阴,损及心肺,出现轻微心悸、气短、乏力者,合用生脉散。方中金银花、连翘疏散风热,清热解毒,辟秽化浊,有"透热转气,从表达邪"之用,黄芪益气固表,在宣透伏邪的同时,要顾护正气,故同时君以黄芪以复正气,臣以太子参清补肺气、养阴润生津,以"补其不足",效"透热与养阴"并举之法,达"正气存内、邪不可干"之果。丹参入心肝血分,善于通行,以为臣药,具有活血化瘀、通经止痛之功,合黄芪、太子参能补气行血,可缓解胸痹、心悸等症状。佐以麦冬、生地黄清热养阴生津;五味子生津敛肺止咳,收敛耗散之心气;板蓝根加强清热解毒之效;薄荷、牛蒡子味辛而性凉,功善疏散上焦风热,兼可清利头目、解毒利咽;桔梗则可"载药上行",宣肃肺气而止咳清利咽喉。炙甘草养心、益气和中,兼调和辛散酸收之性,是为佐使。全方标本兼顾,通养并施,诸药合用可共奏疏风清热解毒、益气滋阴宁心之功。如心前区刺痛者,加桃仁、川芎、郁金活血化瘀止痛;胸闷不适者,加薤白、瓜蒌宽胸理气;心悸怔忡者,加炒酸枣仁、柏子仁养心安神;腹痛腹泻者,加黄连、木香清热化湿,行气止痛;热甚者,加石膏、知母清热。

（二）正虚邪恋

主症:心悸,低热,咳嗽咯痰,气短乏力,身倦自汗,舌质淡胖,或有齿痕,苔薄白,脉浮或濡、滑。

治则:疏风清热,补益心肺。

选方:银翘散合养心汤加减(出自《温病条辨》《医方集解》)。

方药：金银花、连翘、黄芪、太子参、白术、丹参、赤芍、茯苓、板蓝根、薄荷、牛蒡子、桔梗、炙甘草等。"邪之所凑,其气必虚",正虚乃邪恋的主要原因,故选用"透热转气,从表达邪"之银翘散合补益心肺之养心汤加减。方中金银花、连翘疏散风热;板蓝根清热解毒利咽;薄荷、牛蒡子疏散上焦风热,兼可清利头目;桔梗"载药上行",宣肃肺气而止咳清利咽喉;黄芪、太子参、白术、茯苓、炙甘草补益心肺,固护正气;丹参、赤芍凉血活血清热。如咳嗽明显,加杏仁苦降宣肺以加强止咳之功;如胸膈满闷,加藿香、郁金芳香化湿,辟秽祛浊;如气虚明显,可少佐肉桂,补少火而生气,也可加用麦冬、玉竹、黄精等益气养阴之品。

（三）气阴两虚

主症：心悸,气短乏力,胸闷或胸痛,自汗或盗汗,舌质红,脉细数无力或结代。

治则：益气养阴,养心安神。

选方：生脉散合炙甘草汤加减（出自《医学启源》《伤寒论》）。

方药：太子参、麦冬、五味子、炙甘草、生地黄、桂枝、当归、淮小麦、大枣等。方中太子参、五味子、炙甘草补益心气,资脉之本源,配以生地黄、麦冬、当归滋补阴血;桂枝、生姜通心阳;甘麦大枣汤养心安神。诸药同用,使阴血得充,阴阳调和,心脉通畅。偏气虚者,加生黄芪、白术益气健脾,资后天之本以益心肺之气;偏阴虚者,加黄精、女贞子、墨旱莲滋补肝肾之阴;余邪未尽者,加川金银花、连翘以"透热转气,从表达邪";心烦懊恼者,加牡丹皮、生地黄,养阴清热;发绀者,加当归、丹参;痰湿重者,加白术、茯苓、猪苓燥湿利水;瘀血重者,加水蛭、地龙、僵蚕活血化瘀、通络止痛;胸闷者,加瓜蒌皮、薤白宽胸理气。

（四）心肺气虚

主症：胸闷心悸,身倦气短,乏力自汗,咳嗽咯痰,或尿少,舌质淡胖,或有齿痕,苔薄白或滑,脉浮或濡、滑。

治则：补养心肺,健脾益气。

选方：保元汤加减（出自《种痘新书》）。

方药：党参、黄芪、炙甘草、白术、肉桂、川芎、丹参、当归、酸枣仁、远志等。方中党参、黄芪为君,养心气,益肺气;白术、炙甘草健脾益气为臣;少佐肉桂,取其"少火生气"之意;川芎、丹参、当归,养血行血和血;酸枣仁、远志养心安神。补心气药常用人参、党参、黄芪、大枣、太子参等,如有表证者,可加防风,有玉屏风散之意;咳痰甚者,可加半夏、陈皮燥湿以化痰;自汗失眠者,可加淮小麦、浮小麦益气养心除烦。尿少水肿者,加车前子、车前草等。气虚显著者可加用麦冬、玉竹、黄精等益气养阴之品。

二、中期

（一）以心悸为主症

1. 心虚胆怯

主症：心悸、善惊易恐,坐卧不安,少寐多梦,舌苔薄白,脉动数或虚弦。

治则：镇惊定志,宁心安神。

选方：安神定志丸加减（出自《医学心悟》）。

方药:人参、龙齿、磁石、琥珀、首乌藤、酸枣仁、石菖蒲、远志等。方中以人参养心胆之气,龙齿、磁石、琥珀镇静宁神,首乌藤、酸枣仁、石菖蒲、远志安神定志。若兼胸闷不舒,舌淡苔腻,脉弦滑,属痰浊闭阻者,可合用瓜蒌薤白半夏汤以宽胸化痰理气。兼胸部刺痛,舌质紫暗或有瘀斑,脉涩或结或代者,可加丹参、红花以活血化瘀,宁心安神。若心悸症状较重者,可加苦参、甘松养心定悸。

2. 心脾两虚

主症:心悸,劳累后易发,休息后减轻,气短,自汗,神倦,头晕,面色无华,舌质淡红,脉细弱。

治则:益气补血,健脾养心。

选方:归脾汤加减(出自《济生方》)。

方药:黄芪、当归、茯苓、白术、远志、龙眼肉、人参、木香、酸枣仁等。方中甘温之品如人参、黄芪、白术可补脾益气以助气血之生化;茯神、酸枣仁、远志宁心安神,补养阴血;当归、龙眼肉补血养心;木香理气醒脾,健脾消滞,既可行血中之滞,又可防大量益气补血药物滋腻碍胃,使补而不滞,滋而不腻;另加生姜、大枣健脾和胃,以资生化之源。全方心脾同治,气血并补,使得气壮血行,心脉得以滋养而诸症皆愈。若见心烦,口干舌红,阴液也不足者,加麦冬、玉竹、石斛、北沙参、五味子;若心动悸而兼见脉结代者,此乃气血亏虚,血不养心,心脉不畅之症,可用炙甘草汤。

3. 阴虚火旺

主症:心悸,思虑劳心尤甚,心烦少寐,头晕目眩,手足心热,腰膝酸软,耳鸣,舌质红,少苔或无苔,脉细数。

治则:益气补血,健脾养心。

选方:天王补心丹加减(出自《体仁汇编》)。

方药:生地黄、人参、丹参、玄参、茯苓、五味子、远志、桔梗、当归、麦冬、天冬、柏子仁、酸枣仁等。方中重用生地黄滋养阴血,一方面滋肾水、除烦热;另一方面养心肝之血,使水盛以制火,血不燥则津自润,为君药。配玄参、天冬、麦冬、酸枣仁、柏子仁、当归为臣药,以玄参、麦冬、天冬甘寒助生地黄滋阴清虚火,酸枣仁、柏子仁养心安神,当归补血活血而润燥。更用人参补气,使气旺而阴血自生,且又宁心益智,五味子之酸敛气阴,可助人参补气生阴,茯苓、远志养心安神,又可交通心肾,丹参既能养血活血,还能清血中郁热而除烦,使诸药补而不滞,兼治其标,共为佐药。桔梗为舟楫,载药上行入心经,以使药力缓留于上部,为使药。如阴虚火旺重者加黄连、阿胶等;心悸不安重者加珍珠母、生龙齿等;失眠重者加首乌藤、龙骨(煅)、牡蛎(煅)等;兼肝郁气滞者加柴胡、香附、郁金等;兼血瘀者加三七粉、桃仁、红花等;肝火上炎者加栀子等;肝阳上亢者加生牡蛎、生龙骨、天麻等;兼痰火者加黄连、竹茹、石菖蒲等;虚热重者加青蒿、鳖甲、银柴胡等;汗出重者加浮小麦等。

4. 心阳不振

主症:心悸,动则喘促难卧,面色苍白,形寒肢冷,舌质淡或淡紫,苔白,脉沉细无力或沉细而数。

治则:温补心阳,安神定悸。

选方：桂枝甘草龙骨牡蛎汤加味（出自《伤寒论》）。

方药：桂枝、甘草、龙骨、牡蛎等。"火逆下之，因烧针烦躁者，桂枝甘草龙骨牡蛎汤主之。"方中以桂枝、甘草辛甘化阳，以温复心中阳气，龙骨、牡蛎重镇安神，可收敛浮越之神气，四药共奏温阳定悸之效。若其心火亢盛，浮越于上者，可加用黄连阿胶汤或泻心汤泻其心火；若火盛伤阴，又当合用天王补心丹以养阴清心。若肾阳不足，水寒太过者，可加肉苁蓉、巴戟天、山茱萸补益肾气，甚则以附子温阳散寒，亦如《临证实验录》言："桂枝加龙骨牡蛎汤调阴阳，镇惊悸，然非补剂，故心悸止后，应予补血、滋肾以治。"

5. 痰火扰心

主症：心悸时发时止，受惊易作，胸闷，痰多黏稠，头昏，烦躁，失眠，口干而苦，舌偏红，苔黄腻，脉弦滑数。

治则：清热化痰，宁心安神。

选方：黄连温胆汤加减（出自《六因条辨》）。

方药：黄连、竹沥、半夏、淡竹茹、陈皮、枳壳、茯苓、甘草等。方中黄连苦寒泻火、清心除烦；半夏辛温，燥湿化痰，竹沥则清热化痰，皆有止咳之功，两者共为君药，合用则清热化痰力甚。淡竹茹甘寒，清热化痰，除烦开郁；陈皮辛温，理气健脾，燥湿化痰；枳壳辛苦，破气除痞，行痰消积，三者共为臣药。茯苓甘淡，"以杜生痰之源"，用以淡渗利湿，健脾宁心，为佐药。甘草甘平，补脾益心气，为使药调和诸药。若心神不宁加珍珠母、龙齿重镇安神；便秘者加火麻仁、全瓜蒌润肠通便；夹瘀血者加三七、失笑散活血化瘀；若火郁伤阴，同时兼有舌红少津，可酌加天冬、麦冬、天花粉、玉竹养阴生津。

6. 风热扰心

主症：心悸心慌，胸闷，左胸部或胸骨柄后隐痛，身热，或微恶风寒，咽痛，四肢肌肉酸痛，乏力，心烦，或咳嗽咳痰，舌偏红，苔薄白或薄黄，脉浮数。

治则：疏风清热，通络宁心。

选方：银翘散加减（出自《温病条辨》）。

方药：金银花、连翘、荆芥穗、芦根、竹叶、桔梗、牛蒡子、生甘草、丹参、玉竹、太子参、苦参等。本方以金银花、连翘、荆芥穗疏风清热解毒；芦根、竹叶甘凉，清热生津；桔梗、牛蒡子、生甘草宣肺利咽化痰，加丹参、玉竹、太子参、苦参守心阴。若表邪深入气分，热毒炽盛宜酌加石膏、知母、黄连、板蓝根加强清热解毒之力。若热毒之邪渐清而气阴两虚症状明显，症见乏力汗出，心烦少寐，手足心热，可酌加北沙参、麦冬、百合、枣仁、远志以益气养阴，宁心安神；若兼有咳喘，畏寒，浮肿明显者，可用真武汤加减，以助温肾助阳，化湿利水。

7. 心血瘀阻

主症：心悸，胸闷不舒，心痛时作，面唇紫暗，舌质紫暗或有瘀斑，脉涩或结代。

治则：活血化瘀，理气通络。

选方：血府逐瘀汤加减（出自《医林改错》）。

方药：桃仁、红花、当归、生地黄、牛膝、柴胡、赤芍、枳壳、川芎、桔梗、甘草。血府逐瘀汤是清代王清任所创，由桃红四物汤加桔梗、牛膝而成。方中桃仁、红花作为君药可发挥破血行气润燥,活血散瘀止痛之效。赤芍、川芎行气活血祛瘀;牛膝活血通经、化瘀止痛,引血下行共为臣药。当归、生地黄补血、养血养阴生津;桔梗、枳壳一升一降,行气宽胸;柴胡疏肝解郁,升达清阳。同时,桔梗载药上行,甘草调和诸药作为使药。心悸、自汗明显者加生牡蛎、生龙骨;胸痛剧烈者可加党参、白术、山药;胸闷甚者可加瓜蒌、薤白;气滞血瘀者,加柴胡、枳壳、木香;因虚致瘀者,加黄芪、党参。

（二）以心力衰竭为主症(代偿期)

1. 主要证型

（1）气虚血瘀

主症:心悸气短,胸胁作痛,颈部青筋暴露,胁下痞块,下肢浮肿,舌质紫暗或瘀点、瘀斑,脉涩或结代。

治则:益气活血。

选方:保元汤合血府逐瘀汤加减(出自《种痘新书》《医林改错》)。

方药:人参、黄芪、炒白术、肉桂、柴胡、丹参、桃仁、红花、当归、赤芍、川芎、牛膝、桔梗、枳壳、甘草等。方中人参、黄芪大补元气共为君药;桃仁、红花活血祛瘀,赤芍、丹参活血凉血,与活血通经、引瘀血下行之牛膝,行气活血之川芎,合养血活血之当归既可滋养阴血,又可祛瘀而不伤正,同为臣药;肉桂温阳通脉,柴胡升举阳气,桔梗开宣肺气,引药上行,枳壳理气宽中,引药下行,两药一升一降,开胸行气,使气行则血行,均为佐药;甘草补益脾气,调和诸药为使药。气虚甚者,黄芪加量或加党参、白术等;血瘀甚者,加三七、地龙等;兼痰浊者,加瓜蒌、薤白、半夏、陈皮、杏仁等;心悸、自汗症状重者,加龙骨、牡蛎;咳喘、咯痰症状重者,加葶苈子、法半夏;尿少下肢水肿无明显改善者,可加茯苓、泽泻、车前子等。两方合用使气虚之本得补,血瘀之标得以祛除,从而达到标本兼治的目的。

（2）阳气亏虚血瘀

主症:心悸,胸痛喘憋,畏寒肢冷,神倦乏力,肢体浮肿,癥瘕拒按,口唇紫暗,或有瘀斑,脉沉细涩。

治则:益气温阳活血。

选方:真武汤合血府逐瘀汤加减(出自《伤寒论》《医林改错》)。

方药:制附子、茯苓、白术、生姜、白芍、当归、生地黄、桃仁、红花、枳壳、赤芍、柴胡、桔梗、川芎、牛膝、甘草等。方中以制附子峻补元阳,"益火之源,以消阴翳",正如《本草求真》所言:"附子为补先天名门真火第一要剂。上通心阳平冲逆,中健脾阳化水气,下补肾阳司开阖,温补三脏阳气。"茯苓、白术可行益气健脾祛湿之功,使水湿从小便而去。生姜辛温,走而不守,既能助制附子化气,又能温中健脾,还可直接温散溢于肌表之水湿,相辅为用。白芍既可助茯苓、白术祛水湿,也可防制附子燥热伤阴血。在补阳利水药中佐以酸敛护阴之品,乃阴阳互根之意,使阴生阳长。当归、川芎、赤芍、桃仁、红花活血化瘀。牛膝祛瘀血,通心脉,并引瘀血下行,桔梗开宣肺气,载药上行,合枳壳,一升一降,宽胸行气,使气行则血行。生地黄凉血清热,合当归又能养血润燥,使瘀去新生。甘草调和诸药。若阳虚甚,可加黄芪、红参以补益心气,桂枝温通心阳;若水肿甚,可加葶苈子、大枣泻肺利水;若见喘促、汗出、脉虚浮而数者,乃水饮凌心,肾不纳气,宜重用人参、麦冬、五味子、蛤蚧、龙骨、牡蛎、葶苈子以防喘脱。

（3）气阴两虚血瘀

主症:心悸,神疲乏力气短,心烦失眠,五心烦热,口干潮热,舌质红,口唇紫暗,或有瘀斑,苔薄白或少苔,脉沉细涩。

治则:益气养阴活血。

选方:生脉散合血府逐瘀汤加减(出自《医学启源》《医林改错》)。

方药:太子参、黄芪、生地黄、五味子、麦冬、桃仁、红花、当归、川芎、赤芍、川牛膝、桔梗、柴胡、枳壳、甘草等。人参益元气,生津液,此处人参易为太子参,补气功能虽稍弱,但有补而不燥的特点,与黄芪共为君药,可提高补气作用。太子参、麦冬、五味子为生脉散,可养阴生津敛汗,使气阴得以充足,津液不耗;桃仁、红花可活血化瘀以通行其血脉;配伍川芎起行气活血之效,当归合赤芍,具有补血以养血、活血以化瘀之效。生地黄配当归具有养血和血,使活血祛瘀不伤正,而阴血得养不致虚,与本方活血祛瘀之效相合。方中川牛膝可引血下行,化瘀通脉。方合柴胡、枳壳及桔梗等宽胸行气之品,使气行血亦行,益气养阴药中加入行气药,使补中有行,补而不滞。桔梗开宣肺气之效,佐以柴胡疏肝,枳壳理气,行散气分郁结。方中甘草可调和诸药。二方合用体现了气充则血脉通,血脉通则经脉荣,各味中药相互作用,共奏益气养阴活血之效。故诸药各司其职,合而用之,使气充血行瘀化,诸症愈之。若偏气虚者去川芎,倍黄芪、加白术,健脾益气;若偏阴虚者,可加玉竹、黄精、山茱萸,益气滋阴;若失眠者,加酸枣仁、远志,养心安神;若心悸、喘促、肢体浮肿加重者,加葶苈子、大腹皮,平喘利水消肿。

2.兼证

（1）水饮

治则:通阳利水。

选方:水饮内停者,五苓散、苓桂术甘汤、木防己汤加减;水凌心肺者,葶苈大枣泻肺汤加减;脾虚水肿者,防己黄芪汤加减;阳虚水泛者,真武汤、防己茯苓汤加减。

（2）痰浊

治则:化痰利湿。

选方:二陈汤、三子养亲汤加减。脾虚者,合四君子汤;痰热者,小陷胸汤、黄连温胆汤加减。

三、晚期（心力衰竭失代偿期）

（一）阳虚水泛

主症:心悸气喘或不得卧,咯吐泡沫痰,面肢浮肿,畏寒肢冷,舌暗淡或暗红,苔白滑,脉细促或结代。

治则:温阳利水,泻肺平喘。

选方:真武汤合葶苈大枣泻肺汤加减(出自《伤寒论》《金匮要略》)。

方药:熟附子、桂枝、茯苓、白术、白芍、泽泻、车前子、葶苈子、炙甘草、枳壳、生姜、大枣、地龙、桃仁、煅龙骨、煅牡蛎等。真武汤中熟附子峻补元阳,桂枝温肾通阳,生姜、茯苓、泽泻、白术健脾利水,白芍活血养营;葶苈大枣泻肺汤中葶苈子泻肺利水,大枣健脾调中。另以车前子加强利水之功;煅龙骨、煅牡蛎平肝潜阳,镇静安神;桃仁、地龙活血化瘀;枳壳行气,推动水液运行;炙甘草调和诸药。诸药合用,标本同治,祛邪(行气利水)与扶正(振奋心阳)并用,使心阳得复,气行水化,阴阳调和,达到治疗的目的。若尿少肢肿,加防己、大腹皮、车前子利水渗湿。水肿势剧,上凌心肺,心悸喘满,倚息不得卧,可合小青龙汤;若见恶心呕吐,加半夏、陈皮、生姜皮和胃降逆止呕。本证缠绵不愈,正气日衰,复感外邪,症见恶寒发热,肿势增剧,小便短少,此时可按风水治疗,但应注意正气虚衰的一面,不可过用表药,以麻黄附子细辛汤合五皮饮为主加减,酌加党参、黄芪、菟丝子等补气温肾之药,扶正与祛邪并用。

(二)阳虚喘脱

主症:心悸喘憋不得卧,呼吸气促,张口抬肩,烦躁不安,舌淡胖而紫,脉沉细欲绝。

治则:回阳固脱。

选方:参附龙牡汤加味(出自《世医得效方》)。

方药:人参、炮附子、干姜、煅龙骨、煅牡蛎、桃仁、红花、炙甘草等。参附龙牡汤是回阳固脱的经典方剂。方中人参甘温,大补后天之元气,炮附子辛热,温壮先天之元阳。二药相须为用,上救心阳,下温命门;"附子无干姜不温",干姜与附子伍用,可以加强炮附子回阳救逆的功效;煅龙骨、煅牡蛎敛阳气与人参为伍,使化源充,气血足,则心有所养,心神得安;桃仁、红花活血化瘀可使气血调和;炙甘草补脾和胃,调和诸药。若动则喘甚,酌加五味子、核桃仁、山茱萸,补肾纳气。喘剧汗多,心阳欲脱者,急予回阳固脱,用参附汤送服蛤蚧粉。兼有阴伤者加麦冬、五味子,阴阳并补。

(三)痰饮壅肺

主症:心悸气急,喘而胸满闷塞,甚则胸盈仰息,痰多黏腻色白,咯吐不利,苔白腻,脉弦滑或濡。

治则:宣肺化痰,蠲饮平喘。

选方:小青龙汤加减,或三子养亲汤合真武汤(出自《伤寒论》《韩氏医通》)。

方药:小青龙汤由炙麻黄、桂枝、干姜、细辛、白芍、五味子、法半夏组成。方中炙麻黄、桂枝相须为君,发汗散寒以解表邪,且麻黄又能宣发肺气而平喘咳,桂枝化气行水以利里饮之化。干姜、细辛为臣,温肺化饮,兼助炙麻黄、桂枝解表祛邪。另佐以五味子敛肺止咳、白芍和营养血,法半夏燥湿化痰,和胃降逆。茯苓淡渗利湿,使浸渍心胸脾胃间水饮从小便去,协助炙麻黄、细辛开玄府发汗,上下分消。炙甘草益气和中,调和诸药。本方可加山茱萸固元气,麻黄、细辛辛散解表利水,无耗散正气之虞;加人参滋阴和阳,益气生津,以制法半夏之燥烈之性;加款冬花温而不热,润而不燥,寒热皆宜,开泄肺郁,定喘逆,宣通壅塞;加蝉蜕佐麻黄防止瞑眩。小青龙汤加减可通阳散寒、扶正托透,对于素体寒邪内伏或表寒外束患者临床疗效佳。

三子养亲汤合真武汤由紫苏子、白芥子、莱菔子、葶苈子、大枣、党参、附子、茯苓、白芍、白术、赤芍、生姜、黄芪、丹参、泽泻、猪苓、桂枝、甘草组成。方中紫苏子发表散寒、理气和中、降气祛痰；白芥子利气祛痰；莱菔子消食导滞、降气祛痰；附子峻补元阳；桂枝温肾通阳；葶苈子泻肺平喘；泽泻、猪苓利水消胀；党参、黄芪、大枣、白术、茯苓益气健脾、和中扶正；生姜助附子行其温阳散寒之功，且合茯苓、白术宣散水湿，白芍活血养营，丹参、赤芍活血化瘀，甘草调和诸药。若水寒射肺而咳者，易生姜为干姜，加细辛温肺化饮，五味子敛肺止咳；阴盛阳衰而下利甚者，去白芍之阴柔，加干姜以助温里散寒；水寒犯胃而呕者，加重生姜用量以和胃降逆，可跟加吴茱萸、半夏以助温胃止呕。

（四）痰热阻肺

主症：心悸气急，喘咳气涌，胸闷胀满，痰多质黏色黄或夹有血丝，面赤身热，舌红，苔薄黄或腻，脉滑数。

治则：清热化痰，宣肺平喘。

选方：定喘汤加减（出自《伤寒论》《韩氏医通》）。

方药：麻黄、白果、桑白皮、葶苈子、款冬花、半夏、黄芩、杏仁、苏子、丹参、桃仁、川芎、甘草等。方中白果敛肺定喘而祛痰，麻黄宣肺散邪以平喘，一收一散既加强平喘之功，又防麻黄耗散肺气；桑白皮、黄芩清泄肺热，止咳平喘；葶苈子泻肺化痰，强心利尿；半夏、杏仁、苏子、款冬花降气平喘，止咳祛痰；丹参、桃仁、川芎活血化瘀；甘草调和诸药。全方共奏活血化痰、清热平喘之功，故顽疾得愈。若痰浊内蕴化热、痰黄稠者加黄芩、浙贝母；痰从寒化量多质稀者加半夏、细辛；肝脾血瘀、腹大坚满胀痛者加莪术、大腹皮；肺肾气虚神疲倦怠者加党参、黄芪；若痰蒙神窍，见神昏谵语，舌质红，苔薄黄或黄腻，脉滑数者可改为涤痰汤加减；痰热内盛，身热，谵语，舌质红，苔黄者，可加用安宫牛黄丸；腑气不通者，可加大黄、芒硝泄腑通便；抽搐明显者，可加羚羊角粉、钩藤、全蝎等。

第三节　扩张型心肌病的经方治疗

一、真武汤

真武汤出自汉代张仲景的《伤寒杂病论》。《伤寒论》第82条曰："太阳病发汗，汗出不解，其人仍发热，心下悸，头眩，身𥆧动，振振欲擗地者，真武汤主之。"该方为温阳利水的代表方。方由茯苓、赤芍、生姜、附子、白术组成，整方温阳与利水并用，佐以敛阴之品，达到温阳利水、温热不伤阴、敛阴不助邪的功效。临床应用广泛，可用于循环系统、呼吸系统、消化系统、泌尿系统、内分泌系统及妇科、儿科、外科等，均取得了较好的疗效。在防治扩张型心肌病方面也具有一定的临床效果。

（一）真武汤的药理研究

实验研究发现，真武汤在提高心肌收缩能力、增强冠状动脉血流及扩张血管方面发挥了重要的作用，特别是对缺血心肌的血氧供应有明显改善，促进了全身的血液循环。附子作为强心的主要药物之一，方中的其余各药与其有协同作用。去甲乌药碱、棍掌碱是附子中的主要强心成分；生姜的直接兴奋作用对全方的强心利尿发挥了重要作用；茯苓中有效成分的提取物在增强离体蛙心心肌的收缩力、加快心率有一定的作用；赤芍扩张血管，改善血液循环。

实验也证明了真武汤方中的附子、茯苓、白术均有利尿的作用，而附子的利尿作用与其强心、扩血管有关；茯苓则是利用提高渗透压的调定点，刺激渗透压感受器及神经分泌细胞，降低抗利尿素的分泌；白术的利尿作用与电解质的排泄相关联。

（二）真武汤加减治疗扩张型心肌病的机制研究

李成林在西医常规治疗的基础上加用真武汤加味方，治疗后主要临床症状明显改善，TNF-α、IL-6、超敏 C 反应蛋白治疗后明显降低。以上提示真武汤加味方能有效改善扩张型心肌病患者症状，可能与抑制 TNF-α、IL-6、超敏 C 反应蛋白等炎症因子的表达有关。

王丽丹以 cTnT^{R141W} 转基因扩张型心肌病小鼠为模型，用不同剂量的真武汤干预治疗 1 个月，结果表明真武汤通过降低扩张型心肌病小鼠血清内皮素（endothelin，ET）水平、可溶性生长刺激表达基因 I 蛋白（growth stimulation expressed genez，ST2）水平、基质金属蛋白酶-1（Matrix metallop ptidase 1，MMP-1）水平，来抑制心肌细胞重构，减少 RAAS 系统激活，抑制心肌纤维化，抑制心肌细胞外基质重构，从而改善心室重构，进而改善心功能。同时真武汤能上调扩张型心肌病小鼠 Bcl-2 基因及蛋白表达，下调 Bax 基因及蛋白表达，来干预凋亡调控因子，抑制心肌细胞凋亡，从而改善心室重构，进而改善心功能。

（三）真武汤加减治疗扩张型心肌病

扩张型心肌病属本虚标实，以心气不足，正气虚为本，痰饮、瘀血、水湿为标，病位在心，可累及肺、脾、肾多脏。扩张型心肌病初期表现为心气虚，随着病情的不断变化会出现心阴虚或者心阳虚，甚至阴阳两虚的症状，治以温阳补肾、泻浊利水为主。谢舜名等在常规治疗的基础上联合真武汤，发现 LVEDd、LVEF 等心功能指标得到显著改善，心肌的收缩功能得到增强，还有健脾益肾、调和阴阳的功效，疗效显著。

王卫星教授认为扩张型心肌病的核心病证是心肾阳虚证，治疗上以温阳益气、利水化瘀为主。采用自拟真武汤合补中益气汤加味联合标准治疗，治疗证属心肾阳虚的患者发现可更有效地改善患者 NYHA、缓解临床症状、降低中医证候积分，提高患者的生活质量。对扩张型心肌病患者左心室逆重构的发生也有一定的作用，使扩大的心脏缩小甚至恢复至正常，能保护心肌，对扩张型心肌病患者的长期预后有一定的改善。

张希等选取了 72 例中医辨证为心肾阳虚、水饮内停的扩张型心肌病患者，在西医常规治疗的基础上加服真武汤合参附汤加减治疗。结果表明真武汤合参附汤加减能提高临床疗效，治疗后血浆 BNP、LVEDd、LVMI 均较治疗前明显下降，LVEF 明显增高，进而改善患者的预后。治疗期间未出现毒副作用，值得临床应用。

任艳芸等在强心利尿、抗感染、对症治疗的基础上运用真武汤加味治疗扩张型心肌病导致的心力衰竭，治疗后患者心悸、气短、乏力、紫绀、水肿、咳嗽等症状及体征得到明显改善，心功能提高，生活质量有所改善。

李清涛曾用真武汤加味治疗一位心肾阳虚的扩张型心肌病患者，服药 40 余剂，随访 2 年，患者未再出现浮肿，亦能从事轻体力活动。

二、苓桂术甘汤

苓桂术甘汤出自张仲景的《伤寒杂病论》。《金匮要略》曰："心下有痰饮，胸胁支满，目眩，苓桂术甘汤主之""夫短气有微饮，当从小便去之，苓桂术甘汤主之。"《伤寒论》第67条曰："伤寒，若吐若下后，心下逆满，气上冲胸，起则头眩，脉沉紧；发汗则动经，身为振振摇者，茯苓桂枝白术甘草汤主之。"此方由茯苓、桂枝、白术、甘草四味药组成。茯苓有健脾利水，渗湿化饮的功效；桂枝可温阳化气，平冲降逆；白术健脾燥湿；甘草益气和中，调和诸药，与桂枝相合能温补中阳；也能与白术相合，益气健脾利水。四药相伍共奏温阳化气、健脾利水之效，主治水饮上逆冲心之诸证。

（一）苓桂术甘汤治疗心血管疾病的药理机制研究

现代药理学实验研究表明，苓桂术甘汤主要有利尿、强心、镇静、抗过敏、抗炎、改善代谢、调节肠道功能等作用。苓桂术甘汤通过抑制NF-κB，改善血流动力学功能障碍，抑制心脏结构的变化，显著提高慢性心力衰竭患者的存活率。

刘志峰、高鹏翔研究苓桂术甘汤对心肌缺氧所引起ANP和抗利尿激素释放的影响，发现苓桂术甘汤能有效抑制ADH和ANP的释放，同时对肺水肿的临床症状及机体内部的激素水平具有改善作用。

许闪等运用血清药理学方法，发现苓桂术甘汤含药血清可显著降低H9c2细胞中IL-1、IL-6和TNF的含量，证明了苓桂术甘汤含药血清对TGF-1诱导的H9c2细胞损伤具有一定的保护作用，其机制可能与其抑制细胞因子的过度激活相关。此外，进一步的研究也发现，苓桂术甘汤含药血清可以提高因TGF-β而损伤的H9c2细胞的存活率，降低半胱氨酸蛋白酶-3（Caspase-3）和Caspase-8的表达量，说明苓桂术甘汤含药血清在抗H9c2凋亡方面有显著作用。

（二）苓桂术甘汤加减治疗扩张型心肌病

夏晓鹏在常规西药治疗的基础上加服苓桂术甘汤合五味子汤加减治疗80例扩张型心肌病患者，总有效率为87.5%，可改善患者的临床症状和体征，改善心室重构，缩小房室内径，提高心功能的各项指标。这表明苓桂术甘五味汤通过益气养阴、通络利水，改善扩张型心肌病诸症，提高患者的生存质量。

扩张型心肌病作为一种复合型心肌疾病，常常伴有进行性的心力衰竭，根据患者病情的进展，治疗上也侧重于对心力衰竭的治疗。苓桂术甘汤对于阳虚水泛型心力衰竭也有很好的疗效。王庆国教授在临床中曾用苓桂术甘汤和防己黄芪汤、真武汤加减治疗1例证属心肾阳虚、水气泛溢的扩张型心肌病合并心力衰竭患者，治疗1月余后，患者生化指标逐渐恢复正常，心功能指标得到改善。

陈少旭等用苓桂术甘汤配方颗粒加味治疗慢性HFrEF属阳虚水泛证的患者，治疗后中医证候、心功能得到改善，LVEF提高，NT-proBNP降低，效果优于单纯西药治疗。

曾传林等选取70例确诊为HFpEF的老年患者在西医常规治疗的基础上服用苓桂术甘汤，发现苓桂术甘汤能增加6分钟步行距离，降低NT-proBNP水平、心力衰竭超声指数，显著改善患者的生活质量,值得临床推广应用。

三、炙甘草汤

炙甘草汤出自张仲景的《伤寒杂病论》。《伤寒论》第177条曰:"伤寒脉结代,心动悸,炙甘草汤主之……上九味,以清酒七升,水八升,先煮八味,取三升,去滓,内胶烊消尽,温服一升,日三服。一名复脉汤。"炙甘草汤,方由炙甘草、人参、大枣、生姜、生地黄、桂枝、阿胶、麦冬、火麻仁组成。方中炙甘草甘温益气,有通心脉的作用;生地黄养阴生津,被誉为益阴之上品,二药益气养血以复脉共为君药。炙甘草有通心脉的作用,配伍人参、大枣补中益气,养血安神,配伍麦冬、阿胶、火麻仁滋阴养血,共为臣药。佐以桂枝、生姜,性辛,辛者,能散,能行,故能开通心脉,又能制约生地黄滋腻之弊。清酒温通血脉,以行药力,是为佐药。《辅行诀·脏腑用药法要》曰:"毒药攻邪,五菜为充,五果为助,五谷为养,五畜为益,尔乃大汤之设。"本方中,姜为菜,枣为果,酒为谷,阿胶为畜(驴皮熬制),麦冬、桂枝为"毒药"攻邪。诸药合用,如此则充足气血、调和阴阳。炙甘草汤临床应用于各个系统疾病,在心系疾病中亦发挥重要作用,主治气阴两虚证及以脉结代、心动悸为主症的疾病。

(一)炙甘草汤治疗心系疾病的药理机制研究

大量的动物实验证实炙甘草汤对心律失常有卓越的治疗作用。陈兰英等通过大鼠实验发现,甘草酸、人参总皂苷和麦冬总皂苷为炙甘草汤中抗心律失常的主要有效成分。三种有效成分合用,能抑制肾上腺素诱发大鼠离体乳头状肌的自律性和心律失常,而缺少此三种成分的炙甘草汤作用明显低于炙甘草汤全方。

研究发现炙甘草汤含药血清可通过抑制兔心肌细胞中 L 型 Ca^{2+} 电流和心肌细胞离子通道瞬时外向钾电流(Ito)起到抗心律失常的作用。作用于心肌细胞钠离子通道的 I 类抗心律失常药物,长期使用能导致心律失常。而炙甘草汤在心律失常的治疗中副作用少,机制可能与其对 Na^+ 电流(I_{Na})不敏感有关。

通过心力衰竭患者体内的 MMPS 含量及活性可以间接的反映患者心室重构的状态。张志刚等在把炙甘草汤和真武汤进行比较后发现,前者可以降低 MMP-9、增加金属蛋白酶组织抑制物1(TIMP1)的含量,改善心率、血压、心排出量等血流动力学指标,证明炙甘草汤在治疗慢性心力衰竭方面有一定作用。同时研究表明炙甘草汤是通过扩张冠状动脉,改善左心功能,增强机体心肌收缩力,达到增加冠状动脉血液供应。

(二)炙甘草汤加减治疗扩张型心肌病

扩张型心肌病证属"心悸""胸痹""水肿"等范畴。心中气血亏虚为本,瘀血、水饮等为标。血液不足,则血脉不能充实;阳气不振,无法鼓动血脉,故而本病多伴有心悸症状,而炙甘草汤具有一定的滋阴养血、通阳复脉的疗效。

王庆高等选取了62例扩张型心肌病患者,在常规治疗的基础上加用炙甘草汤加味方,观察1年,证明加用炙甘草汤在扩张型心肌病的治疗中可有效地改善心室重构,提高心功能,减少患者的再入院率,而且服药时间越久,疗效越显著。

刘海峰等用荟萃分析对408例服用炙甘草汤加味治疗扩张型心肌病的临床疗效和安全

性进行研究。结果表明,在基础西医治疗上加用炙甘草汤加味其临床疗效显著优于常规治疗,同时也增加了射血分数,降低 LVEDd;改善左心室质量指数和 NYHA,心胸比缩小,6 分钟步行距离增加,心肌纤维化缓解。这说明炙甘草汤加味对扩张型心肌病患者的临床症状具有改善作用,在一定程度上有改善远期心脏功能结局的趋势。

扩张型心肌病的常见并发症之一是室性心律失常,常伴不同程度的头晕、胸闷、心悸等症状。曹士强对扩张型心肌病合并室性心律失常患者在服用胺碘酮的基础上加用炙甘草汤,发现 LVEDs 及 LVEDd 水平低于对照组,LVEF 较高,IL-8、TNF-α 及超敏 C 反应蛋白水平均低于对照组。结果表明炙甘草汤与胺碘酮联合应用可显著缓解扩张型心肌病合并室性心律失常患者的炎症反应,提高患者心功能。

扩张型心肌病患者室性心律失常发生率达 60%,合并严重室性心律失常的发生率达 38%,其中以室性期前收缩最常见。张欢等观察了炙甘草汤联合替米沙坦、美托洛尔治疗扩张型心肌病合并室性期前收缩的临床疗效,发现加用炙甘草汤后,在缩短 QT 间期、减少室性期前收缩发作次数、提高左心室舒张末期容积、改善总体治疗效果、降低中医证候积分方面效果明显优于常规西药治疗,疗效显著。

四、葶苈大枣泻肺汤

葶苈大枣泻肺汤出自张仲景的《金匮要略》,其曰:"支饮不得息,葶苈大枣泻肺汤主之""胸满胀,一身面目浮肿……咳逆上气,喘鸣迫塞,葶苈大枣泻肺汤主之""肺痈,喘不得卧,葶苈大枣泻肺汤主之"。方由葶苈子、大枣两味药组成,具有泻肺祛痰、利水平喘之功,可治疗邪实气闭、喘不得卧等症状。《千金方衍义》曰:"肺痈已成,吐如米粥,浊垢壅遏清气之道,所以喘不得卧,鼻塞不闻香臭。故用葶苈破水泻肺,大枣护脾通津,乃泻肺而不伤脾之法,保全母气以为向后复长肺叶之根本。然肺胃素虚者,葶苈亦难轻试,不可不慎。"葶苈子味辛、苦,性大寒,入肺、心、脾、膀胱经,可泻肺气,开结利水,使肺气通利,痰水俱下,则喘可平、肿可退;大枣甘缓补中,养心补脾,缓和药性,葶苈子性猛力峻,故佐以大枣之甘温安中而缓和药力,使祛邪而不伤正。

（一）葶苈大枣泻肺汤的药理研究

研究发现,心力衰竭的患者普遍存在胰岛素抵抗(insulin resistance,IR),并且可以加速心力衰竭的进程,两者相互促进,形成恶性循环。胰岛素抵抗或 2 型糖尿病患者因为全身神经体液的环境改变,导致心脏代谢与信号通路发生相应的变化,可能使心肌功能紊乱,心肌细胞内胰岛素信号发生改变。胰岛素抵抗引起的葡萄糖代谢异常促使晚期糖基化终末产物(advanced glycosylation end products,AGEs)及其受体(receptor of AGEs,RAGE)通路激活增强,可能是导致神经系统损害的重要途径。

从炎症机制来分析,当扩张型心肌病进展到心力衰竭早期时,多种炎症因子被激活与过度表达,IL-17 是炎症早期的启动因子,可介导多种炎症因子的分泌,加剧血管内皮细胞损伤。血管内皮生长因子 A 通过增强血管内皮细胞的增殖、分化,促进血管生成、改善缺血心肌的能量代谢,从而对扩张型心肌病心力衰竭的发生发展产生重要影响。目前,TNF 信号通路、Toll 样信号通路都已被证实能够通过促进细胞外基质的合成、心肌细胞的凋亡、坏死及炎症因子表达等多种途径参与心室重构。TP53 作为抑癌基因，通过参与炎症反应、氧化应激、细胞凋亡等参与心力衰竭的发生发展。

葶苈子中的主要活性成分为槲皮素、山柰酚。葛凌、郭艳芳、刘晟文等通过实验表明槲皮素可能通过 FGF21 调节因子、AMPK 等改善糖尿病大鼠胰岛素抵抗，同时还能通过上调 Dabs 蛋白的表达，下调 Src－PI3K－Akt NF－κB 炎症通路，从而抑制树突状细胞的激活及炎症反应的产生，同时还能减轻心肌细胞氧化损伤，抑制心肌细胞凋亡。IL－6、IL－1β 及 TNF－α 作为巨噬细胞和单核细胞等释放的促炎细胞因子，当心脏产生氧化应激反应后，下游炎症反应则会相继出现，实验提示 β-谷甾醇可降低大鼠血清中上述促炎细胞因子水平从而降低心肌炎症反应。山柰酚作为黄酮类化合物，具有降血糖、抗炎、抗氧化、免疫调节等多种作用，通过改善内皮功能障碍，可有效预防糖尿病性心肌病。另外，山柰酚作为最有效的活性氧自由基清除剂，可预防细胞内酯类及 DNA 氧化损伤等。葶苈大枣泻肺汤可通过抑制炎症反应、神经内分泌细胞凋亡等途径对扩张型心肌病心力衰竭产生治疗作用。

（二）葶苈大枣泻肺汤加减治疗扩张型心肌病心力衰竭

庄少伟等认为，扩张型心肌病心力衰竭属本虚标实之证，本虚为体虚或久病伤及正气所致，治疗本虚非一时之功所能见效；然心力衰竭发作之际，应以邪实为主，阳衰阴竭，尽在旦慧之间，实乃凶险异常。因此，平素症状平稳者需治其本，而发病之时以治标为主，标本兼治乃是正道。选取了 80 例西医常规疗法联合应用葶苈大枣泻肺汤加减的患者进行观察，结果表明，此种治法可有效改善心力衰竭患者的临床症状，降低患者的 BNP 水平，增加其 LVEF，且在降低心力衰竭患者 BNP 水平方面的效果优于单纯西药治疗。

王艳敏观察了葶苈大枣泻肺汤加减联合西医常规治疗 150 例心力衰竭患者的临床疗效，将 150 例患者随机分为研究组和对照组，各 75 例。对照组给予西医常规治疗，研究组在对照组基础上给予葶苈大枣泻肺汤加减治疗，4 周后评价治疗效果。结果表明，葶苈大枣泻肺汤加减联合西医常规治疗可改善患者的心悸、气短、胸痛等中医证候评分，提高临床疗效，改善血气水平，提高生活水平。

五、其他方剂

（一）黄芪桂枝五物汤

彭哲教授认为，扩张型心肌病的发病机制目前无明确定义，总体以心气亏虚和心阳不足为其发病根本或关键。心气亏虚则无力推动血脉运行，脏腑肢体失于濡养，临床则见胸闷、气短、乏力等。心阳不足，久病累及脾、肾等脏，脾阳虚则水湿运化失常，肾阳虚则温煦鼓动不足，从而可见水湿内聚、痰饮内生、形寒肢冷、舌淡胖大。阳气不能固守则喘促不宁、冷汗不止。血瘀、水湿既是病理产物，同时也是疾病发展和加重的重要因素。病情虚实错杂，病程迁延难愈。前期或有"心悸"症状，即心律失常，多因气血亏虚，心失濡养，或瘀血痰湿闭阻心脉，扰乱心神；晚期病情复杂，心阳心气耗伤，或邪毒湿热伤及阴液，出现心阴心阳俱损的表现，并夹杂瘀血、水湿、痰饮等病理产物及相应症状，甚至心阳暴脱，阴阳离决而亡。

根据本病进展特征,彭哲认为扩张型心肌病心阳不足型患者处于病情发展中期阶段,此时脾肾阳气尚未衰惫,表现以胸闷、气短、乏力、肢冷、舌淡、脉沉细等心阳亏损证候为主,或兼有尿少、浮肿、便溏、苔白滑、脉结代等血瘀、水湿证候。本着治本为主的原则,以补益心气、温通心阳为主要治疗方法,辅以化气利水药物,当较温肾暖脾之真武汤、回阳救逆之参附汤等更加符合此阶段的病理特征。综上分析,建议在黄芪桂枝五物汤基础上化裁治疗本病,全方由黄芪、桂枝、白芍、葶苈子、丹参、生姜、大枣组成。

黄芪桂枝五物汤,是《金匮要略》治疗"血痹病"的代表方,是由桂枝汤的基础上去甘草加黄芪而成,即由黄芪、桂枝、白芍、生姜、大枣五味药组成,具有和血通痹、调和营卫、益气温经的作用。王斌用黄芪桂枝五物汤治疗心阳不足证扩张型心肌病患者,可有效改善患者的中医证候、心功能,治疗效果显著。

（二）生脉散

杨传华认为扩张型心肌病的形成除传统认为的因素外,邪气久滞血脉致使心气阴两虚是当下扩张型心肌病患者发病的重要原因。扩张型心肌病的早期一般无临床症状或症状轻微,以邪毒入侵为主,治疗应着重清泄邪毒,佐以扶正祛邪;中期以正虚邪恋为主,病性多为虚实夹杂,治宜虚实兼顾,着重补气化瘀、宁心复脉或补气温阳、化痰行水;晚期正气虚衰、标实加重,且常累及肺、脾、肾诸脏,治疗以调整脏腑功能、补益正气为主,祛除病理产物为辅。因此,扩张型心肌病的治疗当以补气养阴、化痰祛瘀为主。

生脉散出自名医张元素的《医学启源》一书,方由人参、麦冬、五味子三味药物组成。方中人参甘温,益元气,补肺气,生津液;麦冬甘寒,养阴清热,润肺生津;人参、麦冬合用,增强益气养阴之效;五味子酸温,敛肺止汗,生津止渴。三药相合,一补一润一敛,共奏益气养阴、生津止渴、敛阴止汗之功。本方本用于治疗温热、暑热,耗气伤阴证和久咳伤肺、气阴两虚证。补益气阴之功尤胜,治疗气虚津脱有独特疗效,而扩张型心肌病久病累及心气阴两虚,与前人应用此方证候要求看似不符,实则在气阴两虚的本质上相合,故于化痰祛瘀利水的基础上益气养阴,标本同治。临床又可根据病证的不同加减应用,气虚重者加黄芪,大补脾肺之阳;痰湿重者加白术、茯苓、猪苓等,增强燥湿利水之功;瘀血重者加水蛭、地龙、僵蚕等,增强活血化瘀、通络止痛之力。龚玲英等用生脉散加减联合西药治疗扩张型心肌病,随访半年、1年、2年后发现联合组效果优于西药组,LVEF提高,心脏缩小,患者的生存质量明显改善。

（三）参附汤

参附汤最早来源于《圣济总录》,为峻补阳气以救暴脱之剂,具有益气回阳救脱之效,现在有时用于心力衰竭患者。方中人参甘温大补元气;附子大辛大热,温壮元阳。二药相配,共奏回阳固脱之功。

谭元生等认为扩张型心肌病的发病以正气虚弱为其先决条件和根本原因。何秀英用参附汤加减治疗扩张型心肌病患者证实参附汤有显著的正性肌力作用,能够改善缺血心肌的供求平衡。韩官君等用参附汤合来复汤加减治疗扩张型心肌病,患者胸闷、乏力、心悸等中医临床症状好转,心功能改善,有明确疗效。

（四）补阳还五汤

扩张型心肌病的基本病理是气虚血瘀，本虚标实。故扩张型心肌病的中医治疗以益气化瘀、标本兼治、通补兼顾为宜。补阳还五汤出自清代王清任的《医林改错》，是益气活血的代表方。王清任认为"元气既虚，不能达于血管，血管无气，必所留而瘀"，人体元气是推动血行的动力。此方由黄芪、赤芍、川芎、当归、地龙、桃仁、红花七味药组成。其中重用黄芪补气，使气复而血行。黄芪能增强心肌收缩力，增加心输出量，并能直接扩张血管，提高机体免疫功能。配伍当归、川芎、赤芍、桃仁、红花以活血化瘀，地龙以通络而利血脉。由于这些药物具有扩张血管和解除血液高凝状态的作用，促进血管血流量的增加，改善血液循环，从而起到既能增强心肌收缩力，又有活血化瘀的良好作用。

尤琼敏用补阳还五汤加减治疗 36 例扩张型心肌病患者，临床症状缓解，心功能改善，取得不错的疗效。

（五）四妙勇安汤

《温病条辨》曰："温邪上受，首先犯肺，逆传新包。"《素问·痹论》曰："脉痹不已，复感于邪，内舍于心。"常快乐等认为扩张型心肌病可归属于中医学"温病""胸痹""心悸"等范畴。主要是由于正气不足、毒邪伤心所致。治疗以养阴益气、化瘀解毒为法。

四妙勇安汤由金银花、玄参、当归、甘草四味药组成，为清热解毒、活血化瘀的代表方剂之一。同时加用黄芪、丹参、紫花地丁等，共奏化瘀解毒、益气养阴之功。现代药理研究表明，当归、丹参具有抗心肌缺血缺氧、抗血小板聚集及抗心律失常的作用；玄参、金银花、紫花地丁、甘草等有明显杀伤病毒或抑制病毒复制，具有抗柯萨奇 B 病毒的作用；黄芪对干扰素系统有激活作用，在淋巴细胞中可诱发 IFN-γ，增加心肌细胞抗病毒能力，有明显增强心肌收缩、改善心肌功能及心肌细胞代谢、降低心肌后负荷等作用。更重要的是它能调节机体免疫力，减少免疫毒性因子，如 TNF、IL-2 等对心肌细胞的损害，既可防止心肌细胞受到进一步的损伤，又可使受损的心肌细胞恢复功能。常快乐观察了 60 例西医常规治疗加用四妙勇安汤加味的扩张型心肌病患者，经治疗后患者临床症状改善，射血分数提高，病死率降低。

第十一章

扩张型心肌病中医特色疗法

第一节 针 灸 疗 法

扩张型心肌病的治疗策略以阻止基础病因导致的心肌损害,减轻心脏负荷,控制心力衰竭与心律失常,防治猝死及栓塞风险,减少患者的临床症状,改善生活质量,提高其生存率为重点。本病病程长,轻重程度不一,在治疗过程中,除传统药物治疗外,还可以根据病情进展,结合非药物疗法如针灸疗法,达到改善患者的症状、提高生活质量、延缓病情进展的目的。

中医古籍中并无"扩张型心肌病"一词,但古代中医对于其临床表现相似症状有着数千年的探索,相关病证及病名也散见于中医古籍中,如"心胀""心痹""心衰""胸痹""心水""水肿""心悸""喘证""水肿""痰饮"等,这些病名形象描述了病证的特点,可以更好地从中医角度理解扩张型心肌病。最早对于扩张型心肌病证候的描述见于《灵枢·胀论》:"心胀者,烦心,短气,卧不安"。在《灵枢·本脏》中也提出:"心小则安,邪弗能伤,易伤以忧,心大则忧,不能伤,易伤于邪。""心胀"虽出自《灵枢·胀论》,但后世医家亦有诸多拓展。《华佗神方·卷一论心脏虚实寒热生死逆顺脉证之法》曰:"心胀则短气,夜卧不宁,时有懊憹,肿气来往,腹中热,喜水涎出。凡心病必日中慧,夜半甚,平旦静。"详细描述了扩张型心肌病的临床表现。《备急千金要方》也认为:"心胀者,烦心短气卧不安。"

一、针灸疗法治疗扩张型心肌病的历史沿革

针灸疗法是在中医理论指导下,运用经络腧穴理论及刺灸方法治疗扩张型心肌病的一种特色疗法。经过历代医家反复实践与不断总结,两千多年来积累了大量的针灸疗法治疗扩张型心肌病的经验。

唐代孙思邈编撰的《备急千金要方》《千金翼方》集唐以前针灸医方之大成,将针灸治疗进行系统化,将针灸的处方进一步明确化,如处方后注明针刺的深度、留针时间及艾灸的壮数。唐代王焘在《外台秘要》中云"巨阙……主心痛不可按……呕吐心胀",又云"心俞……

主寒热……疟疾心胀",记载了巨阙、心俞穴的主治病证,说明针刺巨阙、心俞穴对扩张型心肌病的治疗作用。

宋代的《针灸资生经》一书,搜集了《素问》《针灸甲乙经》《千金方》《黄帝明堂经》等诸家及民间散在的针灸治疗扩心病的临床经验。如《针灸资生经》曰:"水肿,唯得针水沟……灸水分,则最为要穴也……水肿不得卧,阴陵泉百壮。"体现了病因选穴的配穴特点。

元代窦汉卿《针经指南·针经标幽赋》中"心胀咽痛,针太冲而必除",提出针刺太冲穴可以治疗扩张型心肌病。

明代徐凤在《针灸大全·马丹阳天星十二穴并治杂病歌》中云"太冲足大指,节后三寸中……能除惊痫风。咽喉肿心胀",也提出了针刺太冲穴治疗扩张型心肌病。明代张景岳所著《景岳全书》曰:"水肿,灸脾俞、水分、肝俞。"记载了水肿的针灸治疗。

二、针灸疗法治疗扩张型心肌病的治疗原则

《灵枢·官能》曰:"用针之服,必有法则。"针灸疗法治疗扩张型心肌病的治则同样注重整体辨证、审证求因。主要原则可概括为治神守气、标本固治、辨寒热虚实和三因制宜。

（一）治神守气

《素问·灵兰秘典论》云:"心者君主之官,神明出焉。"心藏神,又称主神明或主神志,是指心有统帅全身脏腑、经络、形体、官窍的生理活动和主司精神、意识、思维、情志等心理活动的功能。《素问·六节藏象论》曰:"心者,生之本,神之变。"心系疾病非常重视心之神明的调节,治神与治心密切相关。《圣济总录》认为"治神"为治法之首。其在卷4治法篇中,将"治神"列为第一篇,强调治神的重要性。该书认为,意志不治则病不可愈,而五脏虚实,皆形于梦寐之先,而后病从之;形体之乖和,神先受之。因此,治病要先治神。同时,心神能驭气控精,通过调节全身血液、津液及气机的运行输布,达到调控各个脏腑功能的目的。

心主藏神,故称心为"五脏六腑之大主"（《灵枢·邪客》）,故心神在人体中占有很重要的地位。心神内守,则心气充沛,血脉充盈,循环往复,全身各脏腑形体官窍才能发挥其正常的生理功能,使生命活动得以继续。

（二）标本同治

历代医家从病因病机、主要症状、发病阶段等角度阐述针灸疗法治疗扩张型心肌病的见解,多认为扩张型心肌病的本质是素体阳气亏虚,气血不足,后天失养,痰饮、瘀血等多因素交互,由心气虚发展为元气虚、正气虚,属于本虚标实之证。《素问·标本病传论》云:"先病而后生中满者治其标,先中满而后烦心者治其本。"治标治本的基本原则是急则治标,缓则治本,标本同治。

（三）辨寒热虚实

《灵枢·经脉》云:"是主心所生病者……为此诸病,盛则泻之,虚则补之,热则疾之,寒则留之,陷下则灸之,不盛不虚,以经取之。盛者寸口大再倍于人迎,虚者寸口反小于人迎也。"《灵枢·胀论》曰:"三里而泻,近者一下,远者三下,无问虚实,工在疾泻……凡此诸胀

者，其道在一，明知逆顺，针数不失，泻虚补实，神去其室，致邪失正，真不可定，粗之所败，谓之夭命；补虚泻实，神归其室，久塞其空，谓之良工……其于胀也，必审其眽，当泻则泻，当补则补，如鼓应桴，恶有不下者乎。"故而治疗扩张型心肌病的治疗原则为盛则泻之，虚则补之，热则疾之，寒则留之，陷下则灸之，不盛不虚，以经取之。

1. 盛则泻之

"盛则泻之""满则泻之""邪盛则虚之"即实证用泻法，《灵枢·胀论》中"三里而泻，近者一下，远者三下，无问虚实，工在疾泻"，面对实证，则急泻之，毋庸置疑，疾泻的目的是防止胀病病久而排挤其他脏腑，发生脏腑的传变。治疗方法多选用泻足三里。

2. 虚则补之

"虚则补之""虚则实之"，意即治疗扩张型心肌病代偿期用补法。在针刺及艾灸治疗过程中手法操作多选用补法，但需注意的是，纯粹阴虚之证必兼内热，不宜过用灸法，而阴阳两虚之证可用灸法燮理阴阳，如《灵枢·官能》所言："阴阳皆虚，火自当之。"针灸补法的选穴，常取下腹部穴位，如神阙、气海、关元，及其他偏补的穴位，如足三里、膏肓、命门、太溪等穴位，对扩张型心肌病虚证多用心俞穴与手少阴心经原穴神门。

3. 陷下则灸之

"陷下则灸之"之"陷下"，在《黄帝内经》中主要表达两个方面：一个方面是指脉络，如《灵枢·经脉》云："实则必见，虚则必下，视之不见，求之上下。"意思是说邪气盛实则血液充满脉中明显易见，正气虚则络脉必陷下而看不见。另一个方面是指脉象，如《灵枢·九针十二原》云："凡将用针，必先诊脉，视气之剧易，乃可以治也。"主要指脉象的沉伏。对于《灵枢·禁服》所记载的"陷下者，脉血结于中，中有著血，血寒故宜灸之"，唐代王冰注："脉虚气少，故陷下也。"明代张景岳注："沉伏不起也。"故此处的"陷下"主要见于血寒或气虚之证。在扩张型心肌病的治疗中，对于寒证、气虚的患者，可以使用灸法。

4. 菀陈则除之

"菀陈则除之"中，"菀"指瘀结、瘀滞；"陈"指陈旧、陈腐，引喻时间长久，故"菀陈"指的就是因疾病日久导致瘀滞于体内的气血。"菀陈则除之"则是去除体内瘀滞日久的气血，达到活血通络、调理气机的目的。临床多用三棱针或皮肤针行刺血等手法，也可刺后拔罐，治疗扩张型心肌病久病入络，经络瘀阻、痰瘀阻肺的患者。

5. 热则疾之

"热则疾之"，即浅刺疾出或点刺出血，手法宜轻。《灵枢·九针十二原》亦云："刺诸热者，如以手探汤。""疾"与"急"相通，所以是指快速针刺之意，针用泻法。适用于扩张型心肌病伴热证的治疗，常取大椎、曲池、合谷、外关等穴浅刺疾出，即可达清热之目的。

6. 寒则留之

"寒则留之"，即深刺而久留针，以达温经散寒的目的。《黄帝内经太素》曰："有寒痹等在分肉间者，留针经久，热气当集，此为补也。"《灵枢·终始》曰："刺热厥者，留针反为寒；刺寒厥者，留针反为热。"《灵枢·九针十二原》亦云："刺寒清者，如人不欲行。"主要适用于扩张型心肌病伴寒证的治疗，则针刺应深而久留，以温针法最为适宜，或加用艾灸。

（四）三因制宜

"三因制宜"是指因人、因地、因时制宜,即根据治疗对象、地理环境、季节(包括时辰)等具体情况选择相应的治疗方法。

1. 因人制宜

《灵枢·逆顺肥瘦》言:"体质壮大,血气充盈,肤革坚固,因加以邪,刺此者,深而留之……婴儿者,其肉脆血少气弱,刺此者,以毫针,浅刺而疾发针,日再可也。"明代张景岳在《类经》中指出:"夫人生器质,既禀于有生之初,则具一定之数,似不可以人力强者。"由于患者的性别、年龄、体质等不同特点,则各机体生理功能和病理表现,也具有不相同的特点,所以针灸治疗方法也具有差别性。

2. 因地制宜

《素问·异法方宜论》指出:"北方者……其地高陵居,风寒冰冽,其民乐野处而乳食,脏寒生满病,其治宜灸焫,南方者……其地下,水土弱,雾露之所聚也,其民嗜酸而食胕,故其民皆致理而赤色,其病挛痹,其治宜微针。"由于地理环境、气候条件不同,则各机体生理功能和病理表现,所以针刺治疗方法也具有差别性。

3. 因时制宜

扩张型心肌病常见诱因有外感风寒湿热等外邪,诱发心肺伏饮,壅塞气道,血脉运行不畅,与四季四时之变化密切相关。故在治疗时需要结合四季四时的变化来制订针灸方案。此外,人体的生理功能和病理变化受四时气候变化的影响。如《难经·七十难》认为:"春夏者,阳气在上,人气亦在上,故当浅取之;秋冬者,阳气在下,人气亦在下,故当深取之。"

三、治疗

针刺疗法是重要的传统医学非药物治疗手段,具有疏通经络、调和气血、扶正祛邪、调和阴阳的作用。经络联系人体内外,沟通脏腑,能运行气血,协调阴阳。腧穴则是人体脏腑经络气血转输出入的特殊部位。通过针刺经络腧穴,能够调节脏腑气机,达到治疗疾病目的。现代医学指出,针刺可以通过平衡交感与副交感神经,增强心力衰竭患者的运动耐力。针刺治疗具有操作简便、价格低廉、作用明显、副作用少的特点,在心血管疾病的治疗中占据着重要的地位。

（一）辨证选穴

1. 痰饮阻肺证

主穴:巨阙、膻中、公孙、内关、乳根、膺窗及天池。

方义:巨阙属任脉,为心之募穴,具有调理心气的功效,可散胸膈痰凝、运中焦湿热;膻中是心包的募穴、八脉交会穴中的气会,具有宽胸理气、降逆化痰的功效;公孙为足太阴脾经之络穴,亦为八脉交会穴之一,并与冲脉相交,刺之可调理脾胃,理气和血,调和冲脉;乳根、膺窗均属于足阳明胃经,为局部取穴,有疏通局部胸胁气机的功效;天池、内关均为手厥阴心包经的穴位,其中内关为心包之络,八脉交会与阴维相交,可调理阴阳,《难经》指出"阴维为病苦心痛",故针刺内关有安神宁心、理气止痛的功效,内关与公孙相配伍,可主心胸胃之疾病。以上诸穴合用,共奏除湿祛痰,调理胸膈气机之功。

2. 气虚血瘀证

主穴：内关、膻中、太渊、水分、天枢、气海、足三里、太溪、太冲。

随症配穴：下肢水肿加关元、阴陵泉、复溜；腹胀、恶心加下脘、阳陵泉；胸闷气短加尺泽、阴郄；头晕头昏加百会、悬钟；手足麻木加少海、申脉。

方义：内关为手厥阴心包经之络穴，八脉交会穴与阴维脉相交，可行气活血，理气宽胸；膻中归属任脉，为心包之募穴，八脉交会之气会，可行调虚补中、理气活血之功；太渊为手太阴肺经之募穴，八脉交会之脉会，沟通周身血脉，行血活血。三穴共用，可宽胸行气，气行血运，使脉道通畅，发挥"心主血脉"之功。水分、天枢、气海为局部取穴，取脐周穴位，共奏调理中焦气机、利水强心、补气健体、通调上下焦的功效。足三里属足阳明胃经之合穴，也是胃之下合穴，是养生强健的要穴，可达到调补阴阳、健脾补气的目的；太溪属足少阴肾经之原穴，太冲属足厥阴肝经之原穴，两者共用，共奏调理肝肾之功。

3. 心肾阳虚证

主穴：神阙、气海、关元、中极。

方义：神阙属任脉，具有补阳、理气、活血、化瘀等功效；中极、关元均属任脉，同为足三阴经与任脉交会穴，其中中极为膀胱之募穴，关元为小肠之募穴，两者为腑气汇聚于腹部的穴位，与气海同用，可调补下焦、补肾填精、通调血室，共奏温通阳气、调理气机、补益心肾之功。

（二）其他治疗方法

1. 揿针

取内关、神门、足三里。每日自行按压 3~5 次，局部微痛为度，每次留针 2 日，隔日 1 次。

2. 耳针

取心、神门、交感、心脏点、胸。将王不留行籽按压在耳穴上，每日按压 5 次，每次 2 分钟，以穴位出现热、酸、痛、沉等得气感觉为度。每 3 日更换一次王不留行籽。

3. 直流电穴位中药离子导入法

取心俞、脾俞及肾俞，直流感应电疗机电极浸药后放置，波形选择直流电，输出选择细调 3~4，电压 50 mA，每穴给药导入时间 20 分钟，隔日 1 次。

（三）针灸疗法治疗扩张型心肌病的现代研究

现代医学指出扩张型心肌病是引起心力衰竭、心律失常和猝死的常见疾病。扩张型心肌病病因尚不明确，主要特征为心腔扩大，心肌收缩功能减退，严重者可伴有心力衰竭，病死率高。针灸疗法是一种具有中医特色且有明确临床疗效的治疗方法。现代研究证实，针灸疗法具有疏通经络、调和气血、扶正祛邪、调和阴阳等作用，由于针灸疗法具有双向调节的作用，故针灸疗法能够通过改善心肌收缩，影响心肌缺血后的血流动力学，缓解急性心肌缺血带来的心肌负担，促进心肌重构，达到与西药治疗相似的效果。

针灸疗法在扩张型心肌病的治疗中体现出良好的疗效。郭颖等学者通过针刺慢性心力衰竭小鼠的内关穴，证实了针刺内关穴能够有效地降低慢性心力衰竭小鼠的心肌组织受损情况，缓解炎性浸润，对防治心肌细胞的损伤有明确的疗效。李鑫等研究者通过对 100 例慢性心力衰竭的患者进行临床试验分析，对照组予西医常规治疗，实验组对患者的关元、血海、郄门、中脘等穴位进行每日 30 分钟的针刺治疗,治疗 4 周后治疗组总有效率(94%)明显优于对照组(76%)。刘海立等学者对 30 例慢性心力衰竭的患者进行对比研究,对照组予西药治疗,治疗组进行神道八阵穴隔药灸(药物组成:生黄芪、知母、升麻等),每日 15 分钟,连续 12 周后治疗组患者总有效率高于对照组。也有临床研究提示,对足三里、关元进行艾灸,可以有效地提高患者慢性心力衰竭的治疗效果。陈曙霞等研究指出,针刺内关可以通过增强心肌收缩,降低左心室舒张末期压力,改善心功能。

四、展望

目前西医治疗扩张型心脏病,尚无法有效逆转心脏重构进程、阻止本病向终末期发展、降低死亡率。近年来随着对中医药研究的深入,传统的非药物疗法,如针刺、灸法、穴贴等在本病的临床治疗上取得了一定疗效,极大地丰富了扩张型心肌病的治疗手段,为其治疗提供新思路。虽然大多临床研究表明,中医传统治疗在改善扩张型心肌病临床症状、预后等方面疗效独特,但其作用机制方面仍需要进一步深入探讨。除此之外,应用针灸疗法治疗扩张型心肌病的过程中仍存在几个矛盾:一是应用针灸疗法的过程中缺乏统一而规范的诊疗标准,具体体现在辨证分型标准不一、疗效评价标准不一等方面;二是缺乏标准化、大样本的临床随机对照研究;三是临床针刺治疗缺乏辨证的思想,怎样更好地在辨证的基础上选穴处方、辨证施针是所有临床医生应该思考和努力的方向。明确针灸疗法治疗扩张型心肌病的作用机制,促进针灸疗法在扩张型心肌病中发挥更多的效用,将是今后研究的一个重点方向。

第二节　中医膏方疗法

一、中医膏方疗法概述

膏方作为在中医药理论指导下预防与治疗疾病的一种重要手段,是以一般的中药饮片为基础原材料,配合以高档的中药材为主的精细料,在胶类、糖类等赋形剂的配合下,按照规定的药物处方及制作加工工艺制作而成的一类中药制品。现已广泛地运用于内、外、妇、儿、骨伤、五官科等疾病,特别是诸多慢性疾病、虚证等。现代膏方以一人一方、一人一料为特色,治疗效果明显,越来越多地被广大的患者接受。扩张型心肌病作为一种慢性疾病,主要以心室扩大、心肌收缩功能降低为特点,其病程是逐步进展的。故在疾病的早中期、缓解期就更适合运用膏方调理阴阳、补益气血。

二、中医膏方疗法治疗扩张型心肌病的临床应用

中医膏方疗法擅于燮理阴阳,益气补血,临床上用于治疗扩张型心肌病缓解期,以轻中度心功能不全患者为主。应用中医膏方治疗慢性心功能不全稳定期、轻中度心功能不全具有以下特点。

（一）分期论治

扩张型心肌病在不同的发展阶段，病程长短不一，个体差异较大，心功能分级亦不同。早期以心肺气虚为主治疗，中期以气阴两虚为主治疗，后期以心肾阳虚为主治疗。

心功能分级属于Ⅱ级的轻度心功能不全，其病机以心肺气虚为主，《医学衷中参西录》记载有"心有病可以累肺作喘"。治疗上注重补益心气、宣肺平喘。常用保元汤加味（黄芪、太子参、甘草、肉桂、生姜），其中重用黄芪、太子参。黄芪味甘，性温，归肺、脾经，具有补气固表、利尿托毒、排脓、敛疮生肌功效，《本经逢原》载："黄芪能补五脏诸虚，治脉弦自汗，泻阴火，去肺热，无汗则发，有汗则止。"太子参味甘，性温，《本草再新》云："入心、脾、肺三经。可大补心气，补脾肺元气，止汗生津，定虚悸。"重用太子参，大补心气，健脾润肺；黄精，既能补益心气，又能养心阴滋肾精，使心阴滋养，肾精充足，避免黄芪、太子参补气之燥。

心功能分级属于Ⅲ级的中度心功能不全，其辨证以气阴两虚为主。治疗上既要补益心气，又要滋养心阴，应用生脉散或炙甘草汤加味。此阶段患者常气虚、阴虚、水湿瘀血夹杂，正虚与邪实互结，病情复杂，治疗上一定要分清主次，既要补益心气、滋阴复脉，又要利水消肿、健脾化湿、活血通络，使邪去不伤正，补气不留瘀。

心功能分级属于Ⅳ级的重度心功能不全，此阶段随着病程的发展，阴损及阳，导致心阳虚衰，并逐渐引起肾阳亏损，使心肾阳虚，心阳虚则气血运行乏力，肾阳虚则上不能助肺通调水道，中不能助脾运化，下不能温化水液，即所谓"其标在肺，其本在肾，其制在脾"，致使水湿潴留，阳虚水泛。因此，此阶段的治疗重点在于温阳化湿，平喘利水，代表方剂为真武汤、苓桂术甘汤加减。

（二）强调"瘀血"在慢性心功能不全病程中的作用

瘀血病因贯穿于慢性心功能不全的全过程。瘀血既是气血运行不畅导致的病理产物，又是引起脏腑功能失和、脉道不利的致病原因。"瘀，积血也。"叶天士提出"久病入络""久病血瘀"。王清任认为久病多瘀及气虚致瘀，久患心病，心体受伤，心气不足，血行滞涩，日久则心血瘀阻。《医贯》又云："痰也，血也，水也，一物也。"血水同源，互存互用。"血瘀既久，其水乃成""血不利则为水"，水湿内生，壅遏气机，反而加重瘀血，形成水瘀互结，郁而化热，更耗气阴，复致气阴两虚。气阴两虚和血瘀水停互为因果，形成恶性循环。后期心肾阳虚，瘀血为阴邪，失于心肾之阳的温煦，则瘀血阻络，脉道不利。治疗上可用丹参、桃仁、当归、红花、地龙、川芎、穿山甲、水蛭等。

（三）治疗中尤其注重顾护胃气

扩张型心肌病伴慢性心功能不全，临床常以纳呆、食欲不振、便溏等为首要症状，多因心气亏虚、脾胃功能失和、血脉瘀阻致脾胃虚弱或健运失常，而膏方中多用补气重剂、胶类、糖类，易于壅滞碍脾。因此，在扩张型心肌病的膏方治疗中，必须十分注重顾护胃气，可选用鸡内金、六神曲、焦山楂、炒谷芽、炒麦芽等消谷化食之品。兼有胃脘胀满不适者，加用佛手、香橼皮、砂仁、紫苏梗、木香等理气导滞药物。

（四）重视体质偏颇的调治

扩张型心肌病病程长，患者个体差异较大。在应用膏方治疗扩张型心肌病过程中，重视体质偏颇的调治。人体体质分为平和质、气郁质、痰湿质、湿热质、气虚质、瘀血质、阴虚质、阳虚质。平和质一般不需要调理。痰湿质、湿热质可以调治,但须先用化湿祛痰,或清热化湿等药物治疗一段时间后,再予以调治。其他的体质均可以根据各自的病情进行膏方调治。在临床工作中较少出现单独的体质特征,很有可能两个或三个以上体质特征同时出现。此时需要我们根据出现的实际病情,全面归纳,正确使用膏方。

（1）气虚质:气虚者,膏方调养应多用补气之品如参苓白术散、补中益气汤等。

（2）血虚质:血虚者,膏方多选用补气补血之品如四物汤、归脾汤、当归生姜羊肉汤等;气血两虚者,膏方多以十全大补汤、人参养荣汤等为主,在此基础上随症加减。

（3）阴虚质:阴虚者,膏方调养常用养阴生津之品如天冬、麦冬、石斛、沙参等。选方可用六味地黄丸、大补阴丸等为主。

（4）阳虚质:阳虚者,膏方调养以温补脾肾之品如肉桂、杜仲、附子、淫羊藿、补骨脂等。选方可用右归丸、金匮肾气丸、建中汤等。

（5）痰湿质:痰湿者,运用健脾理气、化湿（燥湿）消痰的膏方,能消除体内停聚的痰湿。常选用具有化痰祛湿之品如白术、昆布、苍术、薏苡仁、茯苓、胆南星、泽泻等。选方多以香砂六君子汤、二陈汤为主。

（6）气郁质、血瘀质:此两类体质,膏方调养应以疏肝理气、活血化瘀为主,多选用理气活血化瘀之品如柴胡、青皮、川芎、郁金、丹参、香附、当归、三七等。选方多以逍遥散、越鞠丸、柴胡疏肝散、血府逐瘀汤、桃红四物汤、失笑散为主。

（五）用法

（1）膏方服用剂量要根据病情或患者的身体情况及药物性质而定,尤其是与患者消化功能有密切关系者。一般每日 2 次,每次 30 g,以温开水调服,饭前为好。胃有疾病者,可以饭后 5 分钟左右服用。初次服用先以半量开始,饭后 15 分钟内服完,适应 1 周后,改为常规用法用量。

（2）服膏方时,患者阳虚有寒者,忌食生冷;属阴虚火旺者,忌燥热性食物。

（3）服膏方时,不宜饮浓茶、咖啡,不宜食辛辣刺激性食物,以免妨碍脾胃消化功能,影响膏方的吸收。含人参的膏方慎食生萝卜;含何首乌的膏方忌猪血、羊血及铁剂,且不能与牛奶同服,因其中含钙、磷、铁等,易与滋补药中有机物质发生化学反应,而生成较难溶解的化合物,致使牛奶与药物的有效成分均被破坏,甚至产生不良反应。

（4）感冒、腹泻、慢性病急性发作期、妇女月经期暂停服用,待症状缓解或经期后再续服。痛风、血尿酸增高、慢性肾功能不全患者,应少用阿胶、鹿角胶、龟甲胶、鳖甲胶等熬制,以免病情加重。糖尿病、糖耐量增高者及肥胖症者宜用木糖醇、元贞糖等替代蔗糖。膏方中鹿角胶、龟甲胶、鳖甲胶需要用黄酒炖烊时,应尽量使酒精全部挥发掉,肝病患者尤应注意。

（5）中医膏方,四季皆可服用,但以冬季为佳。一般以冬至日起 45 日左右,即头九到六九为最佳时间。如果准备一冬服两料膏滋药,则可以适当提前。民间有"冬令进补,春来打虎"之说。主要因为"天人相应",即人禀天地之气而生,人体与天地之气息息相关。随着一年四季气候的不同,大自然有春生、夏长、秋收、冬藏的变化。冬季是封藏的季节,《素问·四气调神大论》曰"冬三月,此谓闭藏",此时天气寒冷,食欲旺盛,腠理致密,人体阳气、阴精均藏而不泻,营养物质能充分吸收、利用和储存,因而在这段时间根据个人气血阴阳不同的虚损情况,选择适当膏方进行调补,能最大限度地发挥膏方改善体质、防病治病的作用,可使人体第二年阴阳平衡,五脏六腑协调,气血和顺。

（六）不良反应的处理

由于开具膏方的医师经验不同,或不遵守医嘱服用膏方,或膏方加工程序欠规范等,膏方在服用过程中可能存在一些隐性问题。个别人服用膏方后产生腹胀、纳呆、腹泻、口腔溃疡、口鼻少量出血、便秘、失眠、多梦、兴奋、多汗等,可能是由于用药不当引起。出现上述情况可与处方医师联系,获取指导,或由处方医师开具相关小复方与膏方同时服用。服某种膏方后,若出现皮肤瘙痒、荨麻疹、红斑、红疹,多由过敏所致,应停服膏方。

（七）辨证分型

中医膏方疗法适用于扩张型心肌病稳定期的患者（指服用膏方期间无急性心力衰竭发作症状）,其治疗目标是减轻症状,阻止病情发展,改善心功能与活动能力,提高生活质量。

扩张型心肌病疾病初期以相关虚证为主,疾病迁延不愈,中后期则表现为虚实夹杂,并且多以实证为主。

1. 心肺气虚

症状:气短、动则加重,心慌,神疲,乏力,易感冒,舌质淡,舌苔白,脉沉弱。

治法:益气养心。

方药:保元汤合春泽汤、桂枝甘草汤加减。

膏方调治基本用药:黄芪、白术、桂枝、丹参、泽泻、猪苓、茯苓、柴胡、麦冬、党参、白术、茯苓、甘草、怀山药、莲子肉、白扁豆、陈皮、谷芽、麦芽、六神曲、山楂、鸡内金等。

精细料及其他:生晒参、红参、西洋参、铁皮石斛、阿胶、龟甲胶、鳖甲胶、鹿角胶、饴糖、白冰糖。

随症加减:气虚及阳,症见畏寒肢冷、尿少肢肿者,加附子、肉桂、干姜、钟乳石、泽泻、猪苓等以温阳利水;表虚自汗、营卫不和者,可选用桂枝汤或黄芪加桂枝汤;兼有阴虚低热,症见舌红苔少者,加麦冬、玉竹、生地黄。

2. 气虚血瘀

症状:心悸气短,胸胁作痛,颈部青筋暴露,胁下痞块,下肢浮肿,面色晦暗,唇甲青紫,舌质紫暗或有瘀点、瘀斑,脉涩或结代。

治法:益气活血。

方药:血府逐瘀汤加减。

膏方调治基本用药:桃仁、红花、当归、地黄、牛膝、川芎、桔梗、赤芍、黄芪、太子参、炙甘草、白术、防风、党参、茯苓、甘草、怀山药、莲子肉、白扁豆、枳壳、柴胡、绿萼梅、佛手、六神曲、谷芽、麦芽、山楂等。

精细料及其他:生晒参、红参、西洋参、铁皮石斛、阿胶、龟甲胶、鳖甲胶、鹿角胶、饴糖、白冰糖。

随症加减:气虚及阳,症见畏寒肢冷、尿少肢肿者,加附子、肉桂、干姜、钟乳石、泽泻、猪苓等以温阳利水。

3. 心肾阳虚

症状:气短,动则气喘,乏力,心慌心悸,尿少浮肿,腹胀便溏,身寒肢冷,舌淡胖或有齿印,脉沉细或迟。

治法:温阳固本。

方药:真武汤或四逆汤加减。

膏方调治基本用药:附子、肉桂、淫羊藿、巴戟天、肉苁蓉、杜仲、补骨脂、菟丝子、沙苑子、续断、益智仁、黄芪、防己、白术、茯苓、猪苓、泽泻、泽兰、红花、桃仁、香加皮、陈皮、枳壳、沉香、佛手、大腹皮、谷芽、麦芽、莱菔子、鸡内金、六神曲、山楂等。

精细料及其他:生晒参、红参、西洋参、铁皮石斛、阿胶、龟甲胶、鳖甲胶、鹿角胶、饴糖、白冰糖。

随症加减:阳虚水泛,症见面肢浮肿,畏寒肢冷,尿少腹胀,口唇青紫,可加用苓桂术甘汤加减。

4. 气阴两虚

症状:气短、活动后加剧,心慌心悸,乏力,动则汗出,自汗或盗汗,口干,舌红少苔,脉细数无力。

治法:养阴益气。

方药:生脉散合百合知母汤加减。

膏方调治基本用药:麦冬、五味子、知母、百合、黄芪、党参、太子参、炙甘草、白术、怀山药、茯苓、谷芽、麦芽、莱菔子、鸡内金、六神曲、山楂等。

精细料及其他:生晒参、红参、西洋参、铁皮石斛、阿胶、龟甲胶、鳖甲胶、鹿角胶、饴糖、白冰糖。

随症加减:阴虚血亏者,加南沙参、北沙参、天冬、麦冬、石斛、玉竹、女贞子、墨旱莲、枸杞子、山茱萸、黄精、百合、当归、熟地黄、白芍、何首乌等养阴补血。

5. 痰饮阻肺

症状:心悸气急,咳嗽喘促,咯白痰或痰黄质黏稠,胸脘痞闷,头晕目眩,尿少浮肿,舌暗淡或绛紫,苔白腻或黄腻,脉弦滑或滑数。

治法:行气化痰。

方药:苏子降气汤、三子养亲汤或六君子汤加减。

膏方调治基本用药:陈皮、半夏、前胡、白前、厚朴、紫苏子、旋覆花、天南星、白附子、白芥子、白术、茯苓、陈皮、薏苡仁、厚朴、怀山药、紫菀、款冬花、百部、白果、葶苈子、桑白皮、苦杏仁、绿萼梅、佛手、谷芽、麦芽、鸡内金、六神曲、莱菔子等。

精细料及其他:生晒参、西洋参、阿胶、龟甲胶、鹿角胶、饴糖、白冰糖等。

随症加减:痰从寒化为饮,又常常容易外感风寒,形成表寒里饮证,症见咳喘痰多、色白如泡沫者,可用小青龙汤加麻黄、桂枝、细辛、干姜等散寒化饮;饮邪郁而化热,可用小青龙加石膏汤清解郁热；痰浊夹瘀，症见唇甲紫暗，舌暗有瘀斑、瘀点者，选用小陷胸汤或加桃仁、丹参、赤芍等；痰黄如脓或腥臭者，酌情加鱼腥草、开金锁、薏苡仁、冬瓜子；腑气不通，症见大便秘结者，加大黄、芒硝以通腑泄热。

第三节　常用中成药及中药制剂

扩张型心肌病主要表现为左心室、右心室或双侧心室增大，伴心肌肥厚，心肌收缩功能减退，伴或不伴心功能不全，多表现为活动耐量降低，活动时出现胸闷气短、喘促、水肿等表现。但其病因尚不清楚，现代科学认为其可能与病毒感染、基因与遗传、自身免疫等因素关系密切，目前仍缺乏特效治疗方法，中医学通过辨证论治，具有改善心功能，提高活动耐量，提高生存率等疗效优势。

一、扩张型心肌病临床常用中成药

（一）扩张型心肌病急性发作期的中成药应用

1. 稳心颗粒（无蔗糖）

成分：党参、黄精、三七、琥珀、甘松。

功效：益气养阴，活血化瘀。

用法用量：开水冲服，一次 1 袋（每袋 9 g，无蔗糖每袋 5 g），一日 3 次或遵医嘱。

药理学研究：研究表明，稳心颗粒应用于治疗慢性扩张型心肌病心力衰竭合并心房颤动，可保护心肌组织，对预防心律失常有较高的应用价值。其中党参可抗血小板聚集，能扩张外周血管，增加冠状动脉血流量，改善心肌缺血，降血压，提高心输出量；三七可以通过调节脂类代谢、抗氧自由基等途径发挥预防动脉粥样硬化的作用，三七中有效组分可有效缓解心律失常；甘松所含的缬草酮有抗心律失常作用，对损伤性心房扑动及心房颤动方面有抑制作用；黄精对心肌缺血具有一定保护作用；琥珀可抑制心脏异常起搏点消除返折，从而抗心律失常。稳心颗粒可有效改善患者心功能及血清胱抑素（Cystatin C）、BNP、C 反应蛋白、ET-1 水平，且安全性较好。

2. 血府逐瘀口服液（胶囊）

成分：桃仁、红花、当归、川芎、地黄、赤芍、牛膝、柴胡、枳壳、桔梗、甘草。

功效：活血化瘀，行气止痛。

用法用量：口服，一次 10 mL（6 粒），一日 3 次。

药理学研究：研究表明，血府逐瘀口服液（胶囊）药理作用表现为抑制血小板活化分子表达，降低血小板聚集性，其抑制血小板聚集的机制主要是 ADP 诱导活化聚集的血小板，也可增加 SIRT1 的表达，抑制 FoxO1、FoxO3、FoxO4 的表达，从而发挥其保护受损心肌细胞、抗心肌细胞凋亡的作用。

3. 芪苈强心胶囊

成分：黄芪、人参、附子、丹参、葶苈子、泽泻、玉竹、桂枝、红花、香加皮、陈皮。

功效：益气温阳，活血通络，利水消肿。

用法用量：口服，一次 4 粒（每粒 0.3 g），一日 3 次。

药理学研究：研究表明，芪苈强心胶囊具有利尿、强心、扩张血管、增加心输出量的作用，可有效促进 RAAS 等相关因子的释放，促进心力衰竭改善，还能通过促进 ATP 的生成和利用状态来调节心肌能量代谢，激活心肌细胞中 HIF-1α-血管内皮生长因子血管新生途径来发挥心肌内皮细胞保护作用，通过 TGF-β1 信号通路发挥抗纤维化作用，促进充血性心力衰竭患者心室重构改善。芪苈强心胶囊可改善心力衰竭患者神经内分泌、血清因子水平、心脏结构，并进一步改善心脏舒张功能，提高患者的生活质量。

4. 麝香保心丸

成分：人工麝香、人参提取物、人工牛黄、肉桂、苏合香、蟾酥、冰片。

功效：芳香温通，益气强心。

用法用量：口服，一次 1~2 丸（每丸 22.5 mg），一日 3 次；或症状发作时服用。

药理学研究：研究表明，麝香保心丸可改善心肌缺血、舒张血管、促血管新生、修复原代心肌细胞缺氧-复氧损伤、抑制血管钙化等。主要通过抑制大肿瘤抑制基因-1（large tumor suppressor gene 1，LATS1）磷酸化，激活 Yes 关联蛋白（Yes-associated protein，YAP）后上调内皮细胞血管新生相关基因的表达，促进血管新生；并能在改善心功能、调节血压等方面展现出较大优势。

5. 苏合香丸

成分：苏合香、安息香、冰片、水牛角浓缩粉、人工麝香、檀香、沉香、丁香、香附、木香、乳香（制）、荜茇、白术、诃子肉、朱砂。

功效：芳香开窍，行气止痛。

用法用量：口服或灌胃或鼻饲，一次 1 丸（每丸 3 g），一日 1~2 次。

药理学研究：研究表明，苏合香丸具有明显的抗血小板聚集、抗实验性血栓形成、抗心肌缺血及抗凝血促纤溶活性等作用。苏合香丸能够增加心肌梗死的冠状窦血流量，减慢心率和心脏动-静脉血氧差，表明其抗心肌缺血与减慢心率、改善心肌氧代谢、抗冠状动脉痉挛作用有关。

6. 安宫牛黄丸

成分：牛黄、水牛角浓缩粉、人工麝香、珍珠、朱砂、雄黄、黄连、黄芩、栀子、郁金、冰片。

功效：清热解毒，镇惊开窍。

用法用量：口服、灌胃或鼻饲，一次 1 丸，一日 1~2 次。

药理学研究：研究表明，安宫牛黄丸对动物实验性的高血压有明显降低作用。实验中实验动物的血压虽持续下降，但是冠状动脉血流量增加，心肌收缩力加强，提示该药对心功能有改善作用。此外，安宫牛黄丸可明显延长小鼠在常压缺氧状态下的存活时间。特别是合并呼吸道感染时，其可缓解由缺氧、二氧化碳潴留、呼吸衰竭而发生的精神、神经症状，使神志恢复正常,并使二氧化碳分压恢复正常。

（二）慢性扩张型心肌病缓解期的中成药应用

1. 益心舒胶囊

成分：人参、麦冬、五味子、黄芪、丹参、川芎、山楂。

功效：益气复脉,活血化瘀,养阴生津。

用法用量：口服,一次 3 粒（每粒 0.4 g）,一日 3 次。

药理学研究：研究表明,益心舒胶囊具有扩张血管、降低血液黏度、促进心肌细胞能量代谢等作用。可有效改善心力衰竭患者左心房内径,缓解心脏舒张功能的减退,可有效提高心力衰竭患者运动耐量,改善其心功能,安全性高,临床应用价值大。

2. 蛤蚧定喘胶囊

成分：蛤蚧、瓜蒌子、紫菀、麻黄、鳖甲（醋制）、黄芩、甘草、麦冬、黄连、百合、紫苏子（炒）、石膏、苦杏仁（炒）、石膏（煅）。

功效：滋阴清肺,止咳定喘。

用法用量：口服,一次 3 粒（每粒 0.5 g）,一日 3 次。

药理学研究：研究表明,其可对抗组胺所致离体气管的痉挛,增加气管痰液排出量,具有显著的平喘、祛痰、止咳、抗炎、免疫作用。体外抑菌试验证明,对金黄色葡萄球菌、乙型溶血性链球菌、肺炎球菌、卡他球菌和白喉杆菌均有不同程度的抑菌作用,其中对金黄色葡萄球菌的作用最强。

3. 生脉饮口服液

成分：人参、麦冬、五味子。

功效：益气复脉,养阴生津。

用法用量：口服,一次 10 mL,一日 3 次。

药理学研究：研究表明,生脉饮可以通过干预心力衰竭时心肌能量代谢异常,纠正能量底物的摄取和利用、线粒体的氧化磷酸化、ATP 的转运和利用的功能障碍。同时具有保护心肌、改善心功能的作用,还有免疫调节、清除羟自由基、促进生长发育和学习记忆的作用。

4. 补心气口服液

成分：黄芪、人参、石菖蒲、薤白。

功效：补益心气,理气止痛。

用法用量：口服,一次 10 mL,一日 3 次。

药理学研究：研究表明,补心气口服液具有稳定而持久的扩张冠状动脉、降低心肌摄氧量,提高心功能,提高超氧化物歧化酶活性的作用,同时能够调节神经内分泌功能,增强机体免疫力,镇静安神,具有补心气、理气宽胸的功效。

5. 芪参益气滴丸

成分：黄芪、丹参、三七、降香油。

功效：益气通脉,活血止痛。

用法用量：餐后半小时服用,一次 1 袋（每袋 0.5 g）,一日 3 次,4 周为 1 个疗程或遵医嘱。

药理学研究:研究表明,黄芪内所含的多糖类、黄酮类、皂苷类等化学成分,可对心功能、左心室重构、血管扩张进行有效改善。丹参内的丹参酮可调节血管内膜平滑肌细胞,提高血管平滑肌细胞状态,具有心肌保护作用。三七内的三七总皂苷对实验性心律失常模型均有显著抑制作用。降香内含有的挥发油类和黄酮类化合物,具有增加冠状动脉血流量、舒张血管、抗氧化、抗炎等作用。因此,芪参益气滴丸具有促进血管生成、延缓心室重构、抗血小板聚集等作用,可改善心肌缺血,对心肌缺血再灌注损伤、炎症、心肌细胞凋亡等具有良好的治疗效果,可以有效改善心力衰竭患者心脏、内皮及肾脏功能,提高临床疗效。

6. 参松养心胶囊

成分:人参、麦冬、山茱萸、丹参、酸枣仁(炒)、桑寄生、赤芍、土鳖虫、甘松、黄连、南五味子、龙骨。

功效:益气养阴,活血通络,清心安神。

用法用量:口服,一次 2~4 粒(每粒 0.4 g),一日 3 次。

药理学研究:研究表明,参松养心胶囊能够改善心肌代谢,并通过多环节、多靶点、多途径整合对通道进行调节,对折返激动进行抑制,进而使多离子通道、心脏传导系统功能及自主神经系统功能得以有效调节。在慢性扩张型心肌病心力衰竭合并室性心律失常患者治疗中疗效显著。

7. 葛酮通络胶囊

成分:葛根总黄酮。

功效:活血化瘀。

用法用量:口服,一次 2 粒(每粒 0.25 g),一日 2 次。

药理学研究:研究表明,葛酮通络胶囊的主要成分为葛根总黄酮。葛根总黄酮能够有效扩张动脉,提升心脏泵血能力,加速微循环,对于稳定心率、减少心肌耗氧都有良好的作用。同时葛根总黄酮还能够有效抑制血栓、血管痉挛及血小板凝聚等。这表明葛酮通络胶囊能够有效缓解心肌炎性状态,减轻过氧化反应,有助于改善心脏泵血功能,可以有效改善扩张型心肌病心力衰竭患者心功能指标,加强心肌收缩能力,减轻心肌炎性反应及过氧化损伤。

8. 黄芪颗粒

成分:黄芪。

功效:补气固表,利尿,托毒排脓,生肌。

用法用量:开水冲服,一次 1 袋(每袋 15 g),一日 2 次。

药理学研究:研究表明,黄芪通过介导 Th1、Th 2 细胞的交互调节,增加 IL-2 分泌,对 T 细胞功能具有增强作用,从而增强免疫功能,抑制相关炎症因子的释放,减轻全身炎症反应,调节免疫功能的紊乱。黄芪颗粒可以扩张冠状动脉、改善微循环、降低心肌耗氧、抗氧自由基,改善扩张型心肌病合并心力衰竭患者的免疫功能、心功能,明显改善患者生活质量,还可通过减轻心肌负荷及心肌损伤来改善患者的心肌收缩功能及舒张功能,进而缓解患者临床症状。

9. 通心络胶囊

成分：人参、水蛭、全蝎、赤芍、蝉蜕、土鳖虫、蜈蚣、檀香、降香、乳香(制)、酸枣仁(炒)、冰片。

功效：益气活血，通络止痛。

用法用量：口服，一次 2~4 粒(每粒 0.26 g)，一日 3 次。

药理学研究：研究表明，通心络胶囊通过下调心肌细胞内兔抗人单克隆抗体(BAX)蛋白表达，同时上调 Bcl-2 蛋白表达，从而减少心肌细胞凋亡及抗心肌抗体的产生，进而改善扩张型心肌病患者的血管内皮功能，降低抗心肌抗体水平。通过调节心肌抗体水平，提高心肌收缩力与心输出量，改善心率变异性，进而改善心功能及血清指标，有效缓解临床症状，提高扩张型心肌病患者的生存质量。

二、扩张型心肌病临床常用注射剂

(一) 生脉注射液

成分：红参、麦冬、五味子。

功效：益气养阴，复脉固脱。

用法用量：肌内注射，一次 2~4 mL，一日 1~2 次；静脉滴注，一次 20~60 mL，用 5% 葡萄糖注射液 250~500 mL 稀释后使用，或遵医嘱。

药理学研究：研究表明，红参中红参总皂苷含量高，红参总皂苷具有增强心肌收缩能力，改善小鼠网状内皮系统功能等功效。麦冬提取物具有明显抗心肌缺血功效。五味子中含有多种有机酸，具有扩张血管作用，五味子素等活性成分还可对抗钙离子、钾离子等引发的血管收缩作用，对缺血缺氧所致的心肌损伤有较强保护作用。生脉注射液则具有扩张血管、强心、改善心肌缺血的功效，可增强左心室收缩能力和搏血量。生脉注射液可有效改善扩张型心肌病伴心力衰竭(气阴两虚)患者临床症状，抑制血管内皮损伤，促进血管内皮功能和心功能恢复。

(二) 血必净注射液

成分：红花、赤芍、川芎、丹参、当归。辅料为葡萄糖。

功效：化瘀解毒。

用法用量：静脉注射。全身炎症反应综合征：血必净注射液 50 mL 加生理盐水 100 mL 静脉滴注，在 30~40 分钟内滴毕，一日 2 次；病情重者，一日 3 次。多器官功能失常综合征：血必净注射液 100 mL 加生理盐水 100 mL 静脉滴注，在 30~40 分钟内滴毕，一日 2 次；病情重者，一日 3~4 次。

药理学研究：研究表明，血必净注射液具有调控炎症反应、抗氧化应激、改善凝血功能、调节免疫功能、保护内皮细胞、改善微循环等功能。明显降低 TNF-α 和 IL-10 的水平，使促炎与抗炎达到平衡，能改善脓毒症患者的免疫功能状态。可抑制心肺复苏后心肌细胞的 Ca^{2+} 内流，减轻钙超载，减轻心肌损伤程度，具有稳定血流动力学，防止严重心律失常，稳定心肌收缩舒张功能的作用。

(三) 参附注射液

成分：红参、附片(黑顺片)。辅料为聚山梨酯 80。

功效:回阳救逆,益气固脱。

用法用量:肌内注射,一次 2～4 mL,一日 1～2 次;静脉滴注,一次 20～100 mL(用5%～10%葡萄糖注射液 250～500 mL 稀释后使用);静脉推注,一次 5～20 mL(用 5%～10%葡萄糖注射液 20 mL 稀释后使用)。或遵医嘱。

药理学研究:研究表明,参附注射液能显著改善心力衰竭大鼠血流动力学状态,改善左心室的射血功能,同时可以调节神经体液,减少心肌组织中 Ang Ⅱ、ET、IL-6、TNF-α 的含量,降低心室壁的张力负荷,逆转心肌重构过程,从多个角度保护心肌。参附注射液在发挥正性肌力作用同时,可以清除氧自由基、抑制脂质过氧化及兴奋超氧化物歧化酶,起到对抗氧化应激、抗炎、保护心脏作用。

(四)参麦注射液

成分:红参、麦冬。辅料为聚山梨酯 80。

功效:益气固脱,养阴生津,生脉。

用法用量:肌内注射,一次 2～4 mL,一日 1 次;静脉滴注,一次 20～100 mL(用 5%葡萄糖注射液 250～500 mL 稀释后应用)。或遵医嘱,也可直接滴注。

药理学研究:研究表明,参麦注射液具有抑制内皮细胞凋亡、调节细胞膜离子通道功能、抗心肌缺血、抗氧化、延缓衰老、抗疲劳的作用。具有 β 受体激动剂效应,可抑制细胞膜上 Na^+-K^+-ATP 酶活性,从而影响 Na^+-K^+ 和 Na^+-Ca^{2+} 交换,使 Ca^{2+} 内流增多,促使 Ca^{2+} 收缩蛋白接触浓度增加,增强心肌收缩力。能促进线粒体琥珀酸脱氢酶及抗氧自由基酶活性提高,增强心肌细胞对半醌式自由基的清除能力,促使脂质过氧化物含量减少。

(五)丹红注射液

成分:丹参、红花、注射用水。

功效:活血化瘀,通脉舒络。

用法用量:肌内注射,一次 2～4 mL,一日 1～2 次;静脉注射,一次 4 mL,加入 50%葡萄糖注射液 20 mL 稀释后缓慢注射,一日 1～2 次;静脉滴注,一次 20～40 mL,加入 5%葡萄糖注射液 100～500 mL 稀释后缓慢滴注,一日 1～2 次。伴有糖尿病等特殊情况时,改用生理盐水稀释后使用。或遵医嘱。

药理学研究:研究表明,丹红注射液具有较强的抗血小板聚集和降低血液黏滞度的作用。可以降低 IL-1、IL-6、TNF-α 的表达,具有抗炎作用。能够降低血浆 ET-1 的表达水平,提升内皮依赖性血管舒张功能,可以有效防治冠状动脉内血栓及保护血管内皮功能。可以抑制血小板活化,提高纤维蛋白的溶解活性,抑制血栓形成;并能刺激血管内皮细胞释放组织型纤溶酶原激活物,促进血栓溶解。显著降低炎症因子表达,改善血管内皮功能,有助于改善心力衰竭患者心功能,提高运动耐量。改善冠状动脉循环,预防缺血、再灌注损伤和抗血小板聚集,并可调节纤溶系统,对心肌梗死溶栓再通患者有保护作用。

(六)黄芪注射液

成分:黄芪。辅料为依地酸二钠、碳酸氢钠、甘油。

功效:益气养元,扶正祛邪,养心通脉,健脾利湿。

用法用量：肌内注射，一次 2~4 mL，一日 1~2 次；静脉滴注，一次 10~20 mL，一日 1 次。或遵医嘱。

药理学研究：研究表明，黄芪注射液可有效地扩张冠状动脉，增加心肌收缩力，具有类洋地黄作用和强心功效，在改善心功能方面具有显著作用，可通过抑制患者 RAAS 和交感神经系统，改善神经内分泌功能，有助于心室重构的修复和逆转。明显改善慢性心力衰竭患者心室的收缩与舒张功能，继而最大限度纠正其血流动力学，在降低患者毛细血管压力的同时加大机体心输出量，通过改善患者心肌功能以降低各项心室重构指标。

（七）心脉隆注射液

成分：心脉隆浸膏（复合核苷碱基、结合氨基酸）。辅料为药用聚乙二醇、药用氯化钠。

功效：益气活血，通阳利水。

用法用量：每次 5 mg/kg，静脉滴注（加 5% 葡萄糖溶液或生理盐水 200 mL，滴速 20~40 滴/分）。一日 2 次，2 次之间间隔 6 小时以上。5 日为 1 个疗程。

药理学研究：研究表明，心脉隆注射液主要通过增加心肌细胞 Ca^{2+} 的内流，增加心肌收缩力、扩张血管、增强肾血管流量、降低心脏负荷量，起到消肿和利尿的作用；在心肌缺血再灌注的过程中，可清除氧自由基，降低乳酸脱氢酶、肌酸激酶的水平，进而保护心肌；可扩张冠状动脉血管，抗自由基和抑制单核细胞与内皮细胞黏附作用，提升患者动脉血流量；可抗心律失常的作用，通过调整神经内分泌失衡状态，增加降钙素基因肽的含量，对血管内皮素分泌的抑制，可降低血管的损伤，进而提升患者运动耐力。心脉隆注射液通过扩张冠状动脉、激活交感神经受体对老年扩张型心肌病中晚期患者进行治疗，可提升心脏功能，降低炎性反应，提高临床疗效，药物安全性较高。

（八）银杏叶注射液

成分：每支含有银杏叶提取物 17.5 mg，其中银杏黄酮苷 4.2 mg。辅料为山梨醇、酒精、氢氧化钠。

功效：活血化瘀。

用法用量：每日或每隔一日深部肌内注射或缓慢静脉推注（患者平卧）5 mL 本品。根据病情，静脉滴注通常一日 1~2 次，一次 2~4 支。若必要时可调整剂量至一次 5 支，一日 2 次。给药时可将本品溶于生理盐水、葡萄糖溶液或低分子右旋糖酐或羟乙基淀粉中，混合比例为 1∶10。若静脉滴注 500 mL，则时间应控制在 2~3 小时。后续治疗可以口服银杏叶提取物片剂或滴剂。或遵医嘱。

药理学研究：研究表明，银杏叶提取物含有黄酮类化合物、内酯类、聚异戊烯醇等主要药效成分，具有增加冠状动脉血流量、改善冠状动脉血液循环的作用。同时也具有抗氧化、清除自由基、防止内皮功能失调、抗缺血和缺血再灌注损伤、抗心律失常等作用。银杏叶为天然血小板活化因子拮抗剂，通过抑制血小板活化因子活性，降低全血黏度、血浆黏度、血浆纤维蛋白原，进而减少微血栓形成，起到保护心肌、抑制血小板聚集和血栓形成的作用，改善扩张型心肌病患者的左心室重构、心功能，提高患者的生活质量。

第十二章
中医名家防治扩张型心肌病经验

第一节　邓铁涛

邓铁涛(1916年10月~2019年1月),广东省开平县人。首届国医大师。广州中医药大学终身教授,中华全国中医学会常务理事,广东省名老中医,内科专家。擅长以中医脾胃学说论治临床各系统病证。在医疗教学科研生涯中积累了丰富的临床诊疗经验,融古通今,提出了对现代医学及祖国医学发展有影响的理论学说。

一、学术思想

邓铁涛认为扩张型心肌病虽病位在心,但不仅限于心,而与五脏关联密切,其中与脾、肾关系尤为密切。主要以心病为本,他脏病为标。脾主运化,升清降浊,肾主水,调节水液代谢,脾肾功能失常,容易导致津液不化,水湿内停,气机阻滞进一步致心血瘀阻,痰瘀阻络,水泛肌肤,心阳、心阴更损,加重本虚标实之证,并且扩张型心肌病心力衰竭与痰瘀亦有密切关系。痰浊内阻导致血流动受阻而停为瘀,瘀血阻于脉络,则津液不化,而变生痰浊。因此在扩张型心肌病中痰瘀易互结,且痰多兼瘀,瘀多兼痰。

(一)辨证强调多脏相关,分清主次

邓铁涛辨治心血管病不局限于治心一脏,强调应综合五脏辨治,抓住主要病变脏器,协调各脏关系。如论及冠心病时,邓铁涛指出:"五脏是一个互相关联的整体,不能把心孤立起来。本病与肝、脾、肾都有密切的关系,如补心益气往往离不开健脾,除痰必先理脾:血压高又往往与肝、肾阴阳失调有关,都宜根据先后缓急,予以调理。总之,既要抓住矛盾的主要方面,又要注意矛盾的次要方面,这是辨证论治时不可忽略的原则。"根据五脏、痰瘀相关的理论,邓铁涛认为,治脾胃可以安四脏,调四脏可以治一脏。何以心病需调脾胃,肾病亦需调脾胃?盖脾胃居于中焦,为全身气机之枢纽,枢机一开,则四脏气机皆得通达,邪有去路,气血运行得以通畅、调和,真气内从,病去正安。治疗扩张型心肌病心力衰竭可从调理脾胃着手。

（二）治疗重视兼治痰瘀

邓铁涛认为心血管疾病多属中医本虚标实之证，标实则强调痰、瘀，治疗时应重视兼治。例如，在治疗冠心病中，邓铁涛认为："广东地处南方卑湿，至易聚湿生痰，故以心阳虚兼痰者最为多见。""临证观察，冠心病患者一般以心阳虚而兼痰浊者为多见，到中后期或心肌梗死的患者则心阳（阴）虚兼血瘀或兼痰和瘀者为多见。因此对本病的治疗，应着重于补气除痰；除痰是一个通法，与补气药同用，通补兼施，有利于心阳的恢复，故本病心阳虚型我们常用温胆汤加减治疗。"但治疗风湿性心脏病，邓铁涛认为："风湿性心脏病是以心阴虚及风湿重者为多见，笔者常以生脉散益气养阴，用威灵仙、桑寄生、蒺藜、木瓜之属以疗风湿。若兼瘀则以丹参、红花、桃仁之类以祛瘀。"对高血压辨证施治中，邓铁涛认为有气虚痰浊一证，对于这类型患者应以健脾益气为主要治法，并且使用自拟赭决七味汤，方中重用黄芪合六君子汤补气以除痰浊，配以赭石、决明子以降逆平肝以治疗。

邓铁涛常用治疗扩张型心肌病治法具体如下。

1. 气血同调

气血阴阳的失调是本病的基本病机，通过调和气血可以调整脏腑功能，达到治疗疾病的目的。"气为血帅"，血液的运行离不开气的推动，故气虚则血瘀。扩张型心肌病多病程长，脏气受伐，气亏少则无力推动血行，瘀血内阻。脾胃为全身气机之枢纽，一旦脾胃功能受损，势必影响气之升降出入，"气有一息之不通，则血有一息之不行"。故通过益气健脾、调畅气机，可达到活血化瘀的目的。邓铁涛常用大剂量五指毛桃与黄芪、党参相配，可大补元气，补而不滞。"血为气母"，气依附于血的运载而达全身，血瘀则气亦滞，故活血即是行气，常用鸡血藤、三七、丹参等养血活血以收行气之功。

2. 攻补兼施

扩张型心肌病心力衰竭患者为本虚标实，根本已虚，水饮之标实又难除，此时只利水则伤阴。邓铁涛吸取"泻邪必兼固正，否则邪去正伤，恐犯药过病所之弊"的经验，在治疗过程中：①优先选用利水而不伤阴之药，如茯苓、猪苓、山药、薏苡仁等甘补淡渗之品，其作用平和，补而不峻，利而不猛，有利水而不伤阴之妙。②善用利水兼能滋阴之药，如车前子、泽泻等利水之力较强，但不伤阴，且能滋阴之品。张锡纯认为，薯蓣苜汤"用车前子者，以其能利水，……且性兼滋阴"，《药性赋》云："泽泻利水通淋而补阴不足"。③注重固护脾胃之阴津。邓铁涛治疗本病水饮内停者，在应用利水药的同时常配伍沙参、玉竹、生地黄、麦冬等养阴生津之品，以固护脾胃之阴津，防利水太过。

3. 升降相随

邓铁涛认为，补益心气重在健脾，调脾即治心。若脾气虚弱，脾阳不振，运化失调，必然导致水液在体内停聚而产生痰饮水湿等病理产物。"脾宜升则健"，故常在大剂量使用五指毛桃、黄芪温补脾阳的基础上酌加柴胡、升麻以引五指毛桃、黄芪甘温之气味上升。脾胃为后天之本，脾的升清有赖于胃之和降。"胃宜降则和"非单指降胃之逆气，更应注重降胃浊，故常在大队健脾升清药中伍用枳实、竹茹和胃降逆、除烦祛痰，使升中有降，共同推动中焦脾胃之枢机运转，使升降协调平衡。

二、医案赏析

（一）医案一

吴某,男,52岁,2001年1月10日入院。反复心悸,气促2年余,加重伴头晕2日。患者2年前开始出现心慌,劳累后气促加重,症状反复。2个月前加重,伴有恶心,乏力,无尿。在某医院诊断为扩张型心肌病(心功能Ⅲ级)、急性肾衰竭。予抗心力衰竭、血液透析等治疗后,心力衰竭、肾衰竭症状缓解,但恶心、乏力、纳差一直未愈。2日前症状再次加重,又伴有头晕,遂来院就诊,入院时血压低约50/20mmHg。查体:神清,精神极差,慢性病容,半卧位,唇稍紫绀,颈静脉稍充盈,双肺呼吸音稍粗,双肺底少许湿啰音,心尖冲动无弥散,叩诊心界向左下扩大,心率140次/分,闻及期前收缩6次/分,心尖区可闻及收缩期4~6级吹风样杂音,向左腋下传导。腹稍膨隆,腹软,肝右肋下二横指可及,叩诊呈移动性浊音,双下肢无浮肿。实验室检查:血肌酐249μmol/L,尿素氮23.7mmol/L。心电图示心房扑动,频发室性期前收缩,心肌劳损。西医诊断:扩张型心肌病,心功能Ⅲ级;急性肾功能不全;休克。

邓铁涛会诊:症如上述,诊见气促心悸,神萎困倦,气短息微,头晕,呕恶,纳食即吐,尿少,阙庭暗淡,准头晦滞,口渴欲饮,大便3日未行,肢体尚温。舌嫩色暗、苔浊,脉细尺弱。证属阴阳俱病,虚实夹杂,气阴两虚,痰瘀互结,闭阻于脉,枢机不利。治宜益气养阴,化浊行瘀。

处方:橘红、枳壳、五味子各6g,法半夏、黄芪各12g,茯苓15g,麦冬、竹茹各10g,三七末3g(冲服),甘草、白术各5g,生姜2片,党参、益母草各30g。5剂,每日1剂,水煎服。

邓铁涛二诊:药后头晕、呕恶已除,气促心悸大减,小便频数量多,口干饮多,双下肢始现浮肿,按之凹陷,腹稍膨隆,血压恢复正常,准头、阙庭转亮,舌质嫩暗,脉虚、尺弱。肾功能检查:血肌酐156μmol/L,尿素氮8mmol/L。心电图示阵发性室上性心动过速。邓铁涛认为此属胃气来复之象,中焦脾胃功能渐复,枢机一转,诸症皆减,虽反见肢肿,为胃气来复,患者引水自救,而中焦运化、肾主水、心化气行水等功能仍未恢复,加之痰瘀未去,阻碍水液正常运化,津液泛于肢体。病机仍以脾胃失调,痰瘀阻络为主,守上方加石斛12g,另以生晒参10g(炖服),7剂。药后患者小便量多,次数减少,肢肿腹胀尽退,无气促,纳食如常,口稍干,稍觉疲劳,大便正常。血压约129/145mmHg,心率84次/分。实验室检查:血肌酐125μmol/L,尿素氮8mmol/L。心电图示肢体导联低电压。临床症状治愈出院,续以二诊方调理。

按语:邓铁涛注重四诊合参作为辨证依据,在长期的临证中,他对四诊有独到的体会。如望诊喜观其阙庭、准头,视其色泽的明暗、晦滞、润泽及神的有无以判断疾病病性,进而察舌体、舌质、舌苔,舌体胖属阳虚、气虚;舌瘦属阴虚;舌淡属气虚、血虚;舌色暗则有瘀或寒;舌苔浊为代谢产物不得转运,多属痰浊、瘀浊。该患者入院时阙庭暗淡,准头晦滞,精神状态差,可见病势较重。舌嫩色暗、苔浊,为有痰瘀互结于内。切脉则细察其寸、关、尺,举、按、寻,三部九候,悉心体会,据其脉候,判其病位。侍诊中,发现邓铁涛诊病,通过望诊和切诊,即可对疾病的证候形成做出大致判断,可见望诊和切诊的重要。

（二）医案二

患者，男，53 岁，2016 年 4 月 7 日初诊。主诉：反复气促半月余，加重 2 日。心脏彩超示左心室舒张末期内径 75 mm，左心室收缩末期内径 65 mm，LVEF 28%。冠状动脉 CT 示左冠状动脉钝圆支线表心肌桥形成；左冠状动脉前降支、左旋支及右冠状动脉轻度硬化。既往无原发性高血压、糖尿病、冠心病病史。刻诊：活动后气促，头晕，疲乏，困倦，腹胀，纳眠差，大便溏，双下肢轻度浮肿，舌暗红、舌胖大边有齿印、苔黄厚，脉沉细。心率 85 次/分，血压 90/50 mmHg。西医诊断：扩张型心肌病，心功能 Ⅲ 级。中医诊断：胸痹（气阴两虚、痰瘀水停）。

西药给予培哚普利片 4 mg，每日 1 次；琥珀酸美托洛尔缓释片 47.5 mg，每日 1 次；螺内酯片 20 mg，每日 1 次；地高辛片 0.125 mg，每日 1 次；呋塞米片 20 mg，每日 1 次；阿司匹林 100 mg，每日 1 次；硫酸氢氯吡格雷片 75 mg，每日 1 次；阿托伐他汀钙片 20 mg，每晚 1 次。

中药处方：党参 30 g，五指毛桃 30 g，毛冬青 30 g，茯苓 30 g，薏苡仁 30 g，山药 20 g，丹参 20 g，柏子仁 15 g，麦冬 15 g，五味子 15 g，鸡血藤 15 g，泽泻 15 g，车前子 10 g，橘红 10 g，法半夏 10 g，升麻 10 g，炙甘草 10 g。60 剂，每剂初煎液 250 mL 与复煎液 150 mL 混合，均分成 2 份，每次 200 mL，早、晚饭后温服。

2016 年 6 月 15 日二诊：患者运动耐量较前明显提高，上三楼稍觉气促，偶感疲乏、困倦、头晕等不适，纳眠一般，大便溏，无双下肢浮肿，舌暗红、舌体胖大边有齿印、苔厚微黄，脉沉细。心率 80 次/分，血压 98/54 mmHg。复查心脏彩超：左心室舒张末期内径 70 mm，左心室收缩末期内径 60 mm，LVEF 31%。西医治疗上予培哚普利片逐渐增量至每日 6 mg；琥珀酸美托洛尔缓释片逐渐增量至每日 142.5 mg。由于患者心功能较前明显好转，无双下肢水肿，故地高辛片改为 0.125 mg，隔日 1 次；呋塞米片减量至每日 10 mg；硫酸氢氯吡格雷逐步减量为每日 25 mg。

中药处方加大五指毛桃的用量至 45 g，共 60 剂，煎服方法同前。

2016 年 8 月 25 日三诊：诉日常活动已无明显气促，疲乏较前好转，偶有头晕，舌暗红，舌体胖大边有齿印，苔厚微黄，脉沉细。心率 65 次/分，血压 96/50 mmHg。复查心脏彩超：左心室舒张末期内径 70 mm，左心室收缩末期内径 54 mm，LVEF 45%。此期间西医治疗上予培哚普利片逐步增量至目标剂量每日 8 mg；琥珀酸美托洛尔缓释片逐步增量至目标剂量每日 190 mg。由于患者心功能基本恢复正常，故已暂停地高辛片的使用。

中医辨为气阴两虚、痰瘀水停证。前方五指毛桃加至 60 g，升麻加至 15 g，共 60 剂，煎服方法同前。

2016 年 12 月 29 日复查心脏彩超：左心室舒张末期内径 60 mm，左心室收缩末期内径 44 mm，LVEF 51%。患者治疗期间一直坚持中西医结合治疗，上方不间断服用。

随访至 2017 年 8 月，患者病情稳定，日常活动基本恢复正常，无明显气促，无疲乏、头晕等不适。心率 58~65 次/分，血压维持在 98~105/55~60 mmHg。

按语：根据邓铁涛"辨病为先，病证结合"的思想，四诊合参，本案当辨为气阴两虚、痰瘀水停证，治宜益气养阴、活血化瘀、健脾化痰、利水消肿。初诊时患者由于病久耗气伤阴，气虚无力推动血行,以致瘀血内生;脾气虚,则气促、头晕、疲乏、困倦、腹胀等症丛生;心阳虚衰,脾失健运,水湿内停而见肢体浮肿。方中重用党参、五指毛桃益气培元,为君药;以麦冬、五味子、柏子仁滋心阴,为臣药;以山药、茯苓益气健脾,薏苡仁、泽泻、车前子利水消肿,橘红、法半夏通阳化痰,毛冬青、鸡血藤、丹参养血活血,上数味合用为佐药。升麻协助益气之品以升提,再以炙甘草调和诸药,共奏奇功。二诊时患者心脾气虚的症状虽然较前明显好转,但在逐渐增加 ACEI 类培哚普利片和 β 受体阻滞剂琥珀酸美托洛尔缓释片时,患者偶感疲乏、困倦、头晕等不适,故加大五指毛桃的用量至 45 g,其用意一方面是进一步巩固疗效;另一方面是可以有效减少西药在增量过程中患者出现不耐受的情况。三诊时患者已无明显气促,疲乏较前好转。此时患者 ACEI 和 β 受体阻滞剂用量已平稳达目标剂量,诉偶有头晕,故前方五指毛桃相应加至 60 g,升麻加至 15 g,益气健脾升清。治疗前后仅仅数月,患者诸症皆消,心室重构明显逆转,生活恢复正常。

第二节　翁维良

翁维良(1937~　)浙江宁波人,国医大师,中国中医科学院荣誉首席研究员、博士生导师全国老中医药专家学术经验继承工作指导老师,师从岳美中、赵锡武、郭士魁名老中医。擅长活血化瘀治疗心血管病及各种慢性疑难病,自创五参汤、冠心 3 号、葛根天麻汤等方剂;提出“百病皆瘀”“老年多瘀”“怪病多瘀”“以通为补”等观点;总结出“活血化瘀十二变法”等。

一、学术思想

(一)从气血辨证,平衡阴阳与脏腑

翁维良根据古籍的相关描述记载,并结合多年临床经验,认为导致扩张型心肌病的原因,或因先天禀赋不足、邪毒侵袭,或因饮食失调、劳倦过度,导致气血、阴阳的偏盛偏衰或脏腑功能失调,病位在心,与肺、脾、肾相关,乃以心(肾)气(阳)虚为本,瘀血、痰饮等病理产物为标的虚实夹杂病症。

先天禀赋不足,心气亏虚,无力帅血运行,心脉瘀阻,血脉不畅,久之则心体胀大;心阴不足,心失所养,亦可致心体肥大。心体受损,更易外感六淫之邪,内舍于心,心气耗散,心脉瘀滞,胸阳痹阻而见心悸、劳累后胸闷气促、胸痛、紫绀等症状。劳倦过度,耗伤肺气,致心肺气虚,通调失治,表现为心悸气短、咳喘胸闷、乏力自汗等症状。心气不足,母病及子,或饮食不节,损及脾胃,致心脾两虚,脾虚不能运化水谷,痰饮内生,表现为胸闷心悸、纳呆、咳喘痰多、浮肿等症状。久病损及肾阳,心肾阳虚,温煦失职,水湿泛溢,可表现为畏寒肢冷、神疲倦怠、乏力、尿少、肢肿。疾病终末期,阳气虚脱,宜及时回阳固脱,否则阴阳离绝,病终不治。

(二)益气温阳,理气活血为基本治法

扩张型心肌病多起病隐匿,就诊时处于疾病中晚期者居多,翁维良认为此时患者多以心

肾阳气亏虚为主,治疗多以益气温阳为主要治法,药用生晒参、黑顺片、党参、茯苓、桂枝等补益心脾肾之阳气。翁维良主张"百病多瘀""怪病多瘀",临证时多以活血化瘀贯穿始终,同时强调化瘀时不仅仅是活血,当知常达变,根据患者个体情况,合理选用活血药。例如,年轻女性患者,病情尚未处于危重阶段,多予丹参、赤芍等力弱的活血药;处于疾病终末期,瘀血、水饮较重时,多予红花、川芎、三棱、莪术等力强之活血破血药。

同时,临床还应根据患者具体的症状表现及并发症等情况,灵活加减。病因与病毒感染有关,或瘀久化热,酿生毒邪,予金银花、紫花地丁、蒲公英、黄芩、黄连、黄柏、栀子等清热解毒;年龄较小,病情较轻者,以北沙参或太子参、生黄芪替代生晒参;病重,处于晚期者,以红参替换生晒参,加强温补心肾阳气之功;心力衰竭重者,益气温阳基础上加用葶苈子、泽泻、玉米须、车前草以利水,玉竹、麦冬、五味子以养阴,防利水伤阴之弊。

（三）治疗中重视健脾温肾,兼顾安神

翁维良在治疗扩张型心肌病过程中,非常重视后天脾胃的调养。心阳之温煦可助脾运化,心阳不足,火不温土,必致脾阳虚损,水液停聚,生湿成痰,出现咳逆喘促、浮肿等症状,故通过补益脾气,可恢复气血生化,同时助心行血。常用四君子汤,可酌情加用山药、制半夏、陈皮、佛手、薏苡仁等。

《医宗金鉴》有云:"水附于心,则心水也,心经有水,四肢百骸,皆可灌注,故身重;气为水邪所阻,故少气;水邪逼处,神魂不安,故不得卧;神明扰乱,故躁而烦。"本病患者常因心气不足,心阳不振,水饮凌心,神明被扰,而出现失眠、心烦、多梦等症状,翁维良多选用远志、炒酸枣仁、柏子仁、首乌藤等养心安神。

二、医案赏析

患者,男,49岁,胸闷3月余。患者3月余前无明显诱因出现胸闷,中国医学科学院阜外医院诊断为"扩张型心肌病"。现胸闷,胃胀,乏力,纳差,寐可,思睡,大便黏腻不爽,舌红苔薄白,脉沉弱无力。近期戒烟2月余。现服药物:曲美他嗪20 mg,每日3次,卡维地洛6.25 mg,每日2次,螺内酯20 mg,每日1次,呋塞米10 mg,每日1次,氯化钾缓释片1 g,每日3次,替米沙坦40 mg,每日1次。入院前查心脏彩超:左心增大,左心功能减低,二尖瓣少量反流,左心室内径6.0 cm,左心房内径3.8 cm,射血分数41.5%。住院期间查心脏彩超:左心房内径4.1 cm,左心室内径6.1 cm,射血分数41.1%。冠脉造影未见明显狭窄。心胸比0.45。动态心电图:窦性心律,频发房性期前收缩、室性期前收缩,部分二联律、三联律,部分成对,部分间位性,短阵室性心动过速,可见加速性室性自主心搏。

诊断:扩张型心肌病;期前收缩。证属痰瘀互结,心脉瘀阻。治宜益气温阳,活血化痰,祛瘀通脉。

处方:生晒参10 g(单煎),生黄芪15 g,党参12 g,麦冬10 g,五味子10 g,北沙参10 g,玉竹15 g,远志10 g,苦参10 g,茯苓15 g,猪苓12 g,车前草15 g,丹参15 g,赤芍15 g,黄连10 g,郁金12 g,酸枣仁15 g,生薏苡仁15 g,地肤子15 g,炒神曲15 g,生地黄15 g。

7剂,每日1剂,水煎400 mL,分早晚两次温服。

二诊:服药后症状改善,胸闷减轻,胃胀减轻有食欲,但有胃痛,乏力减轻,头侧发麻,睡眠差,大便黏,舌红苔黄腻,脉弦缓。上方基础上酸枣仁易为 20 g,车前草易为 12 g,去丹参、猪苓,加附子 10 g,桔梗 12 g,青果 15 g,延胡索 12 g。

7 剂,每日 1 剂,水煎 400 mL,分早晚两次温服。

三诊:服药后胸闷、胃胀减轻,但稍动后仍有胸闷,头痛头胀,多寐但睡不实,乏力,纳差。自觉期前收缩减少。舌暗红,苔黄腻,脉缓。

处方:生晒参 10 g(单煎),三七粉 3 g(冲服),生黄芪 20 g,黑顺片 10 g(先煎),黄精 15 g,党参 12 g,北沙参 10 g,苦参 10 g,麦冬 10 g,五味子 10 g,玉竹 15 g,远志 10 g,桔梗 5 g,茯苓 15 g,车前草 15 g,玉米须 15 g,黄连 10 g,赤芍 15 g,郁金 15 g,延胡索 15 g,炒酸枣仁 20 g,合欢皮 20 g,生薏苡仁 15 g,地肤子 15 g,鸡内金 15 g。

7 剂,每日 1 剂,水煎 400 mL,分早晚两次温服。

四诊:胸闷持续,时重时轻,动后加剧,胃胀满,但以上症状均较前减轻,寐差易醒,乏力明显,头痛减轻。舌暗红,苔薄黄微腻,脉沉。

处方:生晒参 10 g(单煎),三七粉 3 g(冲服),生黄芪 20 g,黄精 15 g,党参 12 g,麦冬 10 g,五味子 10 g,玉竹 15 g,葶苈子 12 g(包煎),远志 10 g,桔梗 15 g,茯苓 15 g,车前草 15 g,丹参 15 g,赤芍 12 g,郁金 12 g,黄连 10 g,天麻 10 g,钩藤 15 g(后下),盐杜仲 15 g,黄芩 15 g,延胡索 12 g,大腹皮 15 g,生薏苡仁 15 g,地肤子 15 g。

7 剂,每日 1 剂,水煎 400 mL,分早晚两次温服。

后间断服药,诸症减轻。3 个月后复查动态心电图:窦性心律,偶发房性期前收缩、室性期前收缩,偶成双,二联律,短阵室性心动过速 2 次。心脏彩超:左心增大,左心房内径 4.1 cm,左心室内径 6.1 cm,射血分数 39%。二尖瓣中量反流,三尖瓣少量反流。

按语:本案患者病机为虚实夹杂,心气亏虚,心阳不振为本,痰饮、瘀血、水湿为标。以附子振奋心阳;生晒参、生黄芪、党参补益元气;麦冬、五味子、玉竹滋养心阴,以达气旺血行的目的;远志、酸枣仁养心安神;苦参、黄连味苦入心,清热;茯苓、生薏苡仁、猪苓、车前草、大腹皮健脾化痰利水;丹参、赤芍、郁金、三七活血化瘀,通行血脉;延胡索理气和胃止痛。四参汤(太子参、北沙参、苦参、丹参)乃翁维良治疗冠心病、心律失常的经验方。他在应用活血祛瘀法治疗心血管疾病时,常配伍祛风药,如地肤子、天麻等,取其升、散、行、动等特性,以奏发散祛邪、开郁畅气、辛温通阳、通行血脉之功,同时加强活血化瘀之力。

第三节　严世芸

严世芸(1940~　　),男,国医大师,上海中医药大学终身教授,博士生导师,主任医师,中国中医科学院博士后导师,中国中医科学院学术委员会委员,全国老中医药专家学术经验继承工作指导老师,香港大学、香港中文大学中医学院名誉教授,国务院学位委员会学科评议组成员,全国中医药高等医学教育学会副理事长,国务院学位委员会中医药学评议组副组长,上海市名老中医,上海市中医药学会会长。从医、从教50余年,已形成独特的学术风格:崇尚"和"的学术思想、"圆机活法"的临床思维;擅长治疗心血管疾病及内科疑难顽症。

一、学术思想

扩张型心肌病的常见并发症有心力衰竭、心律失常、栓塞,结合扩张型心肌病的特点,严世芸教授认为扩张型心肌病的治疗重点在于"慢性心功能不全",中医的辨证论治从以下几个方面入手。

(一)重视气血

严世芸认为心系疾病多见气机先病,后波及血脉。心主身之血脉,血在脉中运行,心是主导,是动力,这种动力主要是指心气的作用,与"气为血帅""血随气行"的理论是一致的。血行无力,血流不畅,瘀阻经络,就会影响各脏腑功能,而出现并发症。因此,严世芸在治疗扩张型心肌病时,着眼点为顾护正气,具体落实于气血。生理状态下,气血协和,生机盎然;病理状态下,气血失和,百病丛生。故对于新病之人,或升降理气,或补益调和,有时兼而用之,以达调气之目的。对于久病之人,或失治误治,病及血分,则调气之外,又当补血、活血、化瘀。针对气虚血瘀的扩张型心肌病患者,常以补阳还五汤为基本方益气活血。

(二)心肾同治

严世芸通过长期学习领悟、反思探索、综合辨析,在团队的共同努力下,于藏象学说的基础上发展创建了中医"藏象辨证论治理论体系"。肾为先天真阴真阳之所寄,心为五脏六腑之大主;两者一水一火,络脉相连,水升火降,成交泰之势,维系人体阴平阳秘,协调脏腑生理功能。心肾同病常为心病后期尤其是扩张型心肌病心力衰竭重笃阶段的主要病机。严世芸自创强心饮(制附子10 g、桂枝10 g、鹿角片15 g、补骨脂15 g、淫羊藿20 g、当归15 g、白芍15 g、川芎15 g、猪苓15 g、茯苓15 g、车前子20 g、泽泻20 g)治疗由心肾阳虚引起证属阳虚水泛型扩张型心肌病,临床疗效显著。

(三)活法合方

活法合方是严世芸的用药特色。活法者,多法也,搭配也。落实到方剂,即为合方。严世芸临证应用合方遵循《伤寒论》《金匮要略》辨证论治的法则,虽病机复杂、证候多样,但只要抓住其基本病机,确定基本治法处方,其他则依据《伤寒论》"但见一证便是,不必悉具"的思想,灵活合用他方,即所谓"有是证用是方"。严世芸在治疗扩张型心肌病时有一定规律,常以补阳还五汤合真武汤为基础方加减化裁,心阴不足或气阴两虚者合生脉散、炙甘草汤、酸枣仁汤以补心阴、养心神;心阳不足者合苓桂术甘汤、柴胡加龙骨牡蛎汤以温补心阳、安神定悸;肾阴不足者合六味地黄汤、知柏地黄汤、大补阴丸、一贯煎以滋补肝肾;痰饮者以瓜蒌薤白半夏汤通阳泄浊、豁痰开结。

二、医案赏析

蒋某,男,33岁。

2009年3月11日心脏彩超检查示:①全心增大,以左心为主,左心功能降低;②轻中度二尖瓣关闭不全;③轻度肺动脉高压。胸部 X 线检查提示肺瘀血,心影增大。腹部 B 超示轻度脂肪肝,脾大。

2009 年 5 月 7 日,患者因胸闷不适 1 月余来诊。刻下:时有胸闷不适,气短不足一息,平素略感疲劳,动易汗出,偶有胸痛,项强,手麻,耳鸣。胃纳可,大便每日 1~2 次,成形,口服利尿剂,小便量可,夜寐安。舌淡红,苔薄腻,脉细。

处方:生黄芪 30 g,桃仁 12 g,川芎 12 g,当归 12 g,附子 12 g,地龙 12 g,生地黄 20 g,猪苓、茯苓各 15 g,白术 15 g,白芍 15 g,桂枝 12 g,枳壳 12 g,柴胡 12 g,甘草 9 g,葛根 15 g,淫羊藿 20 g,补骨脂 15 g,鹿角片 9 g(先煎),白芥子 15 g,三棱 15 g,莪术 15 g,石菖蒲 15 g,磁石 40 g(先煎),生蒲黄 15 g,细辛 9 g,生牡蛎 30 g(先煎),浙贝母 15 g,炙鳖甲 15 g,车前子 18 g,14 剂。

2009 年 5 月 21 日二诊,胸痛、疲劳、汗出减,耳鸣止。二便调,夜寐安。舌淡红,苔薄,脉细。

守 5 月 7 日方,去石菖蒲、磁石、白芥子,加麦冬 12 g,五味子 9 g,14 剂。

前后守方近 2 个月,每半个月抄方,用药稍作调整。

至 2009 年 8 月 13 日胸闷未发,纳可,便调,夜寐不酣,舌淡红,苔薄,脉细。前方去桃仁,加知母 12 g,黄柏 12 g,首乌藤 20 g,远志 12 g,麦冬 12 g,14 剂。

前后守方近 1 个月,每半个月抄方,用药稍作调整。2009 年 9 月 24 日,夜寐 7~8 小时。

第十三章

扩张型心肌病患者的调护

第一节 扩张型心肌病患者的康复治疗

一、康复的内容和目的

扩张型心肌病早期多未伴发心力衰竭,故对于扩张型心肌病患者除了关注药物治疗以外,也应关注疾病早期、患者出院后的康复治疗,扩张型心肌病患者的康复治疗可以降低再住院率和死亡率,同时降低医疗费用,提高生活质量。在我国扩张型心肌病患者的康复治疗起步较晚,重视不够,认识度较低。因为疾病涉及多个系统,其康复应是综合的、多学科合作的。扩张型心肌病康复治疗的内容大致由以下几个方面组成:扩张型心肌病的临床评估、扩张型心肌病的诊断和处理、药物治疗、非药物治疗(个人健康教育、患者自我管理)、运动康复、心理支持等。

二、康复的影响因素

扩张型心肌病患者康复治疗的影响因素大致可分为以下几种:①环境因素。其包括自然环境和社会环境。如患者生活环境较嘈杂,可触发交感神经反应,影响睡眠,加重心脏负担。②患者的认知能力。认知能力越低,对康复治疗效果的影响越大。③年龄。年龄越大,对康复治疗的影响度越高。④经济因素等。

三、康复的方式

（一）运动康复

1. 扩张型心肌病患者运动康复的意义

扩张型心肌病患者临床主要表现为活动时呼吸困难和活动耐量下降,可伴有心律失常及诱发心力衰竭。扩张型心肌病的康复治疗可通过运动训练和呼吸训练,以增加运动耐量,改善呼吸功能,减少心力衰竭的发病可能,传统认为心脏收缩功能障碍时要求限制运动,以免增加循环负荷。但是随着临床实践及研究发现,适合的运动康复对患者是有益且安全的,通过康复治疗可以帮助扩张型心肌病患者提高运动耐力,改善呼吸困难表现。

扩张型心肌病患者康复治疗的具体意义:康复治疗可以改善扩张型心肌病患者的运动耐量、呼吸功能、神经激素功能及生活质量。患者通过适当的康复运动,可以增强肌肉纤维的强度,增加肌纤维细胞的氧化能力,从而改善患者的运动耐量。扩张型心肌病患者轻体力活动即可感觉呼吸困难,且易疲乏,影响患者的生活质量。有研究表明通过康复可以改善患者的最大心输出量,对于呼吸肌的针对性康复训练可以提高呼吸肌的耐力,从而改善呼吸功能。运动康复中的有氧运动可以改善患者体力活动后呼吸困难的情况。扩张型心肌病患者交感神经系统、RAAS 和抗利尿激素活性增加,康复运动可以使神经激素功能改善,交感神经激活减少,迷走神经激活增加,同时可以降低血管紧张素Ⅱ(Ang Ⅱ)、心钠肽(ANP)、醛固酮及抗利尿激素的水平。康复治疗除了可以改善扩张型心肌病患者的运动耐量、呼吸功能、神经激素功能,一定程度上也可改善患者的心理情绪,从而提高患者的生活质量,减少患者再住院率,降低死亡率。

2. 扩张型心肌病患者运动康复的安全性

运动康复给扩张型心肌病患者带来较大的益处,但是在给该类较高风险的患者制订运动康复方案时首要考虑安全性问题。美国及欧洲心脏病学会都建议,病情稳定的慢性扩张型心肌病患者都适用运动训练。扩张型心肌病患者进行运动康复安全性的重要因素包括年龄、病情是否稳定及运动强度是否匹配。因此,在制订运动康复方案之前对扩张型心肌病患者进行评估,掌握适应证和禁忌证尤为重要。

(1)扩张型心肌病患者运动康复的适应证:一般认为心功能Ⅱ~Ⅲ级、临床症状、体征稳定 1 个月以上的扩张型心肌病患者推荐进行运动康复。

(2)扩张型心肌病患者运动康复的禁忌证:不稳定型心绞痛;静息时收缩压>200 mmHg或静息时舒张压>110 mmHg,应逐个病例评估;体位性血压降低>20 mmHg,并伴随症状;严重主动脉狭窄(收缩压峰值梯度> 50 mmHg,且对于中等体型的个体主动脉瓣口面积<0.75 cm^2);急性全身系统疾病或发热;未控制的房性或室性心律失常;未控制的室性心动过速(> 120 次/分);失代偿的心力衰竭;Ⅲ度房室传导阻滞(AVB),未安装起搏器;活动期的心包炎或心肌炎;近期栓塞史;血栓性静脉炎;静息时心电图表现 ST 段移位> 2 mm;未控制的糖尿病(静息时血糖> 22.2 mmol/L);严重的体位改变性低血压,导致禁止运动的问题;严重的精神障碍;其他代谢问题,如急性甲状腺炎、低钾血症、高钾血症或血容量不足。

(3)扩张型心肌病患者的评估:在确定扩张型心肌病患者危险分级及制订运动康复方案之前,应进行运动试验以客观评估患者的心脏功能,为制订运动方案提供客观依据。运动试验主要有三种:心肺运动试验、6 分钟步行试验、气体代谢运动试验。

1)心肺运动试验:是综合应用呼吸气体监测技术、计算机技术和活动平板或踏车技术,实时检测不同负荷条件下受试者机体氧耗量和二氧化碳排出量的动态变化,进一步定量评价心脏储备功能和运动耐量的一种运动试验。其常用指标:最大摄氧量、无氧代谢阈值、代谢当量、最大心率、血压、二氧化碳通气当量等。①最大摄氧量:可以反映人体供氧能力的极限水平,是人体在极量运动时单位时间内最大的耗氧能力,是对扩张型心肌病患者氧代谢能力评价的指标。实际操作中因扩张型心肌病患者无法达到极量运动，所以将峰值摄氧量作为替代。②无氧代谢阈值：人体在极量运动中机体运动的能量代谢在有氧代谢无法满足的情况下动员无氧代谢，其临界点即为无氧代谢阈值。通过康复运动可以提高扩张型心肌病患者的无氧代谢阈值，提高患者的运动能力。③代谢当量（MET）：是目前唯一把运动试验结果与实际患者运动处方实施相结合的方法，计算方法为 1MET＝摄氧量 3.5 mL／（kg·min）。心肺运动试验的费用相对较昂贵，且方法复杂，国内的应用较局限。

2）6分钟步行试验：是一种症状限制性运动试验，简便易行，临床开展可操作性强，与运动最大摄氧量具有相关性，是一种科学简便的运动试验方法，适合中重度扩张型心肌病患者应用。

3）气体代谢运动试验：相对来说可以更精确、更全面地评价扩张型心肌病患者的运动功能，且为无创性检测。

3．扩张型心肌病患者运动康复方案的制订

运动康复方案的制订之前，医务人员需与扩张型心肌病患者进行充分的沟通，取得患者的合作和信任后，方可实施运动处方。运动康复方案的内容主要包括运动种类、运动强度、运动时间和频率。

（1）康复治疗的种类：分为耐力运动、抗阻力运动、弹力运动、呼吸训练。

1）耐力运动：主要以氧运动为主，可以最大限度地增加患者的最大摄氧量，从而改善心肺功能、躯体功能、运动能力等，因有氧运动相对安全有效，所以扩张型心肌病患者更倾向于有氧运动的形式。主要运动形式有步行、跑步、游泳、骑车、健身操、太极拳等，在国内采取最多的形式是步行。有氧运动又可以分为连续性和间歇性两种，间隙性有氧运动更为安全，在扩张型心肌病患者运动锻炼的早期采用。

2）抗阻力运动：是有氧运动的有效补充，且简单易行，是指在运动过程中重复应用低中度阻力而进行的运动，通常借助哑铃、弹力带等器械进行，抗阻力运动包括举重、腿部推举、扩背拉伸、划船等，可以与有氧运动联合进行。抗阻力运动可以改善扩张型心肌病患者的肌肉力度，可能增加患者肌肉体积和基础代谢率。但有观点认为抗阻力运动对于高危的扩张型心肌病患者的风险较大，故需要在医师指导下进行，也有研究证明扩张型心肌病患者选择适当的动态抗阻力康复运动是安全有效的。关于抗阻力康复运动的安全性问题需要得到更多的文献支持。

3）弹力运动：扩张型心肌病患者的关节活动度较差，活动能力低，弹力运动主要是改善扩张型心肌病患者关节的运动范围，从而改善患者的运动能力、临床症状。

4）呼吸训练：改善呼吸功能，改善胸廓和肺组织的顺应性，放松过度紧张的辅助呼吸肌以减轻呼吸困难的症状，改善心功能。可采用腹式呼吸法、缩唇呼吸法等方法。

（2）康复运动强度：是运动处方最核心的内容，是直接决定患者运动处方的安全性和有效性的关键。运动强度的制定尚无统一标准，应综合患者各方面的情况，如患者心功能情况、疾病是否稳定、患者的体力及心理情况、患者运动锻炼的既往经历等，为扩张型心肌病患者制订个体化的运动处方。其中最主要的客观依据为运动试验的结果，涉及指标有以下几个。

1）心率：指标有最大预测心率、储备心率（HRR），两者都可以作为扩张型心肌病患者康复运动目标心率的测算依据,最大预测心率为220与年龄(岁)的差值,储备心率为最大运动心率与静息心率的差值。考虑到扩张型心肌病患者的安全性及部分患者服用β受体阻滞剂的情况,有专家建议在运动的开始阶段将运动目标心率定为最大预测心率的50%~60%为宜,或者运动目标心率=静息心率+(40%~70%)×HRR,根据患者的情况进行调整,也有专家提出因为扩张型心肌病患者应用β受体阻滞剂的普遍性,心率指标的参考价值将减弱。

2)最大摄氧量或无氧代谢阈值:一般扩张型心肌病患者的运动强度参照最大摄氧量的40%~80%,视患者具体情况而增减。有研究表明参照无氧代谢阈值作为扩张型心肌病患者运动强度制定的标准室安全有效的,故推荐无氧代谢阈值作为扩张型心肌病患者的运动强度的标准。

(3)康复运动的时间和频率:对于扩张型心肌病患者康复运动的时间和频率可以分阶段确定,初始阶段单次运动时间可以为10~20分钟,逐渐增加至20~40分钟,后期至40~60分钟。运动频率为每周3~5日。单次运动准备活动为10~20分钟,最后结束活动为5~10分钟。

(4)康复运动的实施:其实施可分阶段进行,一般分为三个阶段。第一阶段:间断性康复运动。在扩张型心肌病患者康复运动早期间断性运动是安全有效的,运动形式以步行为主。起始阶段的运动强度为低度至中度,一般建议为最大摄氧量的20%~60%,运动单次时间为15分钟,频率为每周3~4次,时间持续3周。间断性运动方式强度为最大摄氧量的50%,可持续原来的康复运动30秒,休息60秒交替进行。此阶段需要对患者进行生命体征的监测,并准备好心肺复苏设备及急救药品,及时停止运动并予以急救处理。第二阶段:重新测定最大摄氧量,予以中等强度的康复运动。依据重新测定的最大摄氧量的60%为运动强度,单次康复运动时间可依据患者的耐受程度从20分钟逐渐增加至40分钟,运动频率为每周3次,此阶段的持续时间为4~8周。此阶段可在医院完成,也可在远程监护下完成,两种形式都仍需监测患者的生命体征。第三阶段:家庭康复运动。扩张型心肌病患者顺利完成前两个阶段的康复运动,未出现不良事件,则该患者康复运动安全性已经建立,进入家庭运动计划。此阶段单次运动时间可为40~60分钟,长期坚持进行,医师定期电话随访记录或患者门诊随访。医师随访或门诊随访可以通过心肺运动试验或6分钟步行试验、心脏彩超等方法检测患者心肺功能的改善情况,根据患者运动耐力和生活质量的改善情况来判断康复运动实施的效果。患者在康复运动实施过程中出现不适应及时至门诊就诊,由医生判断是否降低运动强度和时间,甚至终止康复运动。

(5)中医传统养生运动:扩张型心肌病患者对康复运动方案的依从性不高,有时无法做到长期坚持,很多患者虽然无运动习惯,但是对于中医传统养生运动或者传统的健身术有明显的倾向性,且受心功能的影响较小。中医传统养生运动是以肢体动作、呼吸运动结合按摩而成的养生运动方法,有强身健体、宁心安神、舒展筋骨、助气血运行等作用,可达到防病治病的目的,对于扩张型心肌病患者的预防和康复也有很大的益处。中医传统养生运动是基于中医基础理论为指导的健身运动,如中医整体观、阴阳学说、形神相因学说等,通过调心、调息、调身三者的和谐统一,即意念的专注、呼吸的调节、形体的运动三者合一,达到调整患者机体精、气、神的和谐统一,而达到强身健体,提高患者运动能力,改善生活质量的目的。中医传统养生运动要求长期坚持，不宜运动过度。中医传统养生运动分为调形为主及调息为主的运动形式。调形为主的运动有五禽戏、太极拳、八段锦、易筋经等；调息为主的运动主要指的是各种气功。在扩张型心肌病患者的中医传统养生运动中太极拳研究最多，应用最广。太极拳是一种低强度的有氧运动，有调节身心的作用，对扩张型心肌病患者是安全有效的。太极拳可以与其他康复运动相结合，在一定程度上可提高扩张型心肌病患者康复运动方案的训练效果，改善患者的身心和生活质量。

4. 运动康复效果的评价指标

运动康复效果的评价指标主要分为主观评价指标和客观评价指标。

（1）主观评价指标：主要指患者的生活质量改善情况和患者自我效能感。患者生活质量的改善情况可以通过生活质量评价量表来评价，如慢性心力衰竭问卷、堪萨斯城心肌病调查问卷、明尼苏达心力衰竭生活质量问卷等。患者的自我效能感高低很大程度上决定着患者实施康复运动的效果，评价量表有心脏运动自我效能评价工具、自我效能感量表等。

（2）客观评价指标：包括最大摄氧量、静息心率、6分钟步行距离、心脏射血分数、患者再住院率和病死率等，其中最大摄氧量和静息心率对各种形式的运动都适用，两者也是心脏病事件的独立预测因子。骨骼肌功能的提升可以改善最大摄氧量，最大摄氧量每增加 11 mL/（kg·min）可以减少10%的心脏病病死率。坚持长期的康复运动可以改善扩张型心肌病患者的心脏射血分数。6分钟步行距离指标因其简便易行、经济有效，且患者耐受度高，应用较广。扩张型心肌病患者的再住院率和病死率指标的评价意义目前存在争议。有研究结果显示康复运动并未降低患者的再住院率和病死率，尤其对于无高危死亡风险的患者，但也有研究表明较长时间的康复运动锻炼可以降低扩张型心肌病患者的再住院率和病死率。

5. 运动康复的注意事项

扩张型心肌病患者康复运动方案的实施强调个性化、循序渐进，并且需要患者长期坚持，依从性高。患者依从性低的原因有交通不便、经济条件差、对康复运动缺乏信任度、时间缺乏等。要提高扩张型心肌病患者依从性必须在治疗前及治疗过程中对患者进行心理疏导，建立患者对康复运动方案的信任度，坚持康复运动。医师在给扩张型心肌病患者制订康复运动方案时应体现个体化，结合患者的生活习惯、经济条件等，实施过程中进行监督，提高患者依从性。康复运动制订和实施必须确保患者的安全性，扩张型心肌病患者多为老年患者，在制订方案前应充分评估、教育，预防心脏病事件的发生。

第二节　扩张型心肌病患者的饮食调护

一、饮食调护的意义

（一）预防疾病

未病先防为饮食治疗重要的目的之一。张景岳云："盖气味之正者，谷食之属是也，所以养人之正气。"《本草纲目》有记载:"饮食者,人之命脉也,而营卫赖之。"这些记载都表明饮食对于人体健康及生命活动的重要性。合理饮食保证机体的营养,使五脏功能旺盛、气血充实,预防疾病。古人有云:"五谷为养,五果为助,五畜为益,五菜为充。"其阐明了古人对合理饮食的初步认识:要营养均衡、合理搭配,谷、果、畜(肉)、菜缺一不可,这种理念一直沿用到现代社会。营养的长期不均衡就会引发疾病的发生,通过饮食治疗,营养的均衡和搭配,可以达到预防和治疗某些疾病的目的。运用饮食治疗预防疾病,中医学有记载,用麦麸、谷皮可以预防脚气病,运用动物的肝脏可以预防夜盲症的发生,食用海带、昆布等可以预防甲状腺肿大,运用水果、蔬菜预防维生素 C 缺乏症的发生等。饮食治疗中某些食物具有药用价值,如大蒜、生姜、葱白可预防感冒,生山楂、红茶可预防动脉硬化,生山楂预防高脂血症等。

（二）补虚强身

所谓"精不足者,补之以味"说明针对虚弱之人,采用饮食疗法补虚复损,以调胃气,祛邪补益。对于体质虚弱或慢性虚证患者,可用血肉有情之品来滋补,如鸡汤可用于虚劳,当归羊肉汤可用于产后血虚,胎盘粉用于补肾强身,猪骨髓用于补脑益智,动物脏器用于滋补相应的脏腑等。饮食疗法对于病后、产后及年老身体虚弱者作用明显。疾病后期及多种慢性病程因正气不足,机体气、血、津液和经络脏腑等生理功能减弱、抗病能力低下,而表现出虚弱、不足、衰退等现象。注意应用饮食治疗扶助正气,增强体质,增强机体抗病能力,补虚强身。对于中老年人来讲,随着年龄渐长,脏腑功能逐渐减退,肾之精气渐衰,精血不足,则易导致脏腑功能紊乱,阴阳失去平衡而出现功能衰退,甚至疾病发生。从中医养生学来讲,其饮食治疗应以调整阴阳和脏腑气血之平衡为原则,宜食用清淡易消化又富含蛋白质、维生素和钙质的食物以延缓衰老,增进健康。与延缓衰老有关的食物:蜂乳、花粉、大豆及豆制品、花生、黑芝麻、核桃、牛奶、银耳、香菇、新鲜蔬菜、水果、瘦肉之类。忌食高糖、高脂,以及有伤津耗液之弊的辛辣、腥膻食品与发物,如油炸食品、辣椒、羊肉、猪头肉、咖啡等。对于产妇,"产后必虚",多表现为阴血亏虚,或瘀血内停等征象,且还要哺育婴儿。因此,产后的饮食原则以平补阴阳气血,尤以滋阴养血为主,可进食甘平、甘凉类粮食、畜肉、禽肉和蛋乳类食品,慎食或忌食辛燥伤阴,发物、寒性生冷食物。正如《饮膳正要》所言:"母勿太寒乳之,母勿太热乳之……乳母忌食寒凉发病之物。"

（三）辅助治疗

食物和药物应用也有治疗疾病的作用,所谓"药食同源",故中医饮食疗法以辨证施治为指导思想,可作为各种疾病的辅助疗法。例如,张仲景的《金匮要略》有关食疗法的条文 80 余处,其中运用的食物性药 38 种,组成的食疗方 13 首,治疗疾病 10 余种。孙思邈《备急千金要方》中记载:"食能排邪而安脏腑,悦神爽志,以资气血,若能用食平疴,释情遣疾者,可谓良工。"说明饮食治疗是防病、祛病的上策,运用此法的医者也可称为上医良工。例如,运用糯米、山药、香菇、鸡肉等补气之品治疗气虚证者;食用龙眼肉、黑木耳、菠菜、牛肉等补血之品治疗血虚者;咳嗽辨证为风寒者食以葱白粥以疏散风寒、宣肺止咳,风热者食饴糖萝卜粥以疏风清热、清肺化痰等;消渴病分为上消、中消、下消三型,根据临床辨证分别采用不同药膳进行治疗,以降低血糖及尿糖,延缓并发症的发生发展。

二、饮食调护的原则

1. 顾护胃气的原则

脾胃为后天之本,食物均通过脾胃的运化才能变成水谷精微作用于机体,慢性病患者病情迁延不愈,长期服药治疗,脾胃功能也相对脆弱,应注意用药宜忌、药物剂量,避开攻伐之品,以防伤脾胃,总之须时时顾护"胃气","留得一分胃气,便有一分生机",多应用健运脾胃、易消化的膳食。《素问·痹论》也有记载:"饮食自倍,肠胃乃伤。"另外,疾病康复期多数患者表现为余邪未尽而正气已衰、脏腑功能低下,此时往往不能耐受药力,若突然进食大量滋腻厚味之品,则容易导致饮食积滞,损伤胃气,容易引起"食复"。在疾病康复期用药膳进行调理,正是以顾护胃气、扶助正气以祛除余邪、促进病体康复为原则。若能灵活采用饮食治疗进行调理,就可以达到稳定胃气、排邪而安脏腑的功效。在康复期应用药膳应遵循"清淡、渐进"的基本原则,选择易于消化吸收、不妨碍脾胃正常运化的膳品,由少至多,由清淡到滋补,逐步进行调理。

2. 饮食禁忌

忌辛辣刺激性食物,如辣椒、辣油、洋葱、芥末等,因其易伤肺气,耗心阴,使心肺气阴两虚,从而加重喘咳等症状。忌油腻煎炸食物。过量食用动物油如烤鸡、烤鸭等,容易导致痰浊内生,内外邪气搏结,从而使咯痰不畅,咳嗽难愈,且使水湿运化失司,水饮溢于四肢、胸胁,出现水肿,喘息不能平卧等症状。忌腥膻发物、生冷发物。腥膻发物如黄鱼、带鱼、蟹等,可滋痰生湿。忌食雪糕、冰棍、冰镇饮料等,其可阻遏胸阳,生痰滋湿,从而加重咳、痰、喘、心悸等症状。忌咖啡、浓茶、香烟、烈酒。咖啡所含的咖啡因和茶叶所含的茶碱均可引起心律增快、失眠、兴奋和心悸,增加心脏负担。香烟中含有大量的尼古丁、一氧化碳等有害物质,上述两种物质均可增加心脏负荷,加重缺氧情况。此外,香烟烟雾可刺激气管使痰液分泌增多,咳嗽频繁,且气管的纤毛运动减弱,排痰困难。烈酒可损伤心肌、增加心率,加重心脏负荷。

此外,食疗组方也应遵循"君、臣、佐、使"原则,配伍的食物及药物要少而精,疗效高且安全。合理运用"相须、相使、相杀、相畏"等配伍原则,避免"相恶、相反"等配伍禁忌才能使药膳达到调和阴阳的目的。古人认为食物与中药之间也存在配伍禁忌,如服用人参后忌食用萝卜等。

三、饮食调护的误区

饮食调护虽然在一定程度上有助于治病防病,但若患者或普通大众饮食不当,则有可能损害身体健康,严重时若误食相克食物甚至会加重疾病的进展或引发疾病的发生。因此,在进行饮食调护时,我们一定要遵循合理配膳的基本原则。第一,要结合患者临床症状及普通大众实际需求进行辨证施膳;第二,遵循三因制宜原则,即因时因地因人制宜;第三,饮食有度,注意饮食疗养中的禁忌之处。《饮膳正要》中云:"春气温,宜食麦以凉之……夏气热,宜食菽以寒之……秋气燥,宜食麻以润其燥……冬气寒,宜食黍以热性治其寒。"就是根据四时寒暑变化,通过调整饮食以达到协调机体内外阴阳的作用。我国地域辽阔,各地寒温差异亦较大,对其饮食也应有所选择以达到协调机体内外阴阳的作用。例如,气候干燥的西北平原,应常食银耳、梨等柔润之品;而气候潮湿的东南山区,则应多食薏苡仁、蚕豆等健脾化湿的食物。不同体质对各种不同属性饮食物质的需求也是不同的。强调每个人的饮食应按其不同体质而有所取舍。例如,阳虚畏寒者,宜食韭菜、煨姜炖狗肉等温补壮阳的食物;阴虚火旺者,宜食木耳、龙眼肉炖甲鱼等滋阴润燥的食物。以上说明季节气候、地理环境、个人体质的差异,须因时、因地、因人施食以达到强身健体,预防疾病的目的。

随着人们对心血管疾病认知度的提高,多数患者会坚持做到清淡、低脂饮食,甚至完全奉行素食主义。但是过度的素食主义会导致患者营养摄入不足,胆固醇水平过低,维生素 B_{12} 缺乏,以及同型半胱氨酸的升高,这些反而会增加心血管疾病的风险。因此,在日常饮食中,扩张型心肌病患者可以适度食用一些鱼、蛋和牛奶等动物食品,以保证体内营养均衡,促进身体健康。

扩张型心肌病并发重症心力衰竭患者,由于活动能力较差,长期卧病在床,又因为肝脏和胃肠道瘀血,导致患者食欲和消化能力较差,易出现腹胀、恶心、呕吐等消化道症状,故在就餐时不宜过饱,以免胃部膨胀,影响膈肌运动,导致心脏功能活动受限,不利于心脏的康复。因此,对于患者,应采用少食多餐的饮食习惯,每日可食 4~5 餐,且饮食应以流质或半流质为佳,如粥、蛋花汤、牛奶、细面条等便于消化的食物。此外,患者在空腹时应避免食用生冷、油腻及刺激性食物,土豆、南瓜、地瓜等易产生胀气的食物也应少食或不食,以免加重胃肠道负担。

四、辨证饮食调护

辨证论治为中医药应用中总的治疗原则,在饮食调护方面也应遵守辨证论治的法则。扩张型心肌病主要分为了七个证型:心肺气虚证、气阴两虚证、心肾阳虚证、气虚血瘀证、阳虚水泛证、痰饮阻肺证、阴竭阳脱证。根据这七个证型,我们可以对相应证型的扩张型心肌病患者给以个性化的饮食调护。

（一）心肺气虚证

临床上多以神疲乏力、心悸怔忡、短气自汗为见证,活动后尤甚,患者多面色苍白,舌质淡或边有齿痕,脉沉细或虚数。此类患者在饮食调护时应以调补气血、益气养心为原则,可服用大枣、党参汤等,或黄芪、人参煎水代茶饮,多食用猪肺、糯米、小麦等补益心肺之品。

（二）气阴两虚证

临床上多以心悸怔忡、气短乏力、口干舌燥、心烦失眠为见证,患者多两颧暗红,舌红少苔,脉细数无力或结代。辨证施护应以益气养阴,镇心安神为主。气短乏力、头昏目眩明显者可多食山药、大枣、桂圆等益气养阴之品,或加西洋参、党参等泡饮;口干舌燥明显者可饮用天冬、麦冬、玉竹等益气养阴生津之品;心烦失眠者可以莲子、百合、红枣等煎汤睡前服用以养心安神;便秘者可以玄参、生地黄、决明子煎水代茶饮,滋阴通便以防大便用力过大而诱发心力衰竭。切记饮食宜清淡,多食青蔬,忌食辛辣温燥伤阴之品。

（三）心肾阳虚证

临床上多以心悸怔忡、气短乏力、动则气喘，形寒肢冷，尿少浮肿，腹胀便溏为见证，患者多面色灰青，舌淡胖或有齿痕，脉沉细或迟。辨证施护应以温补心肾、助阳益气为主。平时可食用羊肉、狗肉、核桃仁、栗子、牛肉等温肾壮阳的食物，忌食生冷寒凉之品，以免损伤阳气。

（四）气虚血瘀证

临床上多以心悸气短、胸胁疼痛、颈部青筋显露，下肢浮肿为见证，患者多面色晦暗，唇颊青紫，舌质紫暗或有瘀点、瘀斑，脉涩或结代。辨证施护应以补气活血化瘀为主。平时可进食三七、黄芪、党参、当归、山楂、桃仁、陈皮、萝卜等行气活血之品，忌食生冷、甜腻之品以防气血凝滞。胸痛甚者，可遵医嘱口服麝香保心丸、静脉滴注丹参注射液，或以桃仁、红花、赤芍、水蛭煎水足浴以活血通脉。

（五）阳虚水泛证

临床上多以心悸气喘不能平卧，面浮肢肿，畏寒肢冷为见证，患者多面色灰白，口唇青紫，尿少腹胀，舌质暗淡或暗红，苔白滑，脉细促或结代。辨证施护应以温补阳气、利水消肿为主。饮食中可选用鲤鱼、狗肉、生姜、玉米须、冬瓜、薏苡仁、赤小豆等温阳散寒、淡渗利水之品，并限制水和钠盐的摄入，饮食有节。

（六）痰饮阻肺证

临床上多以心悸气短、咳嗽喘促不能平卧为见证，患者多胸闷脘痞，尿少浮肿，或伴有痰鸣，舌暗淡或绛紫，苔白腻或黄腻，脉弦滑或滑数。辨证施护应以健脾利湿祛痰为主。饮食上可选用薏苡仁、茯苓、白扁豆、赤小豆等，应清淡饮食，少食多餐，忌食肥甘厚腻之品。

（七）阴竭阳脱证

临床上多以心悸喘憋不得卧、呼吸急促、张口抬肩为见证，患者多烦躁不安，大汗淋漓，四肢厥冷，精神萎靡，颜面发绀，唇颊青紫，尿少或无，舌淡胖而紫，脉沉细欲绝。此证为慢性心力衰竭急性发作的危急证候，应以救急为主，调护为辅。可予患者静脉注射参附注射液、参麦注射液、生脉注射液或急投人参、附子、肉桂等回阳救逆之品，结合生脉散固护阴液，并可隔盐艾灸神阙、关元、气海等加强回阳之力。

五、中医药膳食疗在扩张型心肌病患者防治中的应用

（一）扩张型心肌病患者谷物的选用

中医认为，脾胃为后天之本，气血生化之源，因此在对扩张型心肌病患者进行饮食调护时一定要注意顾护脾胃，选择一些具有健脾益气的食物以培补后天之本。对于患者来说宜选用一些全谷类食物，如糙米、玉米、燕麦、荞麦等。扩张型心肌病在早期未并发心力衰竭时应尽早干预，防治心力衰竭发生。日常饮食的调控是最重要的一项。在美国的一项相关研究中发现，每周食用 2~6 次谷物类早餐的男性与没有食用谷类早餐者相比，其心力衰竭的风险降低了 21%，而食用 7 次以上者则降低了 29%。进一步的研究还发现，定期食用的谷类食品中能起到保护作用的只有粗粮，而精制谷物则没有降低心力衰竭风险的作用。

（二）扩张型心肌病患者蔬菜的选用

扩张型心肌病心衰患者宜食用新鲜蔬菜，以补充足够的维生素、矿物质及纤维素等。不同种类的蔬菜所含的营养成分不同，故并不是所有的新鲜蔬菜都适合慢性心功能不全患者食用。一般而言，扩张型心肌病患者由于心肌收缩力减弱，触发神经-体液机制引起水钠潴留的存在及长期使用利尿剂导致血钾偏低，故应多选用含钠量低、含钾量较高的蔬菜食用。

蔬菜中的洋葱和大蒜，据有关资料报道，具有降低胆固醇、抑制血小板聚集及溶栓等作用，对于扩张型心肌病患者防止血栓形成，配合药物抗凝有积极的作用。对于扩张型心肌病合并心力衰竭患者，要选用低钠蔬菜，如青菜、白菜、荠菜、苋菜、花菜、番茄、茭白、黄瓜、茄子、萝卜等。此外，钾的含量在马铃薯中最为丰富，是少有的高钾蔬菜，心脏病特别是心功能不全的患者，多伴有低钾倾向，可以常吃马铃薯。不过，食用过多马铃薯后容易导致胃肠胀气，应予以注意。

（三）扩张型心肌病患者肉类（包括肉、禽、鱼、蛋等）的选用

对于慢性心功能不全的患者，应当进食一定量的肉类（包括肉、禽、鱼、蛋等），以保证足够的蛋白质供给。选用的原则是低脂肪、优质蛋白。在畜肉、家禽类的食物中，尽量避免食用动物内脏和肥肉。在蛋类的选择上，应当避免食用蛋黄，但是蛋清是很好的优质高蛋白食物，完全可以选用。在鱼类方面，因为海水鱼中钠含量较高，容易导致水钠潴留，慢性心功能患者应尽量少食海水鱼类，可以多食用淡水鱼类。

1. 泥鳅

泥鳅，亦称"鳛"，又称"鳅鱼"，不仅是一款佳肴，而且是一味良药，有"水中人参"之称。中医认为，泥鳅性平、味甘，入脾、肝、肾经，具有补中益气、祛邪除湿、养肾生精、祛毒化痔、保肝护肝之功。泥鳅肉质细嫩，味道极为鲜美，是一种高蛋白、低脂肪食品，泥鳅可食用的部分每100 g含蛋白质9.6 g，远比一般的鱼、肉类要高，人体所需的氨基酸如赖氨酸等含量则更高；泥鳅所含脂肪成分较低，胆固醇则更少，再加上泥鳅具有一定的利尿功效，故非常适合于慢性心功能不全患者食用。

（1）党参泥鳅汤

成分：活泥鳅100 g，党参20 g，生姜、料酒、食盐、葱花适量。

制法：将泥鳅洗净弃头尾及内脏，入少许食盐及姜腌制15分钟。锅内放油烧七成热，入泥鳅炒至半熟，入清汤或开水，加入党参同炖至熟烂，加入姜末、盐等佐料，起锅前再加葱花即可。

功效：益气健脾，利尿祛湿。尤宜于脾虚有湿，而见心悸气短、身体困重、大便不实的慢性心功能不全患者佐餐食用。

（2）泥鳅炖豆腐

成分：活泥鳅500 g，豆腐250 g，生姜、料酒、食盐、葱花适量。

制法：泥鳅洗净，去头及内脏；豆腐洗净切块备用。将在锅中放入泥鳅，加适量水、食盐、料酒，炖至五成熟，加入豆腐，再炖至鱼熟烂即可。

功效：清热利湿和中。尤其适用于湿热中阻，而见口渴心烦、心悸气短、身体困重、大便

不实、小便量少、舌红的慢性心功能不全患者佐餐食用。

（3）玉须泥鳅汤

成分：泥鳅 300 g，鸡胸脯肉 150 g，猪小排骨 100 g，玉米须 15 g，生姜、料酒、食盐、葱、麻油适量。

制法：泥鳅洗净，去头及内脏；猪小排洗净切块备用；鸡胸脯肉洗净切丝；玉米须洗净用纱布包好备用。在锅中盛入清水，烧开，将泥鳅入沸水氽过后沥干；同样方法将猪小排入沸水氽过后沥干。将沥干的猪小排放入砂锅中，上置泥鳅，再加入清水、生姜、葱适量，并放入包有玉米须的纱布包。用文火煲至五六成熟时，放入鸡胸脯肉丝，继续煲至熟烂为度。食用时除去姜、葱、玉米须，加入盐、麻油调味。

功效：补中益气、清热利湿。尤宜于湿热中阻，而见口渴心烦、心悸气短、身体困重、大便不实、小便量少、舌红的慢性心功能不全患者佐餐食用。

2. 鲫鱼

鲫鱼，又称鲋。中医认为，鲫鱼味甘，性平，入脾、胃、大肠经，具有补虚羸、温中下气、利水消肿的功效。鲫鱼营养丰富，含蛋白质、脂肪、维生素 A、B 族维生素及大量的铁、钙、磷等矿物质等。每 100 g 黑鲫鱼中蛋白质含量高达 20 g，仅次于对虾，且易于消化吸收，经常食用能够增强抵抗力。鲫鱼中还含有大量的不饱和脂肪酸，有助于降血压和降血脂，再加上鲫鱼具有一定的利尿功效，故鲫鱼非常适合慢性心功能不全患者食用。不过食用鲫鱼需要注意的是，鲫鱼不宜和大蒜、砂糖、芥菜、沙参、蜂蜜、猪肝、鸡肉、野鸡肉、鹿肉，以及中药麦冬、厚朴一同食用。

（1）茶叶鲫鱼汤

成分：鲫鱼 1 条（150~200 g），绿茶 6~9 g，生姜、料酒、食盐、葱花适量。

制法：鲫鱼洗净去内脏，但不刮磷；将茶叶塞进鱼腹中，用线捆好；将鱼放入锅中，加水适量料酒、生姜，并倒入 500~600 mL 清水，文火熬至水量为 400 mL 左右时，取出鱼中茶渣，饮汤食肉。

功效：益气健脾，强心利尿。

（2）赤豆鲫鱼汤

成分：赤豆 30 g，鲫鱼 300 g，生姜、料酒、食盐、食油、葱花适量。

制法：鲫鱼刮磷洗净去内脏；赤豆洗净备用。红豆入汤煲，倒入 1 500 g 水，浸泡 30 分钟。把浸泡好的红豆，连同泡红豆的水一起煮沸，转文火煲 30 分钟，直到红豆酥烂。烧热锅子，加入适量食油及姜末爆香，放入鲫鱼，改中火，一面煎 2 分钟。把煎好后的鲫鱼，放入红豆汤中，再次煮到沸腾后，并加入适量料酒。转文火煲 15 分钟，最后加入盐调味即可。

功效：健脾利水，清热消肿。尤其适合于湿热中阻，而见口渴心烦、心悸气短、身体困重、大便不实、小便量少、舌红的慢性心功能不全患者佐餐食用。

（3）黄芪山药鲫鱼汤

成分：鲫鱼 1 条，黄芪 15 g，山药 15 g，生姜、料酒、食盐、食油、葱花适量。

制法：将鲫鱼去除鳞、内脏，清理干净，然后在鱼的两面各划一刀备用。姜洗净、切片，葱洗净，切丝。将黄芪、山药放入锅中，加入适量水煮沸，然后再转文火熬煮大约 15 分钟。再转中火,放入调味料和鲫鱼,煮 8~10 分钟。鱼熟后加入食盐、料酒,并撒上葱花即可。

功效:益气健脾,利水消肿。

（4）蘑菇鲫鱼

成分:鲫鱼 300 g,鲜蘑菇 100 g,笋片 5 g,清汤 200 g,大蒜片 5 g,油菜心 10 g,生姜、料酒、食盐、食油、葱花适量。

制法:将鲫鱼去鳞、腮、内脏,洗净血污,入开水锅中烫过。鲜蘑菇洗去杂质,用手撕成大片,葱、姜切末,油菜心洗净。炒勺内加植物油,烧至五成热时加葱姜末烹出香味,加入清汤、鲫鱼和蘑菇同炖,加精盐、笋片,炖至鱼肉熟时,加油菜、大蒜片,盛入汤盆中即成。

功效:理气开胃,利水消肿。尤其适合于脾胃虚弱,而见饮食减少、胃纳不馨的慢性心功能不全患者佐餐食用。

（四）扩张型心肌病患者常用药膳

1. 益气活血

人参三七鸡汤:生晒参 3 g 或党参 15 g,三七 5 g,鸡肉 100 g,放在一起隔水炖一个半小时,食鸡,饮汤,每日 1~2 次,每周 2~3 次。

参芪炖乌鸡:生晒参 3 g 或党参 15 g,黄芪 30 g,麦冬 30 g,丹参 20 g,乌鸡 100 g,料酒 5 g,葱姜少许。先将黄芪、麦冬、丹参煎汤取汁,再加入鸡肉、人参、料酒同炖,至鸡肉烂熟时加入少量食盐即可。每日 1~2 次,每周 2~3 次。

人参莲肉炖瘦肉汤:生晒参 3 g 或党参 15 g,干莲子 10 枚,瘦猪肉 100 g,先将莲子泡发后再与人参、瘦肉一起隔水炖一个半小时,食肉,饮汤,每日 1~2 次,每周 2~3 次。

人参升麻粥:生晒参 3 g 或党参 15 g,升麻 10 g,大米 50~100 g。若选用生晒参,则先将升麻煎汤取汁,再与生晒参、大米同煮。若选用党参,则先将党参和升麻煎汤取汁,再与大米同煮成粥。可每日食用,也可每周食用 2~3 次。

参苓粥:做法有三种,可每日食用,也可每周食用 2~3 次。生晒参 3 g 或党参 15 g,白茯苓 15 g,大米 50~100 g,生晒参、茯苓研为细末,大米淘净煮粥,粥成后加入生晒参、茯苓末。先煎茯苓,取汁与生晒参、大米共煮成粥。若使用党参则先将茯苓、党参煎汤取汁,再与大米共煮。

人参粥:生晒参 3 g 或党参 15 g,大米 50~100 g。生晒参可与大米同煮。若用党参可先煎党参取汁再与大米同煮。每日 1 次,每周 2~3 次。

黄芪粥:黄芪 30 g,大米 50~100 g,水煎黄芪,取汁煮米。每日 1 次,每周 2~3 次。

山药小米粥:鲜山药 50 g,小米 25~50 g,共入锅内,加水适量煮粥。每日 1~2 次,每周 2~3 次。

参枣饭:党参 30 g,红枣 20 g,糯米 100~200 g。党参、红枣泡发后煮半小时,糯米蒸熟后放盘中,将枣摊于其上,汤液加白糖熬成稠汁,浇于饭上。每日 1 次,每周 1~2 次。

丹参粥(《东方药膳》)合山楂粥(《粥谱》):丹参 30 g,黄芪 15 g,红枣 5 枚,山楂 15~20 g,糯米 50 g,红糖适量。每日 2 剂,早晚各 1 剂,温热食用。

人参茶:生晒参 3 g,切薄片放入保温杯内,用开水焖泡半小时,早晨空腹或晚上临睡前温饮之。初次饮用的 2~3 日内,忌食萝卜、浓茶、螃蟹、绿豆等物。可每日饮用。

人参三七饮:生晒参 3 g,三七末 3 g,生晒参用炖盅隔水炖,取汁送服三七末,每日 1 次,可每日饮用。

参枣汤:党参 30 g,红枣 10 枚,加水共煮,食枣,饮汤,可每日饮用。

2. 益气养阴

党参淮山薏米煮排骨:党参 30 g,山药 15 g,薏苡仁 30 g,排骨 200 g,排骨洗净切段,各药洗净,共入锅加水煮汤,饮汤食肉。每日 1 次,每周 2~3 次。

黄精炖猪瘦肉:黄精 30 g,猪瘦肉 100 g,猪瘦肉洗净切片,与黄精共入炖盅,加水适量炖服。每日 1 次,每周 2~3 次。

黄芪洋参煲鸡:黄芪 30 g,西洋参 5 g,鸡肉 100 g,鸡肉洗净切片,黄芪、西洋参洗净,共入锅加水煮汤,饮汤吃肉。其中西洋参可用太子参 15 g 代替。每日 1 次,每周 2~3 次。

莲子百合煲猪瘦肉:莲子、百合各 30 g,猪瘦肉 100 g,猪瘦肉洗净切片,莲子、百合洗净泡发,与猪肉入锅共煲。每日 1 次,每周 2~3 次。

双耳汤:银耳、黑木耳各 10 g,冰糖 10 g。银耳、黑木耳用温水泡发洗净,与冰糖放入碗中,加水适量,隔水炖 1 小时,1 次或分次食用。每日 1~2 次,每周 2~3 次。

银耳莲子羹:银耳 20 g,莲子 30 g,红枣 5 枚,冰糖 10 g。先将莲子、银耳分别用清水泡发,捞起。再把莲子、银耳、冰糖放入碗中,加水适量,隔水炖,半小时后加冰糖、红枣继续炖 1 小时即可。每日 1~2 次,每周 2~3 次。

落花生粥:红皮花生 45 g,新鲜淮山药 50 g,鲜百合 50 g,大米 50~100 g,山药削皮,与花生、百合、大米共煮成粥。每日 1~2 次,每周 3~4 次。

猪肉粥:猪肉 50 g,大米 50~100 g,生姜适量,猪瘦肉洗净切片,与大米共煮,粥成时加姜丝、食盐适量。可每日食用。

生脉粥(《富贵病家庭药膳》):红参 6 g,麦冬 15 g,五味子 10 g,粳米 50 g,冰糖 15 g。每日 1 剂,分 2 次早晚温热食用,连用 2~5 日。

西洋参茶:西洋参 3~5 g,切薄片放入保温杯内,用开水焖泡半小时,晚上临睡前温饮之。可每日饮用。

西洋参麦冬代茶:西洋参 3 g,麦冬 15 g,水煎代茶饮。可每日饮用。

西洋参三七饮:西洋参 3~5 g,三七末 3 g,西洋参用炖盅隔水炖,取汁送服三七末。每日 1 次,可每日饮用。

人参麦冬茶:生晒参 3 g,麦冬 10 g,共入锅加水煎,代茶饮,可每日饮用。

3. 温阳活血

人参圆肉炖瘦肉:红参 5 g,桂圆 10 g,猪瘦肉 100 g。猪瘦肉洗净切片,与红参、桂圆共入炖盅,加水适量炖服。每日 1~2 次,每周 2~3 次。

黄芪红枣圆肉煲乌鸡:黄芪 30 g,桂圆 10 g,红枣 5 枚,乌鸡肉 100 g。各料洗净共入锅内,加水适量,煲至乌鸡肉熟烂,盐调味,饮汤,食肉。每日 1~2 次,每周 2~3 次。

板栗煮瘦肉:鲜板栗肉 100 g,猪瘦肉 100 g。板栗剥皮洗净,猪肉洗净切片,共入锅内,加水适量,盐调味,饮汤,板栗与瘦肉皆可食用。每日 1~2 次,每周 2~3 次。

冬虫夏草煲瘦肉:冬虫夏草 2 条,猪瘦肉 50~100 g,共入炖盅,加水适量炖服,饮汤,嚼服冬虫夏草。每日 1 次,每周 1~2 次。

杜仲黄芪瘦肉汤:杜仲、黄芪各 30 g,瘦肉 100 g。猪肉洗净切片,与杜仲、黄芪共入锅内,加水适量,盐调味,饮汤,食用瘦肉。每日 1 次,每周 2~3 次。

黑豆鲤鱼汤:黑豆 50 g,鲜鲤鱼 250 g。鲤鱼去肠脏洗净与黑豆共入锅,加水适量,盐、姜丝调味,饮汤,食用鱼肉。每日 1 次,每周 2~3 次。

桂附鲤鱼汤:桂枝 10 g,附片 10 g,鲤鱼 250 g,葱、姜适量。先煮附片 1 小时以上,加入桂枝,小火煎煮 10 分钟,滤去药渣,取药液 100 mL,鲤鱼宰杀洗净,切块,加水煮沸后,加入药液及调料。每日 1 次,每周 1~2 次。

参姜鸡清汤:人参 3 g,生姜 6 g,鸡蛋 1 个。将人参及生姜切碎,入锅中,加水煎煮至 150 mL,去渣待沸腾时将蛋清加入药液中,调匀,空腹饮用。常食之对于以下肢水肿为主的心肾阳虚的扩张型心肌病右心衰竭患者有一定益处。

人参桂枝红枣粥:红参 5 g 或党参 30 g,桂枝 10 g,红枣 5 枚,大米 50 g。红参或党参、桂枝先煎取汁,与大米同煮粥食用。每日 1 次,每周 2~3 次。

桂圆莲子粥:莲子 10 g,桂圆 10 g,红枣 5 枚,大米 50~100 g。莲子、桂圆、红枣、大米淘净,入锅加水煮粥。每日 1 次,每周 3~4 次。

苁蓉羊肉粥:肉苁蓉 15 g,精羊肉 50 g,大米 50~100 g,葱白 2 条,生姜 3 片,盐适量。肉苁蓉先煎取汁,与大米同煮粥食用。每日 1 次,每周 2~3 次。

龙眼粥:桂圆 10 g(干),大米 50 g,桂圆、大米淘净,入锅加水煮粥。每日 1 次,每周 3~4 次。

苓桂术甘粥:茯苓 15 g,白术 6 g,桂枝 6 g,冬瓜皮 20 g,白芍 10 g,甘草 6 g,干姜 6 g,粳米 50 g。将茯苓、白术、冬瓜皮、桂枝、白芍、甘草、干姜煎汁,共煎 3 次,去渣取汁,与淘洗干净的粳米共煮成粥,缓缓饮用。常服此粥,可有效改善扩张型心肌病心力衰竭患者的下肢水肿、心悸气短症状。

人参酒:生晒参 30 g,白酒 500 mL,浸泡 7 日后饮用,睡前饮用 30~50 mL。每周 2~3 次。

乌豆桂圆肉大枣茶:黑豆 50 g,桂圆 15 g,红枣 10 枚,加水煮服。每日可饮数次,且可每日饮用。

人参核桃煎:红参 5 g,核桃 3 枚,共入锅加水煎水饮。每日可饮数次,且可每日饮用。

4. 养心安神

酸枣仁粥:酸枣仁 30 g,生地黄 30 g,大米 50~100 g,酸枣仁、生地黄煎取浓汁,加入大米,共煮成粥。每日 1 次,每周 2~3 次。

小麦红枣粥:小麦 50 g,红枣 5 枚,桂圆肉 15 g,糯米 50~100 g,共入锅中,加水适量,煮粥。每日 1~2 次,每周 3~4 次。

安神二枣粥:酸枣仁 30 g,核桃 3 枚,大枣 5 枚,大米 50~100 g,共入锅中,加水适量,煮粥。每日 1~2 次,每周 3~4 次。

薏米莲子粥：薏苡仁 30 g，莲子 30 g(去芯)，冰糖适量。薏苡仁、莲子洗净，放入锅内，加水适量，武火煮沸，文火熬制成粥，待将出锅时加入冰糖。具有健脾祛湿、养心安神的功效，对于痰湿体质的失眠、心悸具有良效。

茯苓粉粥：茯苓粉 30 g，粳米 30 g，红枣 7 枚。先将粳米、红枣放入锅中熬制，粥将成时加入茯苓粉搅匀，稍煮即可。具有健脾祛湿、养血安神功效，适宜于各种体质尤其是痰湿体质失眠者。

绞股蓝茶：绞股蓝 15 g，沸水冲服，代茶饮，具有清热化湿、益气安神之功，适用于痰湿体质人群失眠的调理。

肉桂鸡肝汤：肉桂 10 g，鸡肝 200 g，料酒、精盐、葱段、姜片适量。肉桂洗净，切块。鸡肝洗净，切成 4 块，将鸡肝、肉桂放入砂锅中，再加入适量的水和料酒、精盐、葱段、姜片。武火煮沸，改文火炖至鸡肝熟透入味，出锅即成。对于阳虚体质的失眠患者效佳。

龙眼莲子粥：龙眼肉 15 g，莲子 5 枚(去芯)，粳米 60 g，三者同入锅中，加水适量，熬成粥。具有温阳健脾、养血安神的作用。对于阳虚或血虚体质的失眠患者具有较好的疗效。

甘麦大枣汤：小麦 30 g(连皮者佳)，甘草 10 g，大枣 5 枚。将上述食材洗净，大枣切开，入锅，加水 600 mL，文火熬制 300 mL，去渣饮汤，每日 2 次。具有养心安神，除烦止渴的功效，用于心血不足之失眠、盗汗、神经衰弱及更年期综合征等。

大枣龙眼粥：大枣 15 枚，龙眼肉 15 枚，粳米 100 g。将大枣切开，一起放入锅中熬制成粥，每日早晚服。具有补气养血、宁心安神作用。适用于血虚体质人群失眠的调理。

枸杞莲子银耳羹：枸杞子 15 g，莲子 20 g，干银耳 20 g，冰糖适量。干银耳泡发，枸杞子、莲子洗净。一起放入锅内文火炖制，待将出锅时加入冰糖即可。具有滋补肺肾、养心安神的功效，适宜于心血不足者失眠的调治，尤宜于女性患者，长期服用还有较好的美容、延缓衰老之功效。

5. 利水消肿

鲤鱼赤小豆汤：赤小豆 30 g，鲤鱼 250 g。将鱼去鳞及内脏洗净，与赤小豆同入锅中，加水煮熟。忌用油、盐、醋等调料。每日 1~2 次。

鲤鱼冬瓜汤：鲤鱼 250 g，冬瓜 200 g(不去皮)，葱白 3 条，生姜 5 片。将鱼去鳞及内脏，洗净，与冬瓜同入锅中，加水煮熟。每日 1~2 次。

赤小豆冬瓜煲乌鱼：乌鱼 100~200 g，冬瓜(不去皮) 200 g，赤小豆 10 g，葱白 3 条，生姜 5 片。将鱼去鳞及内脏洗净，与冬瓜、赤小豆同入锅中，加水煮熟。每日 1~2 次。

茯苓粳米粥：茯苓 30 g，大米 50 g。茯苓研末，先将大米煮粥，半熟时加入茯苓末，和匀后煮至全熟。每日 1~2 次。

冬瓜粥：生冬瓜 60 g(不去皮)，大米 50 g。将冬瓜洗净，切成小块，与大米煮粥。每日 1~2 次。

瓜豆消肿粥：冬瓜 500 g，赤小豆 60 g，薏苡仁 30 g。冬瓜洗净，去瓤和子，切成小块。将赤小豆、薏苡仁用清水冲洗干净，将上料共入砂锅内，加水适量，旺火煮沸，文火煮至豆烂。每日 1~2 次。

赤小豆茅根汤：赤小豆 100 g，白茅根 50 g，加水适量，煮至豆烂。每日可饮数次。

白术茯苓粥：白术、茯苓各 10 g。将二药水煎取汁，加大米煮稀粥服食，每日 2 剂，连续 5~7 日。可健脾利湿，适用于脾虚湿盛所致的水肿。

泽术附片粥：泽泻、白术、附片各 10 g，大米 50 g。将三药水煎取汁，加大米煮粥服食。可温肾健脾，适用于脾肾阳虚型水肿。

薏苡仁鲫鱼汤：鲫鱼 200 g，白术 15 g，薏苡仁 15 g，胡椒粉适量。将白术、薏苡仁加水煮熟备用；鲫鱼洗净后下油锅煎一下，加料酒、药汁和薏苡仁后煮至汤浓，最后加胡椒粉调味即可。有助于温中和胃、健脾利水。

参芪附子粥（《中国药膳大全》）合参桂苈枣汤（寻医问药网）：熟附子 6 g，人参 3 g（或党参 15 g），黄芪 15 g，桂枝 15 g，葶苈子 10 g，桃仁 10 g，红枣 8 枚，粳米 100 g，红糖适量。每日 1 剂，分 2 次早晚温热食用。具有温阳利水的作用，适于阳虚水泛证的患者。

薏苡仁鲫鱼汤：鲫鱼 200 g，白术 15 g，薏苡仁 15 g，胡椒粉适量。将白术、薏苡仁加水煮熟备用，鲫鱼洗净后下油锅煎，加料酒、药汁和薏苡仁后煮至汤浓，最后加入胡椒粉调味即可。有助于温中和胃、健脾利水。

6. 和胃降逆

旋覆降气汤：旋覆花 12 g（包煎），莱菔子 10 g，赭石 20 g，清半夏 3 g，陈皮 3 g，生姜 6 g，白糖适量。赭石先用水煎 10 分钟后，将包好的旋覆花和莱菔子、清半夏、陈皮入锅中再加水，煎至 500 mL，去渣取汁，最后加入 6 g 生姜，略煮后，加白糖少许即可饮用。此方具有下气行水、消食化痰止呕的作用，对于扩张型心肌病心力衰竭患者，并有胃纳差、恶心呕吐者，常饮之有益。

7. 补气定喘

蛤蚧人参粥：蛤蚧粉 2 g，人参粉 2 g，粳米 50 g。先将粳米淘洗净后煮成米粥，待熟时加入蛤蚧粉、人参粉搅匀，趁热服之。本方具有补益肺肾、纳气定喘的效果，对于心气弱而引起的肺肾虚损性的喘咳效佳。

生脉银耳羹：人参 3 g（或党参 15 g），麦冬 10 g，五味子 3 g，干银耳 10 g。将人参、麦冬、五味子洗净煎汁约 200 mL。将干银耳泡发去蒂，与药汁文火炖软烂，食用。对于以气急咳喘为主的左心衰竭、气虚、失眠、久咳、血脂高的患者最为适宜。

在服用药膳的过程中需要注意的是：①服用药膳过程中若原来阳虚的患者出现口干、失眠多梦、大便干结、心悸等不适或气阴两虚证患者出现畏寒怕冷，四肢不温，不思饮食，晨起多痰等其他症状时应及时与就诊医生联系，重新进行体质辨识及中医辨证。②服用华法林者应尽量避免服用含有三七的药膳。③高脂血症、高尿酸血症及痛风患者应避免食用肉汤类药膳。

第三节　扩张型心肌病患者的情志调护

一、情志调护的意义

中医学认为情志活动与脏腑密切相关，两者在生理上相互联系，其必须以五脏之精气作为物质基础,如《素问·阴阳应象大论》曰:"人有五脏化五气,以生喜怒悲忧恐"。在《素问·阴阳应象大论》中亦指出,情志源于五脏精气的活动,是五脏功能的外在表现,如"心在志为喜,肝在志为怒,脾在志为思,肺在志为忧,肾在志为恐"。在病理上两者又相互影响,强烈而持久的情志刺激,若超越了人体的生理和心理的适应能力,则可损伤机体脏腑精气,导致脏腑功能失调,或人体正气虚弱,脏腑精气虚衰,对情志刺激的适应能力下降,均可引起脏腑精气功能紊乱而导致疾病的发生,从而成为一种致病因素,即情志病因,亦即我们通常所说的"七情内伤",如"肝藏血,血舍魂,肝气虚则恐,实则怒"。

七情之中的任何一种均具有生理与病理的双重属性。其致病特点主要表现在以下四个方面:①发病以外界刺激引起情志异常为主因。七情内伤多因外界刺激引起情志异常,导致脏腑气血阴阳失调、功能失常而发病。②直接伤及内脏。如《素问·阴阳应象大论》曰"怒伤肝""喜伤心""思伤脾""忧伤肺""恐伤肾"。虽然情志致病对内脏具有一定的选择性,但人体是一个有机的整体,情志活动又复杂多变,而"心主神志",为五脏六腑之大主,故各种情志刺激均与心脏有关,且心神受损又可引起其他脏腑病证,如张景岳提出"五志首先影响心神,后伤相应之脏"。③首先影响人体气机。不同的情志刺激对气机的影响亦有所不同,《三因极一病证方论·七气叙论》提到:"喜伤心,其气散;怒伤肝,其气击;忧伤肺,其气聚;思伤脾,其气结;悲伤心胞,其气急;恐伤肾,其气怯;惊伤胆,其气乱。虽七诊自殊,无逾于气。"④情志波动常导致病情加重或恶化。故《医圣阶梯》云:"夫气病故当因病而药,尤当以平怒为先,胸襟洒落,怀抱宽舒,庶有其效。苟藏怒蓄怨,药亦何济?"

《素问·灵兰秘典论》曰:"心者,君主之官,神明出焉。"心对人的精神情志活动具有重要的调节作用。血是机体脏腑功能活动及精神情志活动的主要物质基础,心主神明主要是以心主血脉为基础的。例如,《素问·八正神明论》曰:"血气者,人之神,不可不谨养。"《灵枢·平人绝谷》曰:"五脏安定,血脉和利,精神乃居。"可见人体的精神情志活动依赖血液的营养,只有在血气充盛、血脉调和的前提下,人体才能精力充沛,神志清晰,思维敏捷,感觉灵敏。反之,血液亏耗,血行异常时,则可能出现不同程度的精神情志方面的病证,如精神疲惫、健忘、失眠、多梦、烦躁、惊悸,甚至神志恍惚、谵妄、昏迷等。慢性心力衰竭患者常表现为夜间阵发性呼吸困难及劳力性呼吸困难等症状,由于病情缠绵不愈、反复发作,患者频繁住院,昂贵的医疗费用及生活能力的日益下降,同时对疾病的认识不足,都会使患者容易产生恐怖、焦虑、抑郁等不良情绪,进而导致患者气血失调,影响扩张型心肌病心力衰竭的预后甚至加重病情。因此,在治疗心力衰竭患者的同时给予其适当的心理调护,多与患者沟通,取得患者的信任,使其保持情志条畅,精神放松,才会有利于病情的稳定。这些亦是当今生物-心理-社会医学模式观点的体现,正如《素问·灵兰秘典论》曰:"精神不进,志意不治,故病不可愈。"

二、扩张型心肌病患者临床常见的不健康心理

(一)焦虑

扩张型心肌病患者由于疾病难愈,病程较长,常常会担心自己失去生活自理能力,失去

家庭而产生焦虑心理。研究表明,患者普遍存在着高于常人的焦虑水平,使得患者身体功能下降、生活质量逐渐变差,从而再住院率增高。

（二）抑郁

抑郁被认为是心血管疾病的一个独立危险因素,同时也与并发症和死亡密切相关。一个对心血管患者随访 5 年的调查研究结果提示,一些贝克抑郁量表得分较高的患者,较得分较低的患者有着更高的死亡率。相关研究表明将近有三分之一的扩张型心肌病患者处于抑郁状态。同时抑郁也成为扩张型心肌病患者对治疗的一个抵抗因素,患者会由于心情低落而对疾病产生抵触情绪,逐渐失去对治疗的积极性,从而延误治疗和康复的过程,导致病情反复而频繁住院。

（三）恐惧

扩张型心肌病多并发多种心血管疾病,常伴心力衰竭,同时较高的病死率给患者及家庭带来了极大的痛苦和负担,同时也给患者造成了极大的恐惧,尤其是当病情恶化时,患者恐惧感更加强烈。

（四）敏感与多疑

此类心理问题多见于一些文化层次较高的患者,患者特别敏感,往往会歪曲理解医生和护士的话,怀疑医护人员和家属隐瞒自己的真实病情,从而出现精神恍惚,影响治疗和护理的效果。

三、情志调护的常用方法

注重情志护理,运用各种情志调护方法调畅患者的情志。《灵枢·师传》曰:"人之情,莫不恶死而乐生,告之以其败,语之以其善,导之以其所便,开之以其所苦。"七情(喜、怒、忧、思、悲、恐、惊)过激可使气机不畅,进一步导致血行受阻及水津失布,心功能受损而发病。正如《素问·举痛论》所云:"喜则气和志达,营卫通利,故气缓矣。悲则心系急,肺布叶举,上焦不通,营卫不散,热气在中,故气消矣……思则心有所存,神有所归,正气留而不行,故气结矣。"这阐述了情志因素对心功能的影响。医护人员应详细了解患者的病情及思想情况,针对引起情志异常的不同原因,采用针对性的语言给予疏导,或解释病情,或劝慰鼓励,或情境转移,帮助患者消除不必要的顾虑,使者摆脱喜怒无常、焦虑、多愁善感等不良的心理状态,以积极的心态和信念配合治疗和护理,达到形神共养,身心并治。

（一）情志相胜法

情志相胜法即五志相胜法,是以五行相生相克的理论为依据的,即以一种情志有效地纠正另一种过激的情志。《素问·阴阳应象大论》阐述了情志相胜法的基本原理,即"怒伤肝,悲胜怒""喜伤心,恐胜喜""忧伤肺,喜胜忧""恐伤肾,思胜恐。"之后,张从正在其《儒门事亲·九气感疾更相为治衍二十六》中又对情志相胜法的理论和治法进行了更详细的总结:"悲可以治怒,以怆恻苦楚之言感之;喜可以治悲,以谑浪亵狎之言娱之;恐可以治喜,以迫遽死亡之言怖之;怒可以治思,以污辱欺罔之言触之;思可心治恐,以虑彼志此之言夺之。"如遇到情绪过于悲伤的患者,除了要与其讲述愉悦之事令其心中喜悦之外,还可以安排一些性格开朗,对疾病治疗充满信心或积极配合治疗的患者与其住在一起,以便相互开导和影响,解除患者之悲忧;若患者心烦易怒较甚者,可运用苦楚之言使其动情,以感其心;而对于思虑过度的患者,则可以以怒激之。在临床上,由于怒、恐引起的心理问题,可采用此法治疗,但需要注意的是,在使用此法时要控制刺激的强度,在超过、压倒致病情志的同时又要中病即止,以防刺激太过引起新的不良情志问题,并且要根据患者的病因采取有针对性的情志进行刺激。

（二）移精变气法

即祝由法,《素问·移精变气法》曰"余闻古之治病,惟其移精变气,可祝由而已",是指将患者的精神意念进行转移,排遣其思情,转移其心志,从而使其注意力从病所转移至他处,或者改变患者的周围环境使其脱离不良刺激因素,或改变患者内心虑恋的指向性,使其从某种情感转移于另外的人或物上,创造一个能够治愈其病的心理环境,便利气血而却病。移精变气的方法主要分为两种:一是将心理疾病转移到躯体上进行排除,如《怪病神医录》记载的"意引于外发内痛";二是将躯体疾病转移到心理以治愈,如《儒门事亲》中的"聆听趣淡忘洞泄",《理瀹骈文》的"七情之病者,看书解闷,听曲消愁,有胜与服药矣"。对于扩张型心肌病患者,常会出现呼吸困难、心悸、胸闷等突出的躯体症状,医生可以通过语言、行为等来转移患者对病痛的注意力,以使患者气机条达,精神内守。运用此法的要点在于进行症状转移或症状转换时要转内病为外病,转重症为轻症,转要害部位之症状至非要害部位。医院还可以定期开展一些健康宣教的讲座活动,给患者讲解一些疾病预防知识,让其说出自己的疑虑,并给以解答,让其主动参与到治疗和护理中,从而转移其不良情绪,促进医患关系的和谐以增强治疗的效果。

（三）解释与诱导法

要根据患者个人的具体情况,使用其可以接受的方式和语言,向患者进行合理的病情解释,提高其对自身病情的认知水平,增强信心,以减轻其躯体症状,并消除其可能出现的焦虑、恐惧等心理障碍。

1. 共情法

即对患者进行说理开导,表示同情并给予安慰,以改善患者的不良心理情绪。在一定条件下,语言对于心理、生理都会产生很大的影响。此法的典型例子就是"望梅止渴"的故事。在《灵枢·师传》中对言语开导疗法提出了具体要求、方法和步骤,如"人之情,莫不恶死而乐生,告之以其败,语之以其善,导之以其所便,开之以其所苦,虽有无道之人,恶有不听者乎?",即充分调动和利用人"恶死而乐生"的心态和抗病康复的内在积极因素,对患者进行启发诱导,强化心理效应,并为其分析病因病理,以解除患者的忧虑,提高其战胜疾病的信心,最终促进机体康复。

2. 暗示开导法

由于某种原因使心理受到刺激,虽时隔多年但潜意识里总认为这种原因仍然存在,而心不得安。"杯弓蛇影"的故事即是如此。对于这类患者可采用暗示开导法进行治疗,就是把某种观念暗示给患者,并使其在患者的意识中发生作用。

3. 顺意从欲法

即顺从患者的意志,满足其正当心理需要。如衣、食、住、行等生活中的必要物质要求是人与生俱来的正当的基本需求。爱情、婚姻、家庭、求学、就业等,亦是人类社会生活的必然现象。目欲视物、耳欲闻声、饥而欲食、渴而欲饮、寒则欲衣、劳则欲息、病而求医、恶死而乐生等都是人类最基本的生理需要,都应该得到适当的满足,而不能硬性剥夺。顺怠从欲法是顺从患者被压抑的情绪、意志,满足患者心身需要使其心情舒畅而有助于疾病的治愈,它是我国古代医家历来强调的一种心理疗法之一。

除了以上常用的心理调适方法外,其他方法还包括音乐、艺术、保证法、厌恶法、松弛法、否定法等,在临床工作中,可根据患者自身情况选择合适的方法进行调适,以提高临床治疗效果。

主要参考文献

白明，康斐，王红玲，2014. 归脾汤联合西药治疗气血不足型心悸 30 例[J]. 河南中医，34(10)：1910-1911.

曹汇林，2020. 通心络胶囊联合依那普利治疗扩张型心肌病对症状积分及心功能的影响[J]. 实用中医药杂志，36(4)：447-449.

曹士强，2019. 炙甘草汤联合胺碘酮治疗扩张型心肌病合并室性心律失常的效果[J]. 临床医学. 39(7)：119-121.

曹雅雯，毕颖斐，王贤良，等，2020. 芪苈强心胶囊对射血分数保留心力衰竭患者心功能影响的系统评价[J]. 中国循证医学杂志，20(12)：69-75.

岑运光，廖卫，王太昊，等，2020. 葛酮通络胶囊联合缬沙坦沙库巴曲对扩张型心肌病心力衰竭患者心功能及血清 sICAM-1、IPO 水平的影响[J]. 现代中西医结合杂志，29(20)：2203-2207.

常快乐，苏楠，于军，等，2009. 中西医结合治疗扩张型心肌病 60 例临床观察[J]. 甘肃科技，25(17)，160-161，142.

陈刚，张淇华，廖健，等，2014. 刘永家教授治疗扩张型心肌病三法[J]. 现代临床医学，40(1)，35-36，39.

陈纪烨，张永健，姜萍，等，2020. 基于网络药理学的五苓散治疗慢性心力衰竭的机制研究[J]. 中草药，51(20)：5220-5227.

陈可冀，吴宗贵，朱明军，等，2016. 慢性心力衰竭中西医结合诊疗专家共识[J]. 中国中西医结合杂志，36(2)：133-141.

陈孟倩，姚魁武，刘张静，等，2017. 血府逐瘀口服液对缺血心肌细胞凋亡及 SIRT1 和 FoxOs 表达的影响[J]. 世界中西医结合杂志，12(2)：187-191.

陈巧利，路锋，巩江，等，2011. 苏合香药学研究概况[J]. 辽宁中医药大学学报，13(4)：114-115.

陈少胆，梁小银，侯晓亮，2018. 苓桂术甘汤配方颗粒加味治疗慢性射血分数降低心力衰竭的临床观察[J]. 光明中医，33(8)：1104-1107.

陈曙霞，包世宏，常佩伦，等. 1982. 针刺内关及少府对原发性心肌病心脏效应的初步探索[J]. 中医杂志，(8)：48-52.

陈勇鹏，王银波，王博东，2018. 黄芪颗粒联合贝那普利治疗扩张型心肌病合并心力衰竭的临床疗效[J]. 中国现代药物应用，12(9)：1-3.

程吉成，曾传生，方紫艺，2020. 加味葶苈大枣泻肺汤治疗心力衰竭疗效观察[J]. 四川中医，38

（6）：96－98.

戴飞，陆曙，2012. 陆曙教授治疗扩张型心肌病经验[J]. 辽宁中医药大学学报，14（9）：156－157.

董艳，王阶，高嘉良，等，2017. 桂枝加龙骨牡蛎汤辨治心悸[J]. 世界中医药，12（4）：857－860.

段盈竹，于睿，李德新，2016. 李德新教授治疗扩张型心肌病经验撷菁[J]. 中华中医药学刊，34（9）：2165－2167.

干承，王强，2019. 中医药对扩张型心肌病的治疗浅析[J]. 大众科技，21（7）：68－70.

葛凌，蔡亚军，王章达，2019. 槲皮素对2型糖尿病大鼠胰岛素抵抗的改善作用及FGF21/MAPK信号通路的影响[J]. 中国药师，22（3）：418－421.

葛素娟，2014. 小青龙汤治疗慢性心力衰竭30例临床观察[J]. 山东中医杂志，33（11）：887－889.

宫进亮，赵立红，杨玉恒，2011. 扩张型心肌病的中医辨证论治体会[J]. 天津中医药，28（6）：482－483.

龚玲英，雷美琴，2015. 生脉散治疗扩张型心肌病的临床观察[J]. 中国中医急症，24（2）：335－336.

郭建红，郑宗兵，2019. 血府逐瘀汤用于气滞血瘀心悸的临床疗效观察[J]. 临床医学工程，26（8）：1089－1090.

郭艳芳，张皓，朱玲，等，2018. 槲皮素改善糖尿病肥胖大鼠糖脂代谢紊乱及总胆固醇的作用[J]. 解剖学研究，40（6）：505－509.

郭颖，孙兴华，祝鹏宇，等，2017. 针刺内关穴对慢性心力衰竭小鼠心肌损伤的保护作用[J]. 现代中医临床，24（3）：28－30.

国兵爽，2020. 生脉散合血府逐瘀汤加减治疗冠心病慢性心衰（气阴两虚血瘀证）的临床观察[D]. 哈尔滨：黑龙江中医药大学.

韩官君，刘金豹，2020. 参附汤合来复汤加减治疗扩张型心肌病的研究[J]. 泰山医学院学报，41（2）：120－121.

韩旭，刘福明，赵惠，2016. 李七一教授辨治心悸八法[J]. 中医学报，31（12）：1912－1915.

何秀英，2006. 补阳参附汤对扩张型心肌病心功能的影响[J]. 浙江中西医结合杂志（10）：605－606.

何莹，王小姝，2021. 芪苈强心胶囊联合左西孟旦对充血性心力衰竭患者心功能及生活质量的影响[J]. 临床医学研究与实践，6（8）：127－129.

侯晓鸿，宁娜，李杨，等，2018. β－1肾上腺素受体自身抗体通过激活内质网应激诱导心肌细胞凋亡[J]. 中国病理生理杂志，34（11）：1921－1927.

胡芳，谭明娜，谭小娥，等，2021. 加味五苓散联合西药治疗慢性心力衰竭疗效及对患者心功能、纤维化指标、炎性因子水平的影响[J]. 陕西中医，42（2）：167－171.

胡威，2021. 真武汤合五苓散化裁治疗阳虚水泛型心力衰竭的疗效及对心功能的影响观察[J]. 心血管病防治知识，11（15）：26－28.

黄琼，杨沙宁，金立军，2012. 参附注射液对大鼠慢性心力衰竭保护作用的实验研究[J]. 现代临床医学，38（3）：173－175.

黄效模，郭军，周厚荣，等，2012. 血必净注射液对心肺复苏后大鼠心肌肌钙蛋白T、心肌细胞Ca^{2+}水平的影响[J]. 重庆医学，41（9）：875－877.

黄志军，张雅婷，袁洪，2012. 肾素抑制剂阿利吉仑[J]. 中国临床药理学杂志，28（3）：221－224.

贾海燕，李建辉，张艺，2020. 盐酸多巴胺注射液联合心脉隆注射液对老年扩张型心肌病中晚期患者心脏功能及心肌细胞炎性反应的影响[J]. 山西医药杂志，49（24）：3388－3391.

蒋兆年，秦卓，韩磊，2021. 参松养心胶囊联合沙库巴曲缬沙坦钠片治疗慢性心力衰竭合并室性心律失常的临床研究[J]. 中外医学研究，19(5)：66-68.

康玉明，李祥，李宏，2017. 心力衰竭中枢发病机制的研究进展[J]. 西安交通大学学报（医学版），38(2)：157-160.

李成林，王庆高，朱智德，2009. 真武汤加味方治疗扩张型心肌病临床研究[J]. 上海中医药杂志，43(5)：21-22.

李建良，刘彩荣，2018. 稳心颗粒联合卡维地洛对慢性心力衰竭合并房颤患者心功能及日常生活能力的影响[J]. 北方药学，15(5)：152-153.

李兰，侯良平，贾冬霞，等，2020. 稳心颗粒联合胺碘酮治疗老年慢性心力衰竭合并心房颤动的效果[J]. 中国医药导报，17(32)：58-61.

李美霞，刘慧荣，赵荣瑞，2006. β-3肾上腺素受体在心脏活动调节中的作用[J]. 生理科学进展，37(1)：51-54.

李清涛，2005. 真武汤临床应用举隅[J]. 光明中医(3)：23-24.

李鑫，余锟，冯军军，2019. 针药并用治疗心肾阳虚型慢性心力衰竭疗效及对血浆BNP、心功能的影响[J]. 上海针灸杂志，38(6)：583-587.

李兴高，陈奇，黄梦雨，2003. 炙甘草汤有效成分及其配伍对缺血再灌离体大鼠心脏触发活动及心肌损伤的影响[J]. 中药新药与临床药理(1)：6-9.

李烨，王保和，徐强，等，2017. 生脉饮对慢性心力衰竭大鼠心功能及血清游离脂肪酸的影响[J]. 河南中医，37(10)：1732-1734.

李振魁，祝善俊，田颖，等，2010. 心力衰竭病人β受体信号相关通路改变[J]. 家庭医药（医药论坛），2(4)：242-246.

廖玉华，杨杰孚，张健，等，2020. 舒张性心力衰竭诊断和治疗专家共识[J]. 临床心血管病杂志，36(1)：1-10.

林果为，王吉耀，葛均波，2017. 实用内科学[M]. 15版. 北京：人民卫生出版社.

刘海峰，鞠静，杜武勋，等，2015. 炙甘草汤加味治疗扩张型心肌病疗效及安全性的Meta分析[J]. 中国循证心血管医学杂志，7(5)：614-618,621.

刘海立，张卫丽，高晨，等，2020. 神道八阵穴隔药灸联合西药治疗气虚血瘀型慢性心力衰竭疗效观察[J]. 上海针灸杂志，39(3)：269-273.

刘群，吕超，张卫东，等，2016. 麝香保心丸研究进展[J]. 中草药，47(8)：1409-1417.

刘燊伲，于大君，2018. 翁维良治疗扩张型心肌病经验[J]. 世界中医药，13(2)：400-402,406.

刘晟文，2019. 槲皮素对脂多糖诱导大鼠急性肺损伤的保护效应及Nrf-2/ARE信号通路的影响[D]. 遵义：遵义医科大学.

罗振立，孙彦博，李冰，等，2019. 麝香保心丸联合左西孟旦治疗AHF临床观察[J]. 光明中医，34(11)：1725-1728.

马育轩，黄艳霞，周海纯，等，2014. 五味子现代药理及临床研究进展[J]. 中医药信息，31(1)：125-126.

毛静远，朱明军，2014. 慢性心力衰竭中医诊疗专家共识[J]. 中医杂志，55(14)：1258-1260.

倪晶宇，李澜，李敏，等，2017. 慢性心力衰竭与能量代谢重构关系的研究进展[J]. 中国临床药理学杂志，33(5)：474-477.

庞稳泰，王虎城，杨丰文，等，2019．芪苈强心胶囊治疗慢性心力衰竭系统评价的再评价［J］．天津中医药，36（11）：1088－1093．

彭筱平，吴思亮，邓丽敏，等，2019．五苓散联合呋塞米治疗慢性心力衰竭阳虚水泛证 90 例临床观察［J］．湖南中医杂志，35（11）：1－3，15．

戚瑜清，张双，雷超芳，2019．王庆国教授治疗扩张型心肌病合并心力衰竭验案一则［J］．天津中医药大学学报，38（2）：161－163．

祁尚文，王卫星，2016．王卫星治疗扩张型心肌病经验［J］．湖南中医杂志，32（5）：19－20．

钱玥，钱钧，2017．黄连温胆汤加减治疗痰火扰心型心悸 60 例［J］．浙江中西医结合杂志，27（6）：485－487．

钱真真，张菀桐，杨巧宁，等，2020．基于验案探讨翁维良辨治扩张型心肌病心力衰竭经验［J］．世界科学技术-中医药现代化，22（1）：224－229．

任建中，田广周，张春玲，2007．补心气口服液辅助治疗老年难治性心力衰竭 20 例［J］．河南中医学院学报，22（9）：93－94．

任艳芸，李艳霞，2005．真武汤合用西药治疗扩张型心肌病疗效观察［J］．辽宁中医杂志（2）：139－140．

申俊君，于云红，杜玉，2021．黄芪颗粒改善先天性心脏病患儿外科术后心功能和免疫功能的作用［J］．岭南心血管病杂志，27（4）：448－451．

石立鹏，周爱民，杜旭勤，等，2017．真武汤合血府逐瘀汤对冠心病心力衰竭患者心功能及血浆 NT-proBNP 的影响［J］．中国中医急症，26（1）：15－18．

苏娜，徐珽，周珍，等，2010．稳心颗粒治疗充血性心力衰竭的疗效与安全性评价［J］．中国药房，21（7）：637－640．

孙东，2020．慢性心力衰竭患者应用黄芪注射液对患者心室重构的影响分析［J］．中西医结合心血管病电子杂志，8（34）：199－203．

谭元壬，邓圣明，2003．扩张型心肌病治疗思路探讨［J］．中医杂志（10）：784－785．

田爱炬，李子健，2015．β-肾上腺素受体调节蛋白及其功能［J］．生理科学进展，46（2）：81－86．

佟颖，杜武勋，李悦，等，2015．桂枝甘草龙骨牡蛎汤抗心律失常作用研究进展［J］．吉林中医药，35（5）：537－540．

万新焕，王瑜亮，周长征，等，2020．丹参化学成分及其药理作用研究进展［J］．中草药，51（3）：788－798．

王斌，2020．黄芪桂枝五物加减汤对心阳不足型扩张型心肌病患者 sST2 及心功能的影响［D］．杭州：浙江中医药大学．

王峰梅，张珍，刘雳，2021．通心络胶囊联合缬沙坦对扩张型心肌病血管内皮功能及抗心肌抗体水平的影响［J］．基层医学论坛，25（16）：2309－2310．

王华，梁延春，2018．中国心力衰竭诊断和治疗指南 2018［J］．中华心血管病杂志，46（10）：760－789．

王丽丹，李文杰，2018．真武汤对 cTnT[R141W] 转基因扩张型心肌病小鼠心肌组织 BAX 和 Bcl-2 mRNA 表达的影响［J］．时珍国医国药，29（4）：829－831．

王丽萍，王春林，2018．林钦甫分期辨治扩张型心肌病经验［J］．浙江中西医结合杂志，28（10）：816－817，825．

王宁，刘翠霞，曹罗文，2021．益心舒胶囊联合螺内酯治疗对心力衰竭患者心功能及运动耐量的影响［J］．四川解剖学杂志，29（1）：140－141．

王庆高,莫云秋,韦斌,2008.炙甘草汤加味方治疗扩张型心肌病的远期疗效及对心室重构的影响[J].中西医结合心脑血管病杂志(5):510-512.

王硕,何俗非,翟静波,等,2014.丹红注射液药理作用及临床应用研究进展[J].中国中医药信息杂志,21(3):128-131.

王艳敏,2021.葶苈大枣泻肺汤加减联合西医常规治疗心力衰竭临床研究[J].新中医,53(14):25-28.

王永霞,朱明军,李彬,2017.急性心力衰竭的中医药治疗及思考[J].中华中医药志,32(8):3569-3572.

巫相宏,2006.家族性扩张型心肌病的临床特点、家系分析和线粒体DNA突变的研究[D].长沙:中南大学.

吴帮卫,李剑,金波,等,2018.麝香保心丸促血管新生的机制[J].中成药,40(6):1384-1388.

吴海荣,关云艳,2010.血必净注射液的临床应用进展[J].中国中医急症,19(4):653-654.

席银娟,2020.心脉隆注射液对中老年扩张型心肌病中晚期患者心力衰竭症状、多巴胺用量及预后的影响[J].中国老年学杂志,40(9):1802-1805.

夏晓鹏,2006.苓桂术甘五味汤治疗扩张型心肌病的临床研究[D].武汉:湖北中医学院.

夏钰琪,步睿,王晓云,2020.心肌能量代谢与心力衰竭关系的研究进展[J].医学综述,26(5):833-838.

谢舜名,周洁,2017.经方真武汤治疗扩张型心肌病的临床治疗效果[J].中西医结合心血管病电子杂志,5(10):84,86.

谢甜甜,曾秋悦,2019.扩张型心肌病中医药研究进展[J].徐州医科大学学报,39(7):547-550.

许睿哲,2021.通心络胶囊联合卡托普利对扩张型心肌病患者心肌抗体水平及心率变异性的影响[J].实用中西医结合临床,21(4):73-74.

许闪,王靓,黄金玲,等,2016.苓桂术甘汤含药血清对TGF-β,诱导的大鼠心肌细胞Hqc2凋亡的影响[J].中药药理与临床,32(3):4-8.

杨君,孙静,吴紫阳,等,2021.银翘散合生脉散加减治疗热毒侵心型病毒性心肌炎临床疗效观察[J].中医药学报,49(2):52-57.

曾传林,郭燕,王志龙,等,2018.苓桂术甘汤治疗老年舒张性心力衰竭疗效评价[J].中医药临床杂志,30(5):908-911.

曾莉,程玲,居海宁,等,2018.葶苈大枣泻肺汤治疗慢性心力衰竭的临床观察[J].上海中医药大学学报,32(6):11-14.

曾莉,程玲,居海宁,等,2018.葶苈大枣泻肺汤治疗慢性心力衰竭的临床观察[J].上海中医药大学学报,32(6):11-14.

张欢,刘雪丽,张红鸽,等,2019.炙甘草汤联合替米沙坦、美托洛尔治疗扩张型心肌病合工室发型期前收缩的临床疗效观察[J].延安大学学报(医学科学版),17(1):67-71.

张娟,许久军,张连珍,等,2021.芪参益气滴丸对心力衰竭患者疗效及内皮功能、肾功能的调节机制[J].解放军医药杂志,33(2):89-92.

张维忠,2010.直接肾素抑制剂在心血管疾病临床应用中的希望与前景[J].中华心血管病杂志,38(4):292-293.

张希,胡松,2015.真武汤合参附汤加减对扩张型心肌病心功能及心室重构的影响[J].湖南中医杂志.31(7):1-3.

张新红，2020. 黄芪注射液对充血性心力衰竭患者心功能及神经内分泌功能的影响［J］. 河南医学研究，29（5）：857－859.

张秀丽，2019. 心衰患者药物治疗临床研究进展［J］. 医学理论与实践，32（17）：2704－2705，2710.

张媛，赵立峰，王丹，等，2012. 参附龙牡汤加味配合西药治疗大家畜慢性心力衰竭［J］. 黑龙江畜牧兽医，4（4）：102－103.

张志刚，2015. 芮素芳炙甘草汤与真武汤对老年慢性心衰患者轿流动力学、血清 MMP－9、T1MP－1 及心肌酶谱影响的比较［J］. 中国生化药物杂志，35（10）：61－64.

章轶立，王娟，李园，等，2019. 芪参益气滴丸治疗慢性心力衰竭（气虚血瘀证）的 Meta 分析［J］. 中国实验方剂学杂志，25（21）：170－177.

赵正耀，杨传华，杨洁，2020. 生脉散加减治疗扩张型心肌病的经验总结［J］. 中西医结合心脑血管病杂志，18（22）：3902－3904.

郑雯婕，2012. 醛固酮拮抗剂及转换酶抑制剂治疗充血性心力衰竭的疗效［J］. 求医问药（学术版），10（6）：68.

周玉清，金信垚，蒋庆雨，等，2020. 探析从"伏邪理论"论治病毒性心肌炎经验［J］. 辽宁中医杂志，47（9）：29－31.

朱舜明，张学军，张荣怀，等，2020. 生脉注射液联合靶剂量比索洛尔对高血压伴心力衰竭患者血管内皮功能和心功能的影响［J］. 陕西中医，41（10）：1403－1406.

Aizawa Y, Tanimoto Y, Hirata Y, et al., 2019. Incidence, clinical characteristics, and long-term outcome of the dilated phase of hypertrophic cardiomyopathy［J］. Keio J Med, 68（4）：87－94.

Alekseev A E, Park S, Pimenov O Y, et al., 2019. Sarcolemmal α2-adrenoceptors in feedback control of myocardial response to sympathetic challenge［J］. Pharmacol Ther, 197：179－190.

Allen L A, Ambardekar A V, Devaraj K M, et al., 2014. Clinical problem-solving. Missing elements of the history［J］. N Engl J Med, 370（6）：559－566.

Amar L, Azizi M, Menard J, et al., 2010. Aldosterone synthase inhibition with LCI699:a proof-of-concept study in patients with primary aldosteronism［J］. Hypertension, 56（5）：831－838.

Anderson M E, Brown J H, Bers D M, 2011. CaMKII in myocardial hypertrophy and heart failure［J］. J Mol Cell Cardiol, 51（4）：468－473.

Arslan F, de Kleijn D P, Pasterkamp G, 2011. Innate immune signaling in cardiac ischemia［J］. Nat Rev Cardiol, 8（5）：292－300.

Bao N, Tang B, 2020. Organ-protective effects and the underlying mechanism of dexmedetomidine［J］. Mediators Inflamm, 2020：6136105.

Barnabei M S, Sjaastad F V, Townsend D, et al., 2015. Severe dystrophic cardiomyopathy caused by the enteroviral protease 2A-mediated C-terminal dystrophin cleavage fragment［J］. Sci Transl Med, 7（294）：106r－294r.

Bers D M, 2002. Cardiac excitation-contraction coupling［J］. Nature, 415（6868）：198－205.

Blyszczuk P, Kania G, Dieterle T, et al., 2009. Myeloid differentiation factor－88/interleukin－1 signaling controls cardiac fibrosis and heart failure progression in inflammatory dilated cardiomyopathy［J］. Circ Res, 105（9）：912－920.

Borges R, Dominguez N, Estevez-Herrera J, et al., 2012. Vesicular Ca（2+） mediates granule motion and exocytosis[J]. Cell Calcium, 51(3－4)：338－341.

Bosch X, Rovira M, Sitges M, et al., 2013. Enalapril and carvedilol for preventing chemotherapy-induced left ventricular systolic dysfunction in patients with malignant hemopathies：the OVERCOME trial (preventiOn of left Ventricular dysfunction with Enalapril and caRvedilol in patients submitted to intensive ChemOtherapy for the treatment of Malignant hEmopathies)[J]. J Am Coll Cardiol, 61(23)：2355－2362.

Bozkurt B, Colvin M, Cook J, et al., 2016. Current diagnostic and treatment strategies for specific dilated cardiomyopathies：a scientific statement from the American heart association[J]. Circulation, 134(23)：e579－e646.

Briet M, Schiffrin E L, 2010. Aldosterone：effects on the kidney and cardiovascular system[J]. Nat Rev Nephrol, 6(5)：261－273.

Brini M, Cali T, Ottolini D, et al., 2013. Intracellular calcium homeostasis and signaling[J]. Met Ions Life Sci, 12：119－168.

Brown N J, 2013. Contribution of aldosterone to cardiovascular and renal inflammation and fibrosis[J]. Nat Rev Nephrol, 9(8)：459－469.

Bulut D, Scheeler M, Niedballa L M, et al., 2011. Effects of immunoadsorption on endothelial function, circulating endothelial progenitor cells and circulating microparticles in patients with inflammatory dilated cardiomyopathy[J]. Clin Res Cardiol, 100(7)：603－610.

Caforio A L, Calabrese F, Angelini A, et al., 2007. A prospective study of biopsy-proven myocarditis：prognostic relevance of clinical and aetiopathogenetic features at diagnosis [J]. Eur Heart J, 28 (11)：1326－1333.

Carafoli E, Krebs J, 2016. Why calcium? How calcium became the best communicator [J]. J Biol Chem, 291(40)：20849－20857.

Castrop H, Höcherl K, Kurtz A, et al., 2010. Physiology of kidney renin[J]. Physiol Rev, 90(2)：607－673.

Chai Z, Wang C, Huang R, et al., 2017. CaV2. 2 gates calcium-independent but voltage-dependent secretion in mammalian sensory neurons[J]. Neuron, 96(6)：1317－1326.

Chang A N, Mahajan P, Knapp S, et al., 2016. Cardiac myosin light chain is phosphorylated by Ca2+/calmodulin-dependent and-independent kinase activities[J]. Proc Natl Acad Sci U S A, 113(27)：E3824－E3833.

Chen H H, Anstrom K J, Givertz M M, et al., 2013. Low-dose dopamine or low-dose nesiritide in acute heart failure with renal dysfunction：the ROSE acute heart failure randomized trial[J]. JAMA, 310 (23)：2533－2543.

Cowan J R, Kinnamon D D, Morales A, et al., 2018. Multigenic disease and bilineal inheritance in dilated cardiomyopathy is illustrated in nonsegregating LMNA pedigrees [J]. Circ Genom Precis Med, 11 (7)：e002038.

Creamer T P, 2020. Calcineurin[J]. Cell Commun Signal, 18(1)：137.

Crowley S D, Coffman T M, 2012. Recent advances involving the renin-angiotensin system[J]. Exp Cell Res, 318(9)：1049－1056.

Dana H, Sun Y, Mohar B, et al., 2019. High-performance calcium sensors for imaging activity in neuronal populations and microcompartments[J]. Nat Methods, 16(7): 649 − 657.

Dawson A J, Krastev Y, Parsonage W A, et al., 2018. Experiences of women with cardiac disease in pregnancy: a systematic review and metasynthesis[J]. BMJ Open, 8(9): e022755.

de Mello W C, 2017. Local renin angiotensin aldosterone systems and cardiovascular diseases[J]. Med Clin North Am, 101(1): 117 − 127.

Ebenebe O V, Heather A, Erickson J R, 2018. CaMKII in vascular signalling: "friend or foe"? [J]. Heart Lung Circ, 27(5): 560 − 567.

Elkayam U, 2011. Clinical characteristics of peripartum cardiomyopathy in the United States: diagnosis, prognosis, and management[J]. J Am Coll Cardiol, 58(7): 659 − 670.

Emdin C A, Callender T, Cao J, et al., 2015. Meta-analysis of large-scale randomized trials to determine the effectiveness of inhibition of the renin-angiotensin aldosterone system in heart failure[J]. Am J Cardiol, 116 (1): 155 − 161.

Engelhardt S, 2007. Alternative signaling: cardiomyocyte beta1-adrenergic receptors signal through EGFRs [J]. J Clin Invest, 117(9): 2396 − 2398.

Erickson J R, He B J, Grumbach I M, et al., 2011. CaMKII in the cardiovascular system: sensing redox states[J]. Physiol Rev, 91(3): 889 − 915.

Esfandiarei M, McManus B M, 2008. Molecular biology and pathogenesis of viral myocarditis[J]. Annu Rev Pathol, 3: 127 − 155.

Felix S B, Beug D, Dorr M, 2015. Immunoadsorption therapy in dilated cardiomyopathy[J]. Expert Rev Cardiovasc Ther, 13(2): 145 − 152.

Felix S B, Staudt A, 2008. Immunoadsorption as treatment option in dilated cardiomyopathy [J]. Autoimmunity, 41(6): 484 − 489.

Felker G M, Anstrom K J, Adams K F, et al., 2017. Effect of natriuretic peptide-guided therapy on hospitalization or cardiovascular mortality in high-risk patients with heart failure and reduced ejection fraction: a randomized clinical trial[J]. JAMA, 318(8): 713 − 720.

Felker G M, Lee K L, Bull D A, et al., 2011. Diuretic strategies in patients with acute decompensated heart failure[J]. N Engl J Med, 364(9): 797 − 805.

Feng N, Anderson M E, 2017. CaMKII is a nodal signal for multiple programmed cell death pathways in heart [J]. J Mol Cell Cardiol, 103: 102 − 109.

Feng Y, Chao W, 2011. Toll-like receptors and myocardial inflammation[J]. Int J Inflam, 2011: 170352.

Ferguson L D, Sattar N, McInnes I B, 2021. Managing cardiovascular risk in patients with rheumatic disease [J]. Med Clin North Am, 105(2): 247 − 262.

Fernandez-Sola J, 2015. Cardiovascular risks and benefits of moderate and heavy alcohol consumption[J]. Nat Rev Cardiol, 12(10): 576 − 587.

Ferrario C M, Mullick A E, 2017. Renin angiotensin aldosterone inhibition in the treatment of cardiovascular disease[J]. Pharmacol Res, 125(Pt A): 57 − 71.

Fish A E, Pride Y B, Pinto D S, 2008. Lyme carditis[J]. Infect Dis Clin North Am, 22(2): 275 − 288.

Franchi L, Munoz-Planillo R, Nunez G, 2012. Sensing and reacting to microbes through the inflammasomes [J]. Nat Immunol, 13(4): 325 − 332.

Gerdes A M, Iervasi G, 2010. Thyroid replacement therapy and heart failure[J]. Circulation, 122(4): 385 – 393.

Gersh B J, Maron B J, Bonow R O, et al., 2011. 2011 ACCF/AHA guideline for the diagnosis and treatment of hypertrophic cardiomyopathy: a report of the American College of Cardiology Foundation/American Heart Association Task Force on Practice Guidelines[J]. Circulation, 124(24): e783 – e831.

Ghigo A, Laffargue M, Li M, et al., 2017. PI3K and calcium signaling in cardiovascular disease[J]. Circ Res, 121(3): 282 – 292.

Gorlach A, Bertram K, Hudecova S, et al., 2015. Calcium and ROS: a mutual interplay[J]. Redox Biol, 6: 260 – 271.

Grünig E, Tasman J A, Kücherer H, et al., 1998. Frequency and phenotypes of familial dilated cardiomyopathy[J]. J Am Coll Cardiol, 31(1): 186 – 194.

Hahn V S, Lenihan D J, Ky B, 2014. Cancer therapy-induced cardiotoxicity: basic mechanisms and potential cardioprotective therapies[J]. J Am Heart Assoc, 3(2): e000665.

Halliday B P, Cleland J G F, Goldberger J J, et al., 2017. Personalizing risk stratification for sudden death in dilated cardiomyopathy: the past, present, and future[J]. Circulation, 136(2): 215 – 231.

Harris K M, Spirito P, Maron M S, et al., 2006. Prevalence, clinical profile, and significance of left ventricular remodeling in the end-stage phase of hypertrophic cardiomyopathy[J]. Circulation, 114(3): 216 – 225.

Hartupee J, Mann D L, 2017. Neurohormonal activation in heart failure with reduced ejection fraction[J]. Nat Rev Cardiol, 14(1): 30 – 38.

Hein A M, Scialla J J, Edmonston D, et al., 2019. Medical management of heart failure with reduced ejection fraction in patients with advanced renal disease[J]. JACC Heart Fail, 7(5): 371 – 382.

Herman D S, Lam L, Taylor M R, et al., 2012. Truncations of titin causing dilated cardiomyopathy[J]. N Engl J Med, 366(7): 619 – 628.

Hershberger R E, Givertz M M, Ho C Y, et al., 2018. Genetic evaluation of cardiomyopathy-a heart failure society of America practice guideline[J]. J Card Fail, 24(5): 281 – 302.

Hershberger R E, Givertz M M, Ho C Y, et al., 2019. Genetic evaluation of cardiomyopathy: a clinical practice resource of the American College of Medical Genetics and Genomics (ACMG)[J]. Genet Med, 21(10): 2406 – 2409.

Hollan I, Meroni P L, Ahearn J M, et al., 2013. Cardiovascular disease in autoimmune rheumatic diseases[J]. Autoimmun Rev, 12(10): 1004 – 1015.

Hollenberg S M, Warner Stevenson L, Ahmad T, et al., 2019. 2019 ACC expert consensus decision pathway on risk assessment, management, and clinical trajectory of patients hospitalized with heart failure: a report of the American College of Cardiology Solution Set Oversight Committee[J]. J Am Coll Cardiol, 74(15): 1966 – 2011.

Huang R, Wang Y, Li J, et al., 2019. Ca(2+) – independent but voltage-dependent quantal catecholamine secretion (CiVDS) in the mammalian sympathetic nervous system[J]. Proc Natl Acad Sci U S A, 116(40): 20201 – 20209.

Huizar J F, Ellenbogen K A, Tan A Y, et al., 2019. Arrhythmia-induced cardiomyopathy: JACC state-of-the-art review[J]. J Am Coll Cardiol, 73(18): 2328 – 2344.

Ichida F, Tsubata S, Bowles K R, et al. , 2001. Novel gene mutations in patients with left ventricular noncompaction or Barth syndrome[J]. Circulation, 103(9): 1256 – 1263.

Isgaard J, Arcopinto M, Karason K, et al. , 2015. GH and the cardiovascular system: an update on a topic at heart[J]. Endocrine, 48(1): 25 – 35.

Ito H, Yeo K K, Wijetunga M, et al. , 2009. A comparison of echocardiographic findings in young adults with cardiomyopathy: with and without a history of methamphetamine abuse[J]. Clin Cardiol, 32(6): E18 – E22.

Iwata M, Yoshikawa T, Baba A, et al. , 2001. Autoantibodies against the second extracellular loop of beta1 – adrenergic receptors predict ventricular tachycardia and sudden death in patients with idiopathic dilated cardiomyopathy[J]. J Am Coll Cardiol, 37(2): 418 – 424.

Jabbar A, Pingitore A, Pearce S H, et al. , 2017. Thyroid hormones and cardiovascular disease[J]. Nat Rev Cardiol, 14(1): 39 – 55.

Kamisago M, Sharma S D, DePalma S R, et al. , 2000. Mutations in sarcomere protein genes as a cause of dilated cardiomyopathy[J]. New England Journal of Medicine, 343(23): 1688 – 1696.

Kannan L, Shaw P A, Morley M P, et al. , 2018. Thyroid dysfunction in heart failure and cardiovascular outcomes[J]. Circ Heart Fail, 11(12): e005266.

Keeling P J, Tracy S, 1994. Link between enteroviruses and dilated cardiomyopathy: serological and molecular data[J]. Br Heart J, 72(6 Suppl): S25 – S29.

Kelder J C, Cramer M J, van Wijngaarden J, et al. , 2011. The diagnostic value of physical examination and additional testing in primary care patients with suspected heart failure[J]. Circulation, 124(25): 2865 – 2873.

Khatib R, Joseph P, Briel M, et al. , 2013. Blockade of the renin-angiotensin-aldosterone system (RAAS) for primary prevention of non-valvular atrial fibrillation: a systematic review and meta analysis of randomized controlled trials[J]. Int J Cardiol, 165(1): 17 – 24.

Khogali S S, Mayosi B M, Beattie J M, et al. , 2001. A common mitochondrial DNA variant associated with susceptibility to dilated cardiomyopathy in two different populations[J]. Lancet, 357(9264): 1265 – 1267.

Kiilavuori K, Naveri H, Salmi T, et al. , 2000. The effect of physical training on skeletal muscle in patients with chronic heart failure[J]. Eur J Heart Fail, 29(1): 53 – 63.

Kinnamon D D, Morales A, Bowen D J, et al. , 2017. Toward Genetics-Driven early intervention in dilated cardiomyopathy: design and implementation of the DCM precision medicine study[J]. Circ Cardiovasc Genet, 10(6): e001826.

Knebel F, Bohm M, Staudt A, et al. , 2004. Reduction of morbidity by immunoadsorption therapy in patients with dilated cardiomyopathy[J]. Int J Cardiol, 97(3): 517 – 520.

Knowlton K U, 2008. CVB infection and mechanisms of viral cardiomyopathy[J]. Curr Top Microbiol Immunol, 323: 315 – 335.

Knöll R, Postel R, Wang J, et al. , 2007. Laminin-alpha4 and integrin-linked kinase mutations cause human cardiomyopathy via simultaneous defects in cardiomyocytes and endothelial cells[J]. Circulation, 116(5): 515 – 525.

Konstam M A, Gheorghiade M, Burnett J C, et al. , 2007. Effects of oral tolvaptan in patients hospitalized for worsening heart failure: the EVEREST Outcome Trial[J]. JAMA, 297(12): 1319 – 1331.

Krum H, et al. , 2011. EMPHASIS-HF study group. Eplerenone in patients with systolic heart failure and mild symptoms[J]. N Engl J Med, 364(1): 11 – 21.

Kudla J, Becker D, Grill E, et al., 2018. Advances and current challenges in calcium signaling[J]. New Phytologist, 218(2): 414 – 431.

Lauer B, Schannwell M, Kühl U, et al., 2000. Antimyosin autoantibodies are associated with deterioration of systolic and diastolic left ventricular function in patients with chronic myocarditis [J]. J Am Coll Cardiol, 35(1): 11 – 18.

Lech M, Susanti H E, Rommele C, et al., 2012. Quantitative expression of C-type lectin receptors in humans and mice[J]. Int J Mol Sci, 13(8): 10113 – 10131.

Lee K S, Kronbichler A, Eisenhut M, et al., 2018. Cardiovascular involvement in systemic rheumatic diseases: an integrated view for the treating physicians[J]. Autoimmun Rev, 17(3): 201 – 214.

Li D, Czernuszewicz G Z, Gonzalez O, et al., 2001. Novel cardiac troponin T mutation as a cause of familial dilated cardiomyopathy[J]. Circulation, 104(18): 2188 – 2193.

Li S, Nong Y, Gao Q, et al., 2017. Astragalus granule prevents Ca(2+) current remodeling in heart failure by the downregulation of CaMKII[J]. Evid Based Complement Alternat Med, 2017: 7517358.

Lindley K J, Conner S N, Cahill A G, et al., 2017. Impact of preeclampsia on clinical and functional outcomes in women with peripartum cardiomyopathy[J]. Circ Heart Fail, 10(6): e003797.

Lisco G, Giagulli V A, Iovino M, et al., 2022. Endocrine system dysfunction and chronic heart failure: a clinical perspective[J]. Endocrine, 75(2): 360 – 376.

Lopez J E, Yeo K, Caputo G, et al., 2009. Recovery of methamphetamine associated cardiomyopathy predicted by late gadolinium enhanced cardiovascular magnetic resonance [J]. J Cardiovasc Magn Reson, 11(1): 46.

Lu H, Wu C, Howatt D A, et al., 2016. Angiotensinogen exerts effects independent of angiotensin II [J]. Arterioscler Thromb Vasc Biol, 36(2): 256 – 265.

Ma Y, Zhang X, Bao H, et al., 2012. Toll-like receptor (TLR) 2 and TLR4 differentially regulate doxorubicin induced cardiomyopathy in mice[J]. PLoS One, 7(7): e40763.

MacDougall D D, Lin Z, Chon N L, et al., 2018. The high-affinity calcium sensor synaptotagmin-7 serves multiple roles in regulated exocytosis[J]. J Gen Physiol, 150(6): 783 – 807.

Maddox T M, Januzzi J L Jr, Allen L A, et al., 2021. 2021 Update to the 2017 acc expert consensus decision pathway for optimization of heart failure treatment: answers to 10 pivotal issues about heart failure with reduced ejection fraction: a report of the American college of cardiology solution set oversight committee[J]. J Am Coll Cardiol, 77: 772 – 810.

Maddukuri P V, Vieira M L, DeCastro S, et al., 2006. What is the best approach for the assessment of left atrial size? Comparison of various unidimensional and two-dimensional parameters with three-dimensional echocardiographically determined left atrial volume[J]. J Am Soc Echocardiogr, 19(8): 1026 – 1032.

Madelaire C, Gislason G, Kristensen S L, et al., 2018. Low-dose aspirin in heart failure not complicated by atrial fibrillation: a nationwide propensity-matched study[J]. JACC Heart Fail, 6(2): 156 – 167.

Maeda M, Holder E, Lowes B, et al., 1997. Dilated cardiomyopathy associated with deficiency of the cytoskeletal protein metavinculin[J]. Circulation, 95(1): 17 – 20.

Mahon N G, Murphy R T, MacRae C A, et al., 2005. Echocardiographic evaluation in asymptomatic relatives of patients with dilated cardiomyopathy reveals preclinical disease[J]. Ann Intern Med, 143(2): 108−115.

Mahrholdt H, Wagner A, Deluigi C C, et al., 2006. Presentation, patterns of myocardial damage, and clinical course of viral myocarditis[J]. Circulation, 114(15): 1581−1590.

Maisel A, 2002. B-type natriuretic peptide levels: diagnostic and prognostic in congestive heart failure: What's next? [J]. Circulation, 105(20): 2328−2331.

Mant J, Doust J, Roalfe A, et al., 2009. Systematic review and individual patient data meta-analysis of diagnosis of heart failure, with modelling of implications of different diagnostic strategies in primary care[J]. Health Technol Assess, 13(32): 1−207.

Marchadier E, Oates M E, Fang H, et al., 2016. Evolution of the calcium-based intracellular signaling system[J]. Genome Biol Evol, 8(7): 2118−2132.

Marshall J D, Bronson R T, Collin G B, et al., 2005. New alström syndrome phenotypes based on the evaluation of 182 cases[J]. Arch Intern Med, 165(6): 675−683.

Marty R R, Dirnhofer S, Mauermann N, et al., 2006. MyD88 signaling controls autoimmune myocarditis induction[J]. Circulation, 113(2): 258−265.

Marx G E, Leikauskas J, Lindstrom K, et al., 2020. Fatal lyme carditis in new england: two case reports [J]. Ann Intern Med, 172(3): 222−224.

Mason D R, Beck P L, Muruve D A, 2012. Nucleotide-binding oligomerization domain-like receptors and inflammasomes in the pathogenesis of non-microbial inflammation and diseases[J]. J Innate Immun, 4(1): 16−30.

Mason J W, 2003. Myocarditis and dilated cardiomyopathy: an inflammatory link [J]. Cardiovasc Res, 60(1): 5−10.

Mavrogeni S I, Markousis-Mavrogenis G, Koutsogeorgopoulou L, et al., 2019. Pathophysiology and imaging of heart failure in women with autoimmune rheumatic diseases[J]. Heart Fail Rev, 24(4): 489−498.

McDonagh T A, Metra M, Adamo M, et al., 2021. 2021 ESC Guidelines for the diagnosis and treatment of acute and chronic heart failure[J]. Eur Heart J, 42(36): 3599−3726.

McDonagh T A, Metra M, AdamoM, et al., 2022. 2021 ESC Guidelines for the diagnosis and treatment of acute and chronic heart failure: Developed by the Task Force for the diagnosis and treatment of acute and chronic heart failure of the European Society of Cardiology (ESC). With the special contribution of the Heart Failure Association (HFA) of the ESC[J]. Eur J Heart Fail, 24(1): 4−131.

McKelvie R S, Teo K K, Roberts R, et al., 2002. Effects of exercise training in patients with heart failure: the Exercise Rehabilitation Trial (EXERT)[J]. Am Heart J, 144: 23−30.

McManus D D, Shah S J, Fabi M R, et al., 2009. Prognostic value of left ventricular end-systolic volume index as a predictor of heart failure hospitalization in stable coronary artery disease: data from the heart and soul study[J]. J Am Soc Echocardiogr, 22(2): 190−197.

McMurray J J V, Solomon S D, Inzucchi S E, et al., 2019. Dapagliflozin in patients with heart failure and reduced ejection fraction[J]. N Engl J Med, 381(21): 1995−2008.

McMurray J J, Packer M, Desai A S, et al., 2014. Angiotensin-neprilysin inhibition versus enalapril in heart failure[J]. N Engl J Med, 371(11): 993−1004.

McNair W P, Ku L, Taylor M R, et al., 2004. SCN5A mutation associated with dilated cardiomyopathy, conduction disorder, and arrhythmia[J]. Circulation, 110(15): 2163 - 2167.

McNamara D M, Starling R C, Cooper L T, et al., 2011. Clinical and demographic predictors of outcomes in recent onset dilated cardiomyopathy: results of the IMAC (Intervention in Myocarditis and Acute Cardiomyopathy)-2 study[J]. J Am Coll Cardiol, 58(11): 1112 - 1118.

Mestroni L, Rocco C, Gregori D, et al., 1999. Familial dilated cardiomyopathy: evidence for genetic and phenotypic heterogeneity[J]. Journal of the American College of Cardiology, 34(1): 181 - 190.

Michels V V, Pastores G M, Moll P P, et al., 1993. Dystrophin analysis in idiopathic dilated cardiomyopathy[J]. J Med Genet, 30(11): 955 - 957.

Miloslavsky E, Unizony S, 2014. The heart in vasculitis[J]. Rheum Dis Clin North Am, 40(1): 11 - 26.

Misaka T, Yoshihisa A, Yokokawa T, et al., 2019. Plasma levels of melatonin in dilated cardiomyopathy [J]. J Pineal Res, 66(4): e12564.

Miyazawa K, Pastori D, Li Y G, et al., 2019. Atrial high rate episodes in patients with cardiac implantable electronic devices: implications for clinical outcomes[J]. Clin Res Cardiol, 108(9): 1034 - 1041.

Mogensen J, Murphy R T, Shaw T, et al., 2004. Severe disease expression of cardiac troponin C and T mutations in patients with idiopathic dilated cardiomyopathy[J]. J Am Coll Cardiol, 44(10): 2033 - 2040.

Moghimpour B F, Vallejo J G, Rezaei N, 2012. Toll-like receptor signaling pathways in cardiovascular diseases: challenges and opportunities[J]. Int Rev Immunol, 31(5): 379 - 395.

Moiseyeva E P, Weller P A, Zhidkova N I, et al., 1993. Organization of the human gene encoding the cytoskeletal protein vinculin and the sequence of the vinculin promoter [J]. J Biol Chem, 268 (6): 4318 - 4325.

Monsuez J J, Escaut L, Teicher E, et al., 2007. Cytokines in HIV-associated cardiomyopathy[J]. Int J Cardiol, 120(2): 150 - 157.

Morales A, Pinto J R, Siegfried J D, et al., 2010. Late onset sporadic dilated cardiomyopathy caused by a cardiac troponin T mutation[J]. Clin Transl Sci, 3(5): 219 - 226.

Morgado M P, Rolo S A, Castelo-Branco M, 2011. Efficacy of aliskiren/hydrochlorothiazide combination for the treatment of hypertension: a meta-analytical approach[J]. Open Cardiovasc Med J, 5: 6 - 14.

Mori J, Zhang L, Oudit G Y, et al., 2013. Impact of the renin-angiotensin system on cardiac energy metabolism in heart failure[J]. J Mol Cell Cardiol, 63: 98 - 106.

Muntoni F, Wilson L, Marrosu G, et al., 1995. A mutation in the dystrophin gene selectively affecting dystrophin expression in the heart[J]. J Clin Invest, 96(2): 693 - 699.

Murphy R T, Mogensen J, Shaw A, et al., 2004. Novel mutation in cardiac troponin I in recessive idiopathic dilated cardiomyopathy[J]. Lancet, 363(9406): 371 - 372.

Musumeci B, Tini G, Russo D, et al., 2021. Left ventricular remodeling in hypertrophic cardiomyopathy: an overview of current knowledge[J]. J Clin Med, 10(8): 1547.

Musunuru K, Hershberger R E, Day S M, et al., 2020. Genetic testing for inherited cardiovascular diseases: a scientific statement from the american heart association[J]. Circ Genom Precis Med, 13(4): e67.

Münch G, Boivin-Jahns V, Holthoff H P, et al., 2012. Administration of the cyclic peptide COR - 1 in humans (phase I study): ex vivo measurements of anti - β1 - adrenergic receptor antibody neutralization and of immune parameters[J]. Eur J Heart Fail, 14(11): 1230 – 1239.

Nabbaale J, Okello E, Kibirige D, et al., 2020. Burden, predictors and short-term outcomes of peripartum cardiomyopathy in a black African cohort[J]. PLoS One, 15(10): e0240837.

Nakamura M, Sadoshima J, 2018. Mechanisms of physiological and pathological cardiac hypertrophy[J]. Nat Rev Cardiol, 15(7): 387 – 407.

Nakano M, Kondo Y, Nakano M, et al., 2019. Impact of atrial high-rate episodes on the risk of future stroke [J]. J Cardiol, 74(2): 144 – 149.

Negroni J A, Morotti S, Lascano E C, et al., 2015. β – adrenergic effects on cardiac myofilaments and contraction in an integrated rabbit ventricular myocyte model[J]. J Mol Cell Cardiol, 81: 162 – 175.

Nishii M, Inomata T, Takehana H, et al., 2004. Serum levels of interleukin – 10 on admission as a prognostic predictor of human fulminant myocarditis[J]. J Am Coll Cardiol, 44(6): 1292 – 1297.

Norton N, Li D, Rampersaud E, et al., 2013. Exome sequencing and genome-wide linkage analysis in 17 families illustrate the complex contribution of TTN truncating variants to dilated cardiomyopathy [J]. Circ Cardiovasc Genet, 6(2): 144 – 153.

Ntsekhe M, Mayosi B M, 2009. Cardiac manifestations of HIV infection: an African perspective[J]. Nat Clin Pract Cardiovasc Med, 6(2): 120 – 127.

Obadia J F, Messika-Zeitoun D, Leurent G, et al., 2018. MITRA-FR investigators percutaneous repair or medical treatment for secondary mitral regurgitation[J]. N Engl J Med, 379(24): 2297 – 2306.

Olinski R, Gackowski D, Foksinski M, et al., 2002. Oxidative DNA damage: assessment of the role in carcinogenesis, atherosclerosis, and acquired immunodeficiency syndrome [J]. Free Radic Biol Med, 33 (2): 192 – 200.

Olson T M, Illenberger S, Kishimoto N Y, et al., 2002. Metavinculin mutations alter actin interaction in dilated cardiomyopathy[J]. Circulation, 105(4): 431 – 437.

Olson T M, Keating M T, 1996. Mapping a cardiomyopathy locus to chromosome 3p22 – p25[J]. J Clin Invest, 97(2): 528 – 532.

Olson T M, Kishimoto N Y, Whitby F G, et al., 2001. Mutations that alter the surface charge of alpha-tropomyosin are associated with dilated cardiomyopathy[J]. J Mol Cell Cardiol, 33(4): 723 – 732.

Olson T M, Michels V V, Ballew J D, et al., 2005. Sodium channel mutations and susceptibility to heart failure and atrial fibrillation[J]. JAMA, 293(4): 447 – 454.

Omura T, Yoshiyama M, Hayashi T, et al., 2005. Core protein of hepatitis C virus induces cardiomyopathy [J]. Circ Res, 96(2): 148 – 150.

Opavsky M A, Martino T, Rabinovitch M, et al., 2002. Enhanced ERK – 1/2 activation in mice susceptible to coxsackievirus-induced myocarditis[J]. J Clin Invest, 109(12): 1561 – 1569.

Ortiz-Lopez R, Li H, Su J, et al., 1997. Evidence for a dystrophin missense mutation as a cause of X-linked dilated cardiomyopathy[J]. Circulation, 95(10): 2434 – 2440.

Packer M, Coats A J, Fowler M B, et al., 2001. Effect of carvedilol on survival in severe chronic heart failure[J]. N Engl J Med, 344(22): 1651 – 1658.

Parizadeh S M, Ghandehari M, Heydari-Majd M, et al., 2018. Toll-like receptors signaling pathways as a potential therapeutic target in cardiovascular disease[J]. Curr Pharm Des, 24(17): 1887 – 1898.

Parks S B, Kushner J D, Nauman D, et al. , 2008. Lamin A/C mutation analysis in a cohort of 324 unrelated patients with idiopathic or familial dilated cardiomyopathy[J]. Am Heart J, 156(1): 161 - 169.

Pasotti M, Klersy C, Pilotto A, et al. , 2008. Long-term outcome and risk stratification in dilated cardiolaminopathies[J]. J Am Coll Cardiol, 52(15): 1250 - 1260.

Patel V B, Putko B, Wang Z, et al. , 2012. Manipulating angiotensin metabolism with angiotensin converting enzyme 2 (ACE2) in heart failure[J]. Drug Discov Today Ther Strateg, 9(4): e141 - e148.

Peretto G, Di Resta C, Perversi J, et al. , 2019. Cardiac and neuromuscular features of patients with LMNA-Related cardiomyopathy[J]. Ann Intern Med, 171(7): 458 - 463.

Peters S, Johnson R, Birch S, et al. , 2020. Familial dilated cardiomyopathy[J]. Heart Lung Circ, 29(4): 566 - 574.

Pfleger J, Gresham K, Koch W J, 2019. G protein-coupled receptor kinases as therapeutic targets in the heart[J]. Nat Rev Cardiol, 16(10): 612 - 622.

Plana J C, Galderisi M, Barac A, et al. , 2014. Expert consensus for multimodality imaging evaluation of adult patients during and after cancer therapy: a report from the American Society of Echocardiography and the European Association of Cardiovascular Imaging[J]. Eur Heart J Cardiovasc Imaging, 15(10): 1063 - 1093.

Poole-Wilson P A, Swedberg K, Cleland J G, et al. , 2003. Comparison of carvedilol and metoprolol on clinical outcomes in patients with chronic heart failure in the Carvedilol Or Metoprolol European Trial (COMET): randomised controlled trial[J]. Lancet, 362(9377): 7 - 13.

Prakriya M, Lewis R S, 2015. Store-operated calcium channels[J]. Physiol Rev, 95(4): 1383 - 1436.

Qaradakhi T, Apostolopoulos V, Zulli A, 2016. Angiotensin (1 - 7) and alamandine: similarities and differences[J]. Pharmacol Res, 111: 820 - 826.

Rani B, Kumar A, Bahl A, et al. , 2017. Renin-angiotensin system gene polymorphisms as potential modifiers of hypertrophic and dilated cardiomyopathy phenotypes[J]. Mol Cell Biochem, 427(1 - 2): 1 - 11.

Remick J, Georgiopoulou V, Marti C, et al. , 2014. Heart failure in patients with human immunodeficiency virus infection: epidemiology, pathophysiology, treatment, and future research[J]. Circulation, 129(17): 1781 - 1789.

Repetto A, Dal Bello B, Pasotti M, et al. , 2005. Coronary atherosclerosis in end-stage idiopathic dilated cardiomyopathy: an innocent bystander? [J]. Eur Heart J, 26(15): 1519 - 1527.

Ricci F, de Innocentiis C, Verrengia E, et al. , 2020. The role of multimodality cardiovascular imaging in peripartum cardiomyopathy[J]. Front Cardiovasc Med, 7: 4.

Richardson P, McKenna W, Bristow M, et al. , 1996. Report of the 1995 world health organization/ international society and federation of cardiology task force on the definition and classification of cardiomyopathies [J]. Circulation, 93(5): 841 - 842.

Ristow B, Ali S, Ren X, et al. , 2007. Elevated pulmonary artery pressure by Doppler echocardiography predicts hospitalization for heart failure and mortality in ambulatory stable coronary artery disease: the heart and soul study[J]. J Am Coll Cardiol, 49(1): 43 - 49.

Rocha R, Rudolph A E, Frierdich G E, et al. , 2002. Aldosterone induces a vascular inflammatory phenotype in the rat heart[J]. Am J Physiol Heart Circ Physiol, 283(5): H1802 - H1810.

Rogers J S, Zakaria S, Thom K A, et al. , 2008. Immune reconstitution inflammatory syndrome and human immunodeficiency virus-associated myocarditis[J]. Mayo Clin Proc, 83(11): 1275 – 1279.

Saba S, VanderBrink B A, Perides G, et al., 2001. Cardiac conduction abnormalities in a mouse model of Lyme borreliosis[J]. J Interv Card Electrophysiol, 5(2): 137 – 143.

Sabharwal R, Weiss R M, Zimmerman K, et al., 2015. Angiotensin-dependent autonomic dysregulation precedes dilated cardiomyopathy in a mouse model of muscular dystrophy[J]. Exp Physiol, 100(7): 776 – 795.

Sadhu J S, Novak E, Mukamal K J, et al., 2018. Association of alcohol consumption after development of heart failure with survival among older adults in the cardiovascular health study [J]. JAMA Netw Open, 1(8): e186383.

Sather W A, Dittmer P J, 2019. Regulation of voltage-gated calcium channels by the ER calcium sensor STIM1[J]. Curr Opin Neurobiol, 57: 186 – 191.

Sato P Y, Chuprun J K, Schwartz M, et al., 2015. The evolving impact of g protein-coupled receptor kinases in cardiac health and disease[J]. Physiol Rev, 95(2): 377 – 404.

Satoh M, Nakamura M, Satoh H, et al., 2000. Expression of tumor necrosis factor-alpha-converting enzyme and tumor necrosis factor-alpha in human myocarditis[J]. J Am Coll Cardiol, 36(4): 1288 – 1294.

Schiffrin E L, 2002. Vascular and cardiac benefits of angiotensin receptor blockers [J]. Am J Med, 113(5): 409 – 418.

Schmieder R E, Hilgers K F, Schlaich M P, et al., 2007. Renin-angiotensin system and cardiovascular risk [J]. Lancet, 369(9568): 1208 – 1219.

Schumacher C D, Steele R E, Brunner H R, 2013. Aldosterone synthase inhibition for the treatment of hypertension and the derived mechanistic requirements for a new therapeutic strategy [J]. J Hypertens, 31(10): 2085 – 2093.

Schönberger J, Levy H, Grünig E, et al., 2000. Dilated cardiomyopathy and sensorineural hearing loss: a heritable syndrome that maps to 6q23 – 24[J]. Circulation, 101(15): 1812 – 1818.

Schönberger J, Wang L, Shin J T, et al., 2005. Mutation in the transcriptional coactivator EYA4 causes dilated cardiomyopathy and sensorineural hearing loss[J]. Nat Genet, 37(4): 418 – 422.

Shaboodien G, Maske C, Wainwright H, et al., 2013. Prevalence of myocarditis and cardiotropic virus infection in Africans with HIV-associated cardiomyopathy, idiopathic dilated cardiomyopathy and heart transplant recipients: a pilot study: cardiovascular topic[J]. Cardiovasc J Afr, 24(6): 218 – 223.

Shah S J, Kitzman D W, Borlaug B A, et al., 2016. Phenotype-specific treatment of heart failure with preserved ejection fraction: a multiorgan roadmap[J]. Circulation, 134(1): 73 – 90.

Singer H A, 2012. Ca2+/calmodulin-dependent protein kinase II function in vascular remodelling[J]. J Physiol, 590(6): 1349 – 1356.

Skotzko C E, Vrinceanu A, Krueger L, et al., 2009. Alcohol use and congestive heart failure: incidence, importance, and approaches to improved history taking[J]. Heart Fail Rev, 14(1): 51 – 55.

Sliwa K, Hilfiker-Kleiner D, Petrie M C, et al., 2010. Current state of knowledge on aetiology, diagnosis, management, and therapy of peripartum cardiomyopathy: a position statement from the Heart Failure Association of the European Society of Cardiology Working Group on peripartum cardiomyopathy[J]. Eur J Heart Fail, 12(8): 767 – 778.

Solomon S D, McMurray J J V, Anand I S, et al., 2019. Angiotensin-neprilysin inhibition in heart failure with preserved ejection fraction[J]. N Engl J Med, 381(17): 1609 - 1620.

Staudt A, Böhm M, Knebel F, et al., 2002. Potential role of autoantibodies belonging to the immunoglobulin G - 3 subclass in cardiac dysfunction among patients with dilated cardiomyopathy[J]. Circulation, 106(19): 2448 - 2453.

Staudt A, Dorr M, Staudt Y, et al., 2005. Role of immunoglobulin G3 subclass in dilated cardiomyopathy: Results from protein a immunoadsorption[J]. Am Heart J, 150(4): 729 - 736.

Staudt A, Dörr M, Staudt Y, et al., 2005. Role of immunoglobulin G3 subclass in dilated cardiomyopathy: results from protein a immunoadsorption[J]. Am Heart J, 150(4): 729 - 736.

Staudt A, Staudt Y, Dorr M, et al., 2004. Potential role of humoral immunity in cardiac dysfunction of patients suffering from dilated cardiomyopathy[J]. J Am Coll Cardiol, 44(4): 829 - 836.

Stone G W, Lindenfeld J, Abraham W T, et al., 2018. COAPT Investigators Transcatheter mitral-valve repair in patients with heart failure[J]. N Engl J Med, 379(24): 2307 - 2318.

Stronati G, Guerra F, Urbinati A, et al., 2019. Tachycardiomyopathy in patients without underlying structural heart disease[J]. J Clin Med, 8(9): 1411.

Sudano I, Spieker L E, Noll G, et al., 2006. Cardiovascular disease in HIV infection[J]. Am Heart J, 151(6): 1147 - 1155.

Sun J P, James K B, Yang X S, et al., 1997. Comparison of mortality rates and progression of left ventricular dysfunction in patients with idiopathic dilated cardiomyopathy and dilated versus nondilated right ventricular cavities[J]. Am J Cardiol, 80(12): 1583 - 1587.

Takemoto-Kimura S, Suzuki K, Horigane S I, et al., 2017. Calmodulin kinases: essential regulators in health and disease[J]. J Neurochem, 141(6): 808 - 818.

Tavener S A, Long E M, Robbins S M, et al., 2004. Immune cell Toll-like receptor 4 is required for cardiac myocyte impairment during endotoxemia[J]. Circ Res, 95(7): 700 - 707.

Tavora F, Burke A, Li L, et al., 2008. Postmortem confirmation of Lyme carditis with polymerase chain reaction[J]. Cardiovasc Pathol, 17(2): 103 - 107.

Thakur A, Witteles R M, 2014. Cancer therapy-induced left ventricular dysfunction: interventions and prognosis[J]. J Card Fail, 20(3): 155 - 158.

Tham Y K, Bernardo B C, Ooi J Y, et al., 2015. Pathophysiology of cardiac hypertrophy and heart failure: signaling pathways and novel therapeutic targets[J]. Arch Toxicol, 89(9): 1401 - 1438.

Tidholm A, Häggström J, Hansson K, 2001. Effects of dilated cardiomyopathy on the renin-angiotensin-aldosterone system, atrial natriuretic peptide activity, and thyroid hormone concentrations in dogs[J]. Am J Vet Res, 62(6): 961 - 967.

Toussaint F, Charbel C, Allen B G, et al., 2016. Vascular CaMKII: heart and brain in your arteries[J]. Am J Physiol Cell Physiol, 311(3): C462 - C478.

Towbin J A, Hejtmancik J F, Brink P, et al., 1993. X-linked dilated cardiomyopathy. Molecular genetic evidence of linkage to the Duchenne muscular dystrophy (dystrophin) gene at the Xp21 locus [J]. Circulation, 87(6): 1854 - 1865.

Triposkiadis F, Karayannis G, Giamouzis G, et al., 2009. The sympathetic nervous system in heart failure physiology, pathophysiology, and clinical implications[J]. J Am Coll Cardiol, 54(19): 1747 - 1762.

Tsai T, Kroehl M E, Smith S M, et al. , 2017. Efficacy and safety of twice-vs once-daily dosing of lisinopril for hypertension[J]. J Clin Hypertens (Greenwich), 19(9): 868 − 873.

Uretsky B F, Thygesen K, Armstrong P W, et al. , 2000. Acute coronary findings at autopsy in heart failure patients with sudden death: results from the assessment of treatment with lisinopril and survival (ATLAS) trial[J]. Circulation, 102(6): 611 − 616.

Vaidyanathan S, Reynolds C, Yeh C M, et al. , 2007. Pharmacokinetics, safety, and tolerability of the novel oral direct renin inhibitor aliskiren in elderly healthy subjects[J]. J Clin Pharmacol, 47(4): 453 − 460.

Vallejo J G, 2011. Role of toll-like receptors in cardiovascular diseases[J]. Clin Sci (Lond), 121(1): 1 − 10.

Velazquez E J, Morrow D A, DeVore A D, et al. , 2019. Angiotensin-neprilysin inhibition in acute decompensated heart failure[J]. N Engl J Med, 380(6): 539 − 548.

Warraich R S, Dunn M J, Yacoub M H, 1999. Subclass specificity of autoantibodies against myosin in patients with idiopathic dilated cardiomyopathy: pro-inflammatory antibodies in DCM patients[J]. Biochem Biophys Res Commun, 259(2): 255 − 261.

Warraich R S, Noutsias M, Kazak I, et al. , 2002. Immunoglobulin G3 cardiac myosin autoantibodies correlate with left ventricular dysfunction in patients with dilated cardiomyopathy: Immunoglobulin G3 and clinical correlates[J]. Am Heart J, 143(6): 1076 − 1084.

Wayman G A, Tokumitsu H, Davare M A, et al. , 2011. Analysis of CaM-kinase signaling in cells[J]. Cell Calcium, 50(1): 1 − 8.

Wei Y L, Yu C A, Yang P, et al. , 2009. Novel mitochondrial DNA mutations associated with Chinese familial hypertrophic cardiomyopathy[J]. Clin Exp Pharmacol Physiol, 36(9): 933 − 939.

Wessely R, Henke A, Zell R, et al. , 1998. Low-level expression of a mutant coxsackieviral cDNA induces a myocytopathic effect in culture: an approach to the study of enteroviral persistence in cardiac myocytes[J]. Circulation, 98(5): 450 − 457.

Wessely R, Klingel K, Santana L F, et al. , 1998. Transgenic expression of replication-restricted enteroviral genomes in heart muscle induces defective excitation-contraction coupling and dilated cardiomyopathy[J]. J Clin Invest, 102(7): 1444 − 1453.

Whitman I R, Agarwal V, Nah G, et al. , 2017. Alcohol abuse and cardiac disease[J]. J Am Coll Cardiol, 69(1): 13 − 24.

Wojnicz R, Nowalany-Kozielska E, Wojciechowska C, et al. , 2001. Randomized, placebo-controlled study for immunosuppressive treatment of inflammatory dilated cardiomyopathy: two-year follow-up results [J]. Circulation, 104(1): 39 − 45.

Woodcock E A, Du X J, Reichelt M E, et al. , 2008. Cardiac alpha 1 − adrenergic drive in pathological remodelling[J]. Cardiovasc Res, 77(3): 452 − 462.

Wright K, Crowson C S, Gabriel S E, 2014. Cardiovascular comorbidity in rheumatic diseases: a focus on heart failure[J]. Heart Fail Clin, 10(2): 339 − 352.

Wu C H, Mohammadmoradi S, Chen J Z, et al. , 2018. Renin-angiotensin system and cardiovascular functions[J]. Arterioscler Thromb Vasc Biol, 38(7): e108 − e116.

Xiong D, Yajima T, Lim B K, et al. , 2007. Inducible cardiac-restricted expression of enteroviral protease 2A is sufficient to induce dilated cardiomyopathy[J]. Circulation, 115(1): 94 − 102.

Yancy C W, Januzzi J L Jr, Allen L A, et al., 2018. 2017 ACC expert consensus decision pathway for optimization of heart failure treatment: answers to 10 pivotal issues about heart failure with reduced ejection fraction: a report of the American College of Cardiology Task Force on Expert Consensus Decision Pathways[J]. J Am Coll Cardiol, 71(2): 201 − 230.

Yancy C W, Jessup M, Bozkurt B, et al., 2013. 2013 ACCF/AHA guideline for the management of heart failure: a report of the American College of Cardiology Foundation/American Heart Association Task Force on Practice Guidelines[J]. J Am Coll Cardiol, 62(16): e147 − e239.

Yancy C W, Jessup M, Bozkurt B, et al., 2017. 2017 ACC/AHA/HFSA focused update of the 2013 ACCF/AHA guideline for the management of heart failure: a report of the American college of cardiology/American heart association task force on clinical practice guidelines and the heart failure society of America [J]. Circulation, 136(6): e137 − e161.

Yoshikawa T, Baba A, Nagatomo Y, 2009. Autoimmune mechanisms underlying dilated cardiomyopathy[J]. Circ J, 73(4): 602 − 607.

Yotti R, Bermejo J, Antoranz J C, et al., 2005. A noninvasive method for assessing impaired diastolic suction in patients with dilated cardiomyopathy[J]. Circulation, 112(19): 2921 − 2929.

Zandman-Goddard G, Shoenfeld Y, 2002. HIV and autoimmunity[J]. Autoimmun Rev, 1(6): 329 − 337.

Zannad F, Anker S D, Byra W M, et al., 2018. COMMANDER HF Investigators. Rivaroxaban in patients with heart failure, sinus rhythm, and coronary disease[J]. N Engl J Med, 379(14): 1332 − 1342.

Zannad F, McMurray J J, Krum H, et al., 2011. Eplerenone in patients with systolic heart failure and mild symptoms[J]. N Engl J Med, 364(1): 11 − 21.

Zentner D, Thompson T, Taylor J, et al., 2018. A rapid scoring tool to assess mutation probability in patients with inherited cardiac disorders[J]. Eur J Med Genet, 61(2): 61 − 67.

Zhang C, Mo M, Ding W, et al., 2014. High-mobility group box 1 (HMGB1) impaired cardiac excitation-contraction coupling by enhancing the sarcoplasmic reticulum (SR) Ca(2+) leak through TLR4 − ROS signaling in cardiomyocytes[J]. J Mol Cell Cardiol, 74: 260 − 273.

Zhang J, Simpson P C, Jensen B C, 2021. Cardiac α1 A-adrenergic receptors: emerging protective roles in cardiovascular diseases[J]. Am J Physiol Heart Circ Physiol, 320: H725 − H733.

Zhou L, Chong M M, Littman D R, 2009. Plasticity of CD4 + T cell lineage differentiation [J]. Immunity, 30(5): 646 − 655.

Ziff O J, Samra M, Howard J P, et al., 2020. Beta-blocker efficacy across different cardiovascular indications: an umbrella review and meta-analytic assessment[J]. BMC Med, 18(1): 103.

Zipes D P, Libby P L, Bonow R O, et al., 2019. Braunwald's Heart Disease [M]. 11th edition. Philadelphia: Elsevier Inc.